Hanne Marquardt
Praktisches Lehrbuch der Reflexzonentherapie am Fuß

Meinen Kindern und
Enkelkindern gewidmet.

Praktisches Lehrbuch der

Reflexzonentherapie am Fuß

Hanne Marquardt

81 Abbildungen

Hippokrates Verlag Stuttgart

Die Deutsche Bibliothek – CIP-Einheitsaufnahme

Marquardt, Hanne:
Praktisches Lehrbuch der Reflexzonentherapie am Fuß /
Hanne Marquardt. – Stuttgart: Hippokrates-Verl., 1993
ISBN 3-7773-1075-1

Anschrift der Verfasserin:

Hanne Marquardt
Lehrstätte für Reflexzonentherapie am Fuß
Prof.-Domagk-Weg 15
78126 Königsfeld-Burgberg

ISBN 3-7773-1075-1

Printed in Germany 1993

Satz: Hofacker Digitale Druckvorbereitung, 7060 Schorndorf-Haubersbronn
(Berthold Color System, Grundschrift 10/11 Punkt Times)

Druck: Kohlhammer, 70329 Stuttgart

Inhaltsverzeichnis

II Praxis

III Besonderheiten und spezielle Anwendungsbereiche

Die Wirksamkeit des Unsichtbaren im Sichtbaren

Dreißig Speichen enden in einer Nabe;
doch erst das Loch in der Nabe
wirkt des Rades Brauchbarkeit.

Ton knetend bildet man Gefäße;
doch erst ihr Hohlraum
gibt ihnen Brauchbarkeit.

Mauern, von Fenstern und Türen durchbrochen,
bilden Räume;
doch erst die Leere des Raums
gibt ihnen Brauchbarkeit.

So gibt das Stoffliche zwar Eignung,
das Unstoffliche aber erst den Wert.

Lao Tse

Geleitwort

Aus zwei Gründen komme ich gerne der Bitte nach, das Vorwort für dieses Buch zu schreiben: Zum einen habe ich mich als Akupunkteur seit Jahren mit dem Phänomen von Ganzkörperprojektionen – im Sinne von Reflexzonen und Somatotopien – beschäftigt. Zum anderen kenne ich *Hanne Marquardt* schon sehr lange persönlich und habe die tiefgreifende und überzeugende Wirkung der Fußreflexzonentherapie am eigenen Leibe erfahren.

In den letzten Jahrzehnten sind immer neue holographische Projektionsfelder des Organismus auf umschriebenen Körperteilen entdeckt worden, so an Ohr, Schädel, Nase, Hand und in der Mundhöhle. Weltweit nutzt eine Vielzahl von Therapeuten diese Mikrosysteme in der Praxis zum Wohle der Patienten. Die Behandlung am „Mikrosystem Fuß" kann wohl als die älteste, verbreitetste und am meisten in die therapeutische Erfahrung eingebrachte Reflextherapie gelten; von daher bedarf sie keiner Empfehlung mehr.
Der wissenschaftliche Beweis des Wirkungsmodus läßt allerdings noch Fragen offen: Die in der täglichen Arbeit am Mikrosystem erlebten therapeutischen Ergebnisse reichen über das hinaus, was sich aus den bekannten nervalen Reflexmechanismen herleiten ließe.

Ohne Berücksichtigung ihres grundsätzlich phänomenologischen Charakters lassen sich die Mikrosysteme weder begreifen noch einordnen. Ihrem Wesen und ihrer Funktion nach sind die Mikrosysteme Selbstabbildungen des Ganzen – des Makrosystems –, und zwar ein jedes auf sehr individuelle und spezifische Art. Ihre Bedeutung liegt in den systemischen Wechselbeziehungen, die sie mit dem Ganzen – und auch gegenseitig – unterhalten: regelkreisartigen Vermaschungen, die auf Homöostase und Harmonisierung abzielen.
Die moderne Physik beginnt sich an einem holographischen Universum zu orientieren *(David Bohm)*. Die Chaos- und Fraktalforschung bietet einen Einblick in die ungezügelte Offenheit nichtlinearer Systeme, die letztlich in dem konstant wiederkehrenden Spiegelbild des Ganzen einen ordnenden Finalismus transparent werden lassen. Aus China, dem Mutterland der Akupunktur, kommt eine neue Theorie, die die holographischen Phänomene bei Pflanze, Tier und Mensch embryonal erklärt und daraus überraschende praktische Umsetzungen in der Agrikultur wie auch in der Medizin ableitet.
In diesen Zusammenhang paßt auch die folgende Anmerkung *Goethes:* „Kein Phänomen erklärt sich an und aus sich selbst; nur viele zusammen überschaut, methodisch geordnet, geben zuletzt etwas, das für Theorie gelten könnte." Wesentlicher als der quantitative Summationseffekt ist der qualitative Aspekt, der zum Zusammenhalt aller Teile führt. Die Teile gewährleisten das Ganze, da sie dessen Information als Engramm in sich tragen. Die Botschaft dieses Ganzen – wie kann sie anders lauten als wiederum Ganzheit?
Die Furcht, die Grundlage unseres menschlichen Selbstverständnisses könnte durch die Anerkennung von Analogien und Selbstspiegelungen, von akausalen und finalistischen Verknüpfungen ins Wanken kommen, entspringt noch dem alten materiellen Welt- und Menschenbild. Aber die Zeit geht weiter und geht über uns hinweg, wenn wir nicht den Mut haben, zu erkennen und anzuerkennen, was in uns und in unserem Umfeld vielfach offensichtlich ist.
Seit 35 Jahren befaßt sich *Hanne Marquardt* mit den Füßen. Ihr Name ist untrennbar mit dieser Methode verbunden: Sie gilt zurecht als die Person, die der Reflexzonentherapie am Fuß in medizinischen Fachkreisen durch die Entwicklung eines praxisbezogenen Unterrichtsmodells zur Verbreitung und Akzeptanz über Deutschlands Grenzen hinaus verholfen hat. Die Methode steht inzwischen als bewährte Therapie zur Verfügung; nicht nur Hanne Marquardt allein, sondern zahllose Therapeutinnen und Therapeuten nach und neben ihr haben die einzelnen Zonen auf den Prüfstand der täglichen Praxis gelegt und am Patienten bestätigt bekommen. Dieses Buch, von Hanne Mar-

quardt ganz neu geschrieben, umfaßt ihr gesamtes berufliches Lebenswerk an Erfahrung und ausgereiften Erkenntnissen.
Der Umgang mit Phänomenologien und Analogien verlangt ein klares und ordnendes Konzept: Hanne Marquardt ist nicht nur die intuitiv begabte, sensible Therapeutin, sondern zeichnet sich gerade durch ihre Stringenz im Denken und Formulieren, durch ihre Sachlichkeit und Exaktheit aus. Kraft dieser fachlichen Autorität hat sie die Methode der Fußreflexzonentherapie lehrbar gemacht und zahllose Schülerinnen und Schüler ausgebildet. Ihr eigentliches Charisma aber liegt in ihrer Zuwendung zum Menschen: Sie lehrt ihre Schüler mit überzeugender Selbstverständlichkeit, daß durch eine liebevolle Berührung und Behandlung der Füße auch die innere Achtung vor dem Schicksals- und Lebensweg eines jeden Patienten wachsen und wahrnehmbar werden kann.
Allein schon die vielen praktischen Hinweise von Hanne Marquardt, wie die Therapierenden ihre Patienten annehmen und durch Leidenssituationen hindurch begleiten und führen können, geben dem Buch ein Gewicht, das es weit über ein Fachbuch hinaushebt.

Jochen Gleditsch

Vorwort

Es war zunächst ein Mutfrage, diese Art von persönlichem Stil in Wort und gestalterischer Ausführung für ein therapeutisch-professionelles Buch zu wählen. Ich danke allen, die mich in der Entscheidung beraten und unterstützt haben und wünsche mir, daß die hier zusammengefaßten, jahrzehntelangen Lebens- und Praxiserfahrungen vielen Menschen zugute kommen.
Als Leitfaden, an dem ich die Lesenden in die praktische Arbeit begleiten möchte, wählte ich das Verständnis für innere Lebenszusammenhänge, wie sie sich in ihrer speziellen Ausformung und Entwicklung in der RZF erkennen und therapeutisch erfassen lassen.
Bei aller Faszination der theoretischen Überlegungen, Hypothesen und Arbeitsmodelle zur Beweisführung der RZF ist zu bedenken, daß wir es im wirklichen und „leibhaftigen" Praxisalltag immer mit dem ganzen Menschen in seiner jetzigen, individuellen Situation zu tun haben. (*Viktor Frankl:* Die Person als Ganzes entzieht sich der Wissenschaftlichkeit).

Das Buch ist gedacht

- für **Anfänger** als verläßlicher Wegweiser in die praktische Arbeit am Patienten,

- für bereits **Praktizierende** als Anregung zum Nachschlagen und Vergleichen mit eigenen Therapieerfahrungen,

- für **beide** als Herausforderung, jede Art von schriftlich niedergelegten Aussagen – auch solche von „Autoritäten" – auf ihre Gültigkeit und Anwendbarkeit in der täglichen Praxis zu überprüfen, damit sich beim einzelnen in der Behandlung Lebendigkeit und persönliche Kreativität weiter entfalten können.

Die Erfahrung zeigt mir, daß wir bei den scheinbar gegensätzlichen Bereichen Gesundheit und Krankheit weit mehr auf das Verbindende als auf das Trennende zu achten haben, denn **beide** sind Äußerungen ein- und desselben Lebensprinzips; sie sind ständig im Fluß und stehen zueinander in einer vielschichtigen und differenzierten Wechselbeziehung. Gerade in der heutigen Zeit sind wir der Gefahr ausgesetzt, einerseits Krankheit in festgelegte Begriffe einzuengen und diesen Zustand zu institutionalisieren, andererseits Gesundheit als käufliche „Ware" zu betrachten, auf die wir, ohne uns selbst aktivieren zu müssen, ein Anrecht hätten.
Es gibt, wie ich die Zusammenhänge erlebe, weder Krankheit noch Gesundheit in abstrakt-reiner Form. Nicht Voll**kommenheit** als fernes Ideal, sondern Voll**ständigkeit** ist die Lebensform, in der der Mensch auch zu seinen Belastungen stehen kann, weil er sie als Teil seiner Persönlichkeit akzeptiert und bereit ist, mit ihnen umzugehen. An zentraler Stelle steht dabei das „Aufbrechen festgefahrener Gedankenstrukturen, denn nur so kann sich ein Wandel vollziehen" *(Krishnamurti).*
Auch wenn in diesem Buch dem **therapeutischen** Aspekt der Füße der Vorrang gegeben wurde, tun wir gut daran, den „kleinsten gemeinsamen Nenner" im Blickfeld zu behalten: Jedem Menschen sind Füße gegeben, damit er seinen ganz persönlichen Lebensweg gehen kann.
Die Füße begleiten ihn durch viele Situationen und bieten sich an, einige seiner grundlegenden Gefühle auszudrücken:

- In beschwingten Schritten zeigt sich frohe Erwartung,

- durch energisches Aufstampfen verleiht der Mensch seinem Zorn und Ärger Nachdruck,

- leichten Fußes geht er seinem gewählten Ziel entgegen,

- im Rhythmus des Tanzes drückt er seine Lebensfreude aus,

- Unentschlossenheit ist im zögernden Schritt sichtbar,

- Ungeduld läßt ihn von einem Fuß zum anderen wechseln,

- mit viel Elan und Begeisterung werden „große Sprünge" gemacht u.a.m.

Zudem gibt es viele rituelle und religiöse Beziehungen zu den Füßen, die in verschiedenen Kulturkreisen ihre individuellen Prägungen finden. In der christlichen Lebensform ist die Fußwaschung auf das engste mit tiefen Glaubensaussagen verknüpft, die symbolhaft auf die Wertschätzung und Bedeutung der Füße hinweisen.

Bei aller therapeutischen Spezialisierung sollten wir bei jeder Behandlung den Blick für das ganze, breitgefächerte Ausdrucksspektrum der Füße im Bewußtsein behalten, damit uns die Freude an der therapeutischen Arbeit und das Staunen vor der Vielfalt des Lebens erhalten bleibt.

Königsfeld-Burgberg
August 1993 *Hanne Marquardt*

I Grundlagen

1 Einführung

1.1 Meine Begegnung mit der Reflexzonentherapie am Fuß (RZF) und ihre Weiterentwicklung

Im Sommer 1958, als ich zum erstenmal etwas über Reflexzonen der Füße hörte, stand mir als 25jähriger Masseurin die therapeutische Welt noch offen. Es gab allerdings in diesen Jahren nicht so viele Möglichkeiten wie heute, sich außerhalb der wissenschaftlich ausgerichteten medizinischen Behandlungsbereiche zu informieren. Einige Methoden fanden jedoch schon damals einen aufnahmebereiten Boden, in dem sie langsam und oft gegen Widerstand „Wurzeln schlagen" konnten, z.B. Akupunktur, Neuraltherapie, verschiedene Nervenpunkt- und Segmentbehandlungen und Atemmassagen. Sie waren vermutlich Wegbereiter für eine Öffnung auf breiterer Basis für unkonventionelle, praxisorientierte Methoden in den darauffolgenden Jahrzehnten.

Zu dieser Zeit arbeitete ich in einem kleinen Kurhaus in Süddeutschland und sah bei einer Patientin eine Broschüre mit dem eigenartigen Titel „Stories the feet can tell". Da ich einige Jahre zuvor die Ausbildung als Krankenschwester in England abgeschlossen hatte, weckte vor allem der englische Titel den Wunsch, wieder einmal ein Buch in der mir vertrauten Sprache zu lesen. Die Sprache gefiel mir, der Inhalt allerdings löste große Irritationen aus, denn was *Eunice Ingham* in ihrem Buch „Geschichten, die die Füße erzählen können" beschrieb, weckte in mir Zweifel und Unsicherheit.

Es war mir als junger Therapeutin recht befremdlich, zu erfahren, daß viele Gesichtspunkte zur Therapie existierten, die zu meinen bisherigen Kenntnissen in krassem Widerspruch standen. Am meisten machte mir zu schaffen, daß sich vieles in der praktischen Anwendung zu bestätigen schien, obgleich es so einfach und selbstverständlich beschrieben war.

In dieser aufregenden Zeit erwachte, zusätzlich zur Ablehnung aus rationalen Gründen, auch meine therapeutische Neugierde. Ich nahm alle nur erreichbaren Füße von Patienten, Freunden und Bekannten in die Hand, massierte, verglich, drückte an verschiedenen Stellen am Fuß und beobachtete die Reaktionen. Ein Teil in mir wollte nach wie vor die aus Amerika importierte Methode ad absurdum führen, ein anderer Teil begann zu staunen, mit welch einfachen Mitteln eine Umstimmung bei Patienten unterschiedlichster Altersgruppen und verschiedenster Beschwerden zustande kam. Ich erkannte bereits nach Wochen, daß die Füße eine Schlüsselfunktion innehaben, von der aus - ich wußte nicht wie und warum - sich Fernwirkungen im ganzen Menschen auslösen lassen.

Kurze Zeit später eröffnete ich eine kleine Praxis für physikalische Therapie und überprüfte bei fast allen Patienten, oft ohne daß sie von meiner Absicht erfuhren, die ihrer Krankheit zugeordneten Reflexzonen. Das Gespräch mit einigen Ärzten, die für solche Neuerungen offen waren, gab mir die Basis, täglich am „gegebenen Beispiel" zu arbeiten und Erfahrungen zu sammeln. So unbeholfen die Versuche damals noch waren: Die Ergebnisse überraschten meine Patienten und mich immer wieder aufs neue und ermutigten mich, die ganze Sache noch eindeutiger „auf die Füße" zu stellen.

Wäre mir damals nicht soviel Vertrauen und Bereitwilligkeit von Seiten der Patienten, Freunde und Bekannten entgegengebracht worden, hätte ich die Pionierarbeit jener Jahre nicht leisten können. Erst viel später erkannte ich die Tragweite dieser Ersterfahrungen, durch die, damals ganz unbeabsichtigt, der Grundstein für die spätere Entwicklung der Methode gelegt wurde.

Nach neun Jahren der Überprüfung der RZF im „stillen Kämmerlein" hatte ich 1967 die Gelegenheit, *Eunice Ingham*, eine bis ins hohe Alter sehr tatkräftige und lebenskluge Masseurin, noch persönlich kennenzulernen. Ich erfuhr von ihr, daß die sogenannte „Reflexology" in den USA in den letzten Jahrzehnten als Do-it-Yourself-Methode gepflegt wurde und große Verbreitung fand, daß sie aber das therapeutische Niveau, das sie in den zwanziger Jahren durch den Arzt *William Fitzgerald* erreicht hatte, nicht mehr besaß.

Aus der persönlichen Begegnung und unserem gemeinsamen Gedankenaustausch erwuchs die Überlegung, meine in neun Jahren gesammelten Erfahrungen interessierten Fachkräften in Kursen zugänglich zu machen, um in Europa die **therapeutische** Ebene wieder zu beleben. Im ersten Kurs waren zwölf Kolleginnen und Kollegen, die sich das Wissen, das ich ihnen anbot - anfänglich mit viel Bedenken -, bereitwillig vermitteln ließen. Das Wagnis, diese einfach anmutenden Zusammenhänge als praxisnahe Kurse anzubieten, glückte von Beginn an, obwohl ich mit keiner beweiskräftigen oder gar wissenschaftlichen Theorie aufwarten konnte und ganz auf die Empirie angewiesen war.
Der persönliche Einsatz für eine neue Sache spielt sicher eine gewisse Rolle, vornehmlich war es jedoch die Tatsache, daß für die passende Methode die richtige Zeit gekommen war. Die Nachfrage nach Ausbildung stieg von Jahr zu Jahr, die Resultate bei den Patienten warben für sich selbst. Therapeuten kamen gern in die Kurse, wohl auch deshalb, weil sich das technisch-apparative Behandeln wegen seiner Distanz zum Patienten als immer fragwürdiger erwiesen hatte und viele sich wieder auf das eigentliche Anliegen einer Behandlung, die **zwischenmenschliche Berührung**, besannen.

Nach zwölf Jahren intensiver Kurs- und Praxistätigkeit begann ich, die Arbeit zu dezentralisieren. Innerhalb der folgenden Jahre entstanden eine Reihe von Zweiglehrstätten im In- und Ausland, in denen die RZF von einsatzfreudigen und fachkompetenten Ausbilderinnen und Ausbildern weiter unterrichtet wurde. Die Kursteilnehmer zeigten, bei aller verständlichen Skepsis gegenüber dem Unbekannten, eine erfreuliche Offenheit, zumal das Erlernen dieser Methode auf ihrer eigenen freien Entscheidung beruhte. Es bewahrheitete sich, daß der berühmte „erste Schritt", der aktiv und aus eigenem Entschluß getan wird, das Interesse an einem neuen Thema auf gesunde Weise weckt und anregt.
Viele erleben beim gegenseitigen praktischen Üben an den Füßen, daß der Kontakt weit direkter und „intimer" ist, als sie es sich vorgestellt hatten. So lassen sich die Therapeutinnen und Therapeuten in den Kursen oft unvermittelt mitbewegen von dem, was durch die Berührung an äußeren und inneren Vorgängen ausgelöst werden kann, denn eine persönliche **Erfahrung** prägt wesentlich intensiver als noch so viel theoretischer Lernstoff.
Für viele bieten diese Kurse eine willkommene Gelegenheit, sich wieder auf grundlegende Berufsqualitäten zu besinnen, die bei überbetonter Spezialisierung und Technisierung manchmal zu sehr in den Hintergrund treten:

- Sie erleben wieder, was Be-handeln, Be-greifen, Be-fassen in seinem Ursprung bedeutet, und merken, daß ein gesundes Grundvertrauen in die Lebensordnung und ihre vielfältigen Erscheinungsformen aufkommen kann;

- Sie sehen in der Formenähnlichkeit von Mensch und Fuß, daß das Ganze und der Teil in direkter Beziehung zueinander stehen;

- Sie spüren etwas vom „offenbaren Geheimnis" des Menschen und seiner Füße und lernen erneut das Staunen vor Vorgängen, die zwar wahrnehmbar, jedoch nicht allein mit dem Verstand begreifbar sind;

- Sie erfahren, daß das Ergebnis der Behandlung ein anderes ist, wenn etwas **für den Menschen** getan wird anstatt gegen seine Krankheit oder sein Symptom;

- Sie arbeiten mit größerer innerer Freiheit und Freude und können sich leichter vom einseitigen Erfolgsdenken lösen, weil sie erkennen, daß nicht sie allein für das Behandlungsresultat verantwortlich sind, sondern daß Kräfte im Menschen und über ihm mitentscheiden.

Durch die RZF bin ich wieder zur Wertschätzung jener Dinge gekommen, die sich nach außen schlicht und bescheiden zeigen. Die Beschäftigung mit den unterschiedlichsten Füßen verschiedener Menschen hat mir den **Zugang zum Einfachen** erneut erschlossen und lebendig erhalten.
Der therapeutisch orientierte Weg der Praxis und der Ausbildung in Reflexzonentherapie

am Fuß ist zu meinem sehr persönlichen Fuß- und Lebensweg geworden, der mir viele wichtige Gesichtspunkte und Erfahrungen geschenkt hat, die mich heute im Ganzen prägen. Vor allem erweist sich in der fortwährenden Begegnung mit anderen Menschen, daß das Leben mit immer neuen Möglichkeiten, Überraschungen und Herausforderungen aufwartet. Allen, die direkt oder indirekt mitgeholfen haben, daß dieses Buch entstehen konnte, möchte ich aufs herzlichste danken.

1.2 Geschichte der Reflexzonentherapie am Fuß

Vermutlich ging die RZF einen ähnlichen Weg, wie viele heute angewandte Methoden: Es scheint, daß auch sie sich aus einem tiefen Menschheitswissen heraus zu Zeiten des Bedarfs und in den dafür geeigneten Kulturkreisen entfaltet hat. Dasselbe gilt zum Beispiel auch für die Akupunktur, doch lassen sich ihre frühen Entwicklungsstadien klarer erkennen als bei der RZF, da mehr historische Belege vorliegen.
Die therapeutische Arbeit an den Füßen wird in ihren Anfängen zum ersten Mal um die Jahrhundertwende durch den amerikanischen Arzt *William Fitzgerald* (1872 - 1942) dokumentiert. Ihm war bekannt, daß in Mittel- und Nordamerika die Kranken verschiedener Indianerstämme seit eh und je an den Füßen behandelt wurden. Diese Grundlagen waren rudimentär erhalten und wurden in einfacher, bildhafter Darstellung mündlich weitergegeben. Gemäß des hohen Standes der alten Indianerkulturen dürfte es sich um ein Jahrtausende altes Wissen handeln. Die zentrale Wertschätzung der Füße für den Lebensweg eines jeden Menschen, auch in kranken Tagen, entsprach diesem die Naturgesetze verehrenden Volk vermutlich besonders.
Fitzgerald überprüfte und systematisierte mit einer interessierten Ärzte- und Therapeutengruppe jahrelang die überlieferten Fußpunkte und deren Wirkung. Er gilt als Begründer der sogenannten „Zone Therapy“ und veröffentlichte 1917 ein Buch gleichen Titels, in dem er seine Erfahrungen beschrieb.
In diesem Buch findet sich erstmals die handgemalte Skizze einer vertikalen 10-Zonen-Einteilung, die er als „Body Zones“ zur gesamthaften Orientierung am Menschen entwickelte. Er behandelte über dieses Rasterbild seine Patienten bis in die Füße und fand innerhalb der Körperzonen eine Reihe von therapeutisch nutzbaren Verbindungen.
Einer seiner engsten ärztlichen Mitarbeiter, *Georg Starr White*, schilderte später, daß um 1925 die Zonentherapie in den USA zu den bekanntesten Therapieformen gehörte. *Fitzgerald* unterwies praktische Ärzte, Zahnärzte, Chiropraktiker, Gynäkologen, HNO-Ärzte und Therapeuten in ganzheitlich orientierten Kursen und gab Erfahrungsberichte und Therapievorschläge weiter.
In den frühen dreißiger Jahren kam die amerikanische Masseurin *Eunice Ingham* (1888 - 1974) mit den Arbeitsgrundlagen von *Fitzgerald* in Berührung und richtete ihre therapeutische Tätigkeit danach aus. Im Laufe mehrerer Jahre konzentrierte sie das vorhandene Wissen, durch ihre eigenen praktischen Erfahrungen ergänzt, auf die Füße und entwickelte eine spezielle Behandlungstechnik, die sie „The Ingham Method of Compression Massage“ nannte. 1938 erschien ihre erste schriftliche Zusammenfassung „Stories the feet can tell“, der bald die Ergänzung „Stories the feet have told“ folgte.
Ihre Arbeit fand als „Reflexology“ ein interessiertes Publikum, vor allem in Laienkreisen. Ihre beiden Bücher verbreiteten sich über Amerika hinaus auch in die europäischen Länder, wo sie bis heute von vielen gesundheitsbewußten Gruppen als Grundlage zur Eigenbehandlung verwendet werden.
Ausgehend von diesem Schrifttum, überprüfte ich über neun Jahre hinweg in meiner Praxis die Therapiemöglichkeiten an den Füßen auf ihre Wirksamkeit und entwickelte sie weiter. Da nach meiner Erfahrung das therapeutische Potential dieser Methode die Ebene der bloßen Gesundheitsvorsorge bei weitem überschritt, bot ich ab 1967 praktische Kurse an, in denen ich mich ausschließlich an Interessierte aus medizinisch-therapeutischen Berufen wandte.
Diese Abgrenzung von der Laienmethode gab der RZF von Anfang an die Möglichkeit, in Pra-

xen für physikalische Therapie, Krankenhäusern und Rehabilitationszentren eingesetzt zu werden. Sie gehört inzwischen weitverbreitet zum täglichen Therapieangebot innerhalb der physikalischen Behandlungsmethoden.
1975 erschien mein erstes Buch „Reflexzonenarbeit am Fuß“ (Haug-Verlag), das auf reges Interesse stieß und in acht Sprachen übersetzt wurde. Ich gab große und kleine farbige Zonentafeln sowie verschiedene kurzgefaßte Broschüren für Patienten und Verordner heraus.
Im Laufe der Jahre haben sich Zweiglehrstätten unserer Schule für Reflexzonentherapie am Fuß in Nord-, West-, Ost- und Süddeutschland, in den Benelux-Ländern, Großbritannien, Israel, Italien, der Schweiz und Spanien entwickelt.
Bei den jährlichen Treffen der Ausbilderinnen und Ausbilder werden sowohl Erfahrungen in der Lehrtätigkeit als auch persönliche Praxiserfahrungen ausgetauscht und verarbeitet. Sie fließen nach längeren Stadien der Überprüfung als Neuerungen und Differenzierungen bei allen Zweiglehrstätten in die Unterrichtstätigkeit mit ein.
Seit acht Jahren beschäftigt mich, angeregt durch persönliche Beobachtungen, die Rechts-Links-Austauschbarkeit der Reflexzonen am Fuß. Die praktisch verwertbaren Ergebnisse dieser Überprüfungen werden im vorliegenden Buch erstmals veröffentlicht.
Die **Ausbildung** in Reflexzonentherapie am Fuß orientiert sich am internationalen Standard und beträgt in allen unseren Lehrstätten einheitlich 100 Stunden. Sie wird als Zusatzausbildung zu einem bereits erlernten medizinisch-therapeutischen Beruf verstanden.
Ich wünsche mir, daß das Erbe, das ich vor Jahrzehnten antrat und bis heute weitergebe, vielen Menschen auf ihrem inneren und äußeren Lebensweg eine gute Richtung weisen und immer lebendig, praxisnah und zeitgemäß bleiben möge.

2 Ein praktischer Einstieg in die RZF

2.1 Makrosystem Mensch, erkennbar in seinen verschiedenen Mikrosystemen

Philosophen aller Zeiten erkannten bei der Betrachtung der Lebensvorgänge, daß die Information des Teiles im Ganzen und das Ganze im Teil enthalten ist. Auch in der Medizin ist dies bekannt durch die Omnipotenz (das Allvermögen) der ersten menschlichen Zellen, die noch sämtliche Möglichkeiten der Differenzierung für die Weiterentwicklung zu Organen, Geweben und Systemen in sich tragen.
Nach einer Ära der einseitig gepflegten Wissenschaftlichkeit in Medizin und Therapie führt die Pendelbewegung in den letzten Jahrzehnten zum Teil ausgleichend zurück. Dies findet seinen Niederschlag in der Begründung bzw. Wiederentdeckung verschiedener Methoden der Komplementärmedizin, bei denen vorrangig funktionell-therapeutische Zusammenhänge als notwendige Ergänzung zum bislang überbetonten analytischen Denken gewürdigt werden.
Der ursprüngliche Begriff „Reflexzonen" hat durch die Entstehung und Neubelebung verschiedener diagnostischer und therapeutischer Methoden, die nicht allein über die anatomische Struktur und Funktion des Nervensystems erklärbar sind, eine Erweiterung erfahren. Heute wird er im Sinne einer verkleinerten reflektierten Darstellung des Ganzen im Teil angewendet. Die zunächst gebräuchliche Bezeichnung „Somatotopie" für das Phänomen der Ganzkörperprojektionen wird heute vielfach durch den Begriff „Mikrosystem" ersetzt; es handelt sich um Synonyme.
Da auch die RZF nicht im klinischen bzw. wissenschaftlichen Sinne verifizierbar ist, wähle ich zum Einstieg in das Verständnis der Methode den Zugang über die **Formenähnlichkeit**. Er hat sich in der Praxis und Kurstätigkeit bewährt und ist topographisch gut nachvollziehbar.
Will man sich dem Analogie-(Ähnlichkeits-)Denken öffnen, so setzt dies voraus, phänomenologische Merkmale in ihrer Ambivalenz des „sowohl als auch" ernstzunehmen und sich bei der Beurteilung lebendiger Vorgänge im Menschen vom ausschließlich linear-kausalen Denken zu lösen.
Formenähnlichkeiten, das heißt vergleichbare anatomische Gestaltungen innerhalb des Körpers, sind, selbst wenn sie im Körper entfernt voneinander liegen, oftmals Hinweise auf gegenseitige innere und funktionelle Beziehungen, denn „der Geist schafft die Form" *(Carl Huter)*. Sie werden seit langem in verschiedenen Therapierichtungen genutzt. Am bekanntesten ist die **Aurikulotherapie** nach *Nogier*, die darauf beruht, daß sich in der Ohrmuschel die embryonale Gestalt des Menschen formenähnlich darstellt *(19, 23)*. *Gleditsch* schrieb ausführlich über erprobte und bewährte Somatotopien *(3, 13)* und *Mees* zeigt eine Vielfalt von überzeugenden Formenanalogien und deren therapeutischen Zusammenhänge auf *(20)*. *Pischinger* geht davon aus, daß biologische Systeme vernetzt, energetisch offen und in einer Wechselwirkung zueinander und zu ihrer Umgebung stehen *(25)*.
Forschungen dieser Art bestätigen meinen Zugang zum Thema, denn sie können als Verständnisgrundlage auch für Funktionsabläufe innerhalb der RZF dienen.

Zum **Handwerkszeug** für die Ausübung der RZF gehört

- ein solides medizinisch-therapeutisches Grundwissen,
- die innere Offenheit, unbekannte Methoden auf ihre Wirksamkeit praktisch zu überprüfen und
- etwas Mut, unkonventionelle Wege zu gehen, damit sich Kopf, Herz und Hand bei der Therapie der Füße begegnen können.

2.1.1 Formenanalogie zwischen Mensch und Fuß

Abbildung 1 bringt zum Ausdruck, daß zwischen der Form des Fußes und des sitzenden Menschen offensichtlich eine Ähnlichkeit besteht. Die Abbildung weist in einer einfachen Grundstruktur im aufrecht gestellten Fuß auf den sitzenden Menschen hin und stellt umgekehrt im sitzenden Menschen den Fuß dar. In der nachfolgenden anatomischen Zuordnung ist dies näher erläutert.

2.1.2 Anatomische Zuordnung der Reflexzonen (RZ) am Fuß

Generell gilt:

- Die RZ der Vorderseite des Menschen finden sich am Fußrücken
(ventral am Menschen = dorsal am Fuß).

- Die RZ seiner Rückseite finden sich an den Fußsohlen
(dorsal am Menschen = plantar am Fuß).

In der **horizontalen Ebene** gelten folgende Zuordnungen:

- Die RZ von Kopf und Hals entsprechen den Zehen.

- Die RZ von Thorax und Oberbauch entsprechen etwa dem Mittelfußraum.

- Die RZ von Bauchraum und Becken entsprechen den Fußwurzelknochen bis an die Malleolen.

- Die RZ der Beine entsprechen den distalen Enden der Unterschenkel.

Die heute durchgeführte und gelehrte RZF beruht auf der Akzeptanz der bildhaft darstellbaren Zusammenhänge zwischen den Füßen und dem sitzenden Menschen, wie sie sich in der Formenähnlichkeit zeigt und als Arbeitsgrundlage bewährt.
Zur anatomischen Orientierung werden die **Knochen der Füße** von dorsal, plantar, medial und lateral in *Abbildung 2* und *3* deutsch und lateinisch benannt.

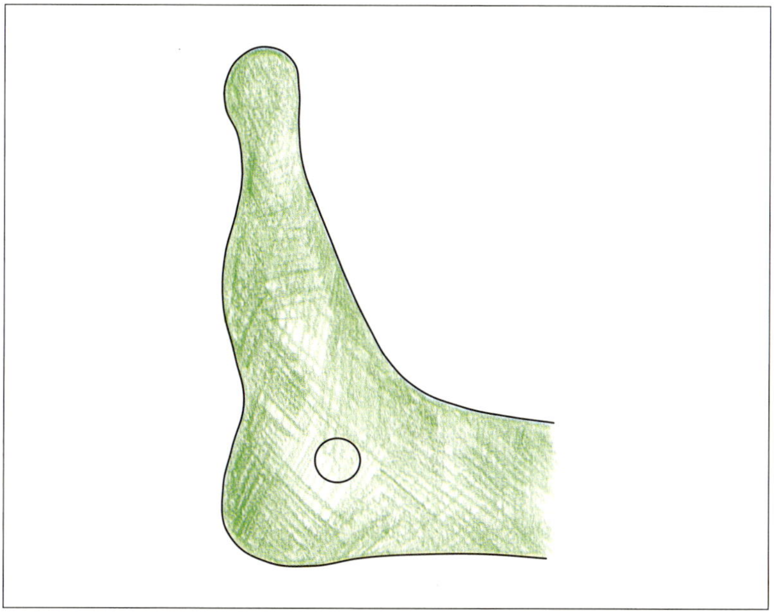

Abb. **1** Sitzender Mensch in der Form des Fußes

Knochen des Fußes und ihre Bezeichnungen

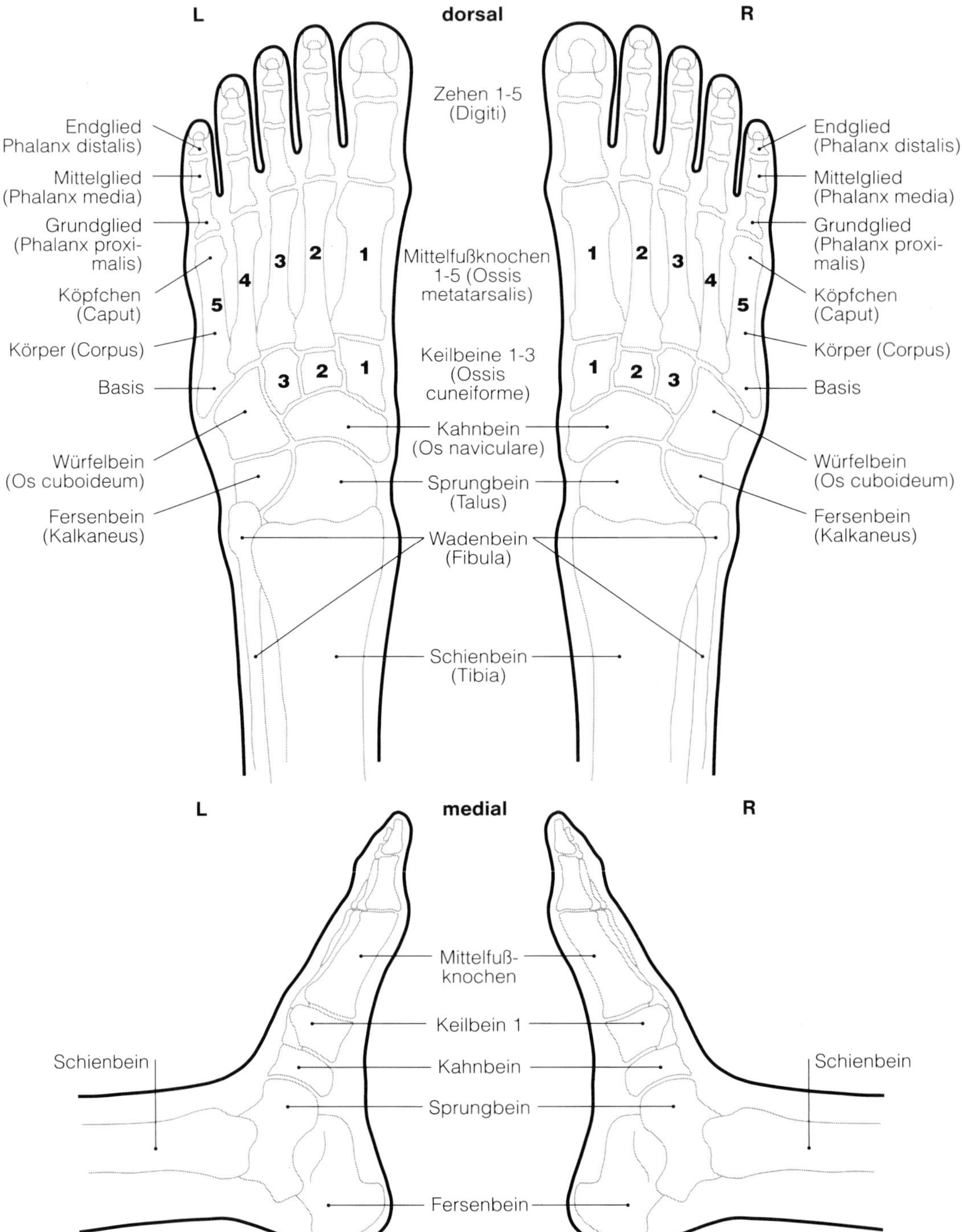

Abb. **2**

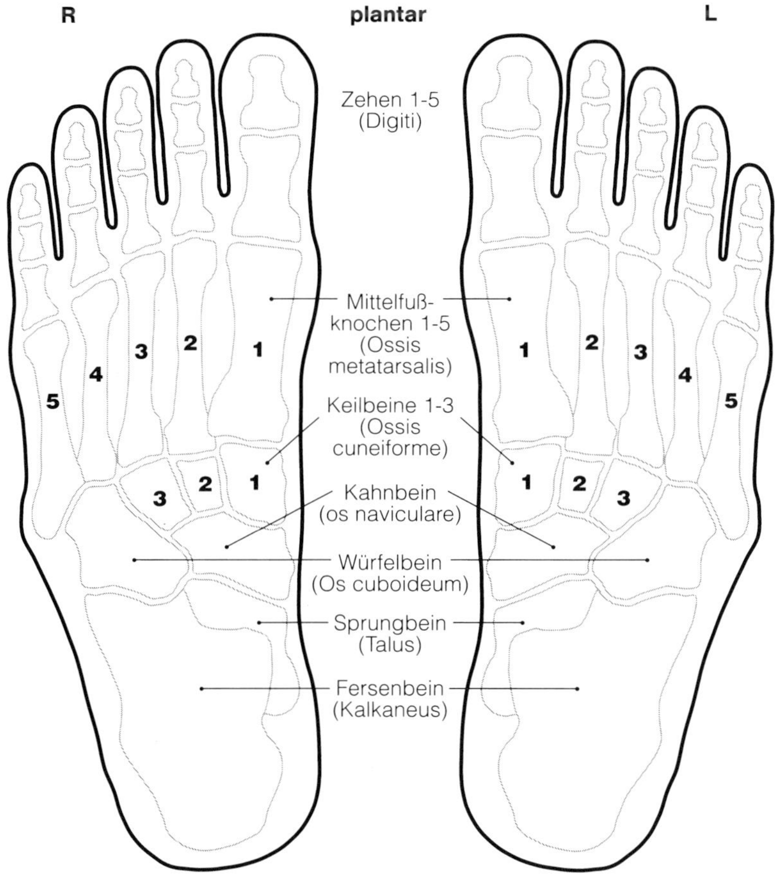
R
plantar
L
Zehen 1-5
(Digiti)
Mittelfuß-
knochen 1-5
(Ossis
metatarsalis)
Keilbeine 1-3
(Ossis
cuneiforme)
Kahnbein
(os naviculare)
Würfelbein
(Os cuboideum)
Sprungbein
(Talus)
Fersenbein
(Kalkaneus)
1
2
3
4
5

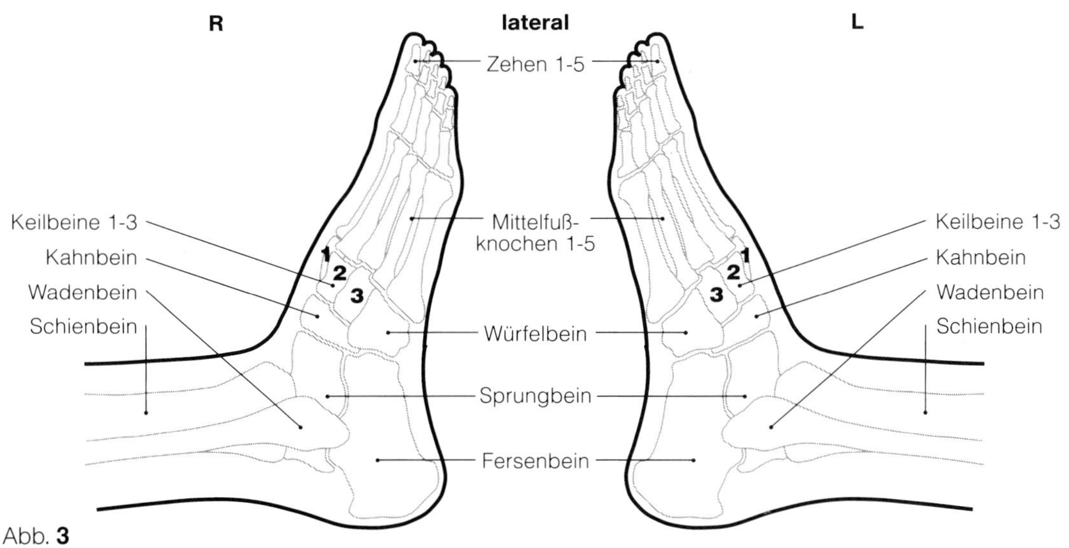
R
lateral
L
Zehen 1-5
Mittelfuß-
knochen 1-5
Keilbeine 1-3
Kahnbein
Wadenbein
Schienbein
Würfelbein
Sprungbein
Fersenbein
1
2
3

Abb. **3**

2.2 Rasterbild nach *William Fitzgerald*

Fitzgerald ging von dem einfachen Arbeitsmodell aus, daß sich der menschliche Körper in zehn gleichmäßig angeordnete Abschnitte, vom Kopf bis zu den Füßen führende sog. **Körperzonen**, einteilen läßt *(s. Abb. 4)*.

2.2.1 Vertikale 10-Zonen-Einteilung

Die Längskörperzonen erscheinen als etwa gleich große, vertikale Felder, von medial nach lateral jeweils von Zone 1 bis 5 aneinander gereiht. *Fitzgerald* entdeckte damit einen brauchbaren Schlüssel, mit dem die Zusammenhänge zwischen Mensch und Füßen, wenn auch nicht bewiesen, so doch im Bild aufgezeigt werden können:
Jeweils in derselben Längszone, die durch ein Organ, Gewebe oder System des Körpers führt, findet sich auch in den Füßen in der **gleichen Längsbahn**, proportional verkleinert, die zugeordnete Reflexzone. Folgende Beispiele verdeutlichen dies:

- Die Augen liegen in den Längskörperzonen 2 und 3 und finden im Fuß an den Zehen 2 und 3 ihre Reflexzonenzuordnung.

- Die Hüftgelenke gehören zur Längskörperzone 4 und sind in den Füßen auch in dieser Längskörperzone zu finden, d.h. nahe dem lateralen Malleolus.

Alle **paarig** angelegten Organe und Gelenke (z.B. Nieren, Ohren, Schultergelenke) sind am rechten **und** linken Fuß repräsentiert.
Diejenigen Organe, die **unilateral** ausgebildet sind, haben ihre Reflexzonen am Fuß auf **derselben** Seite wie im Körper (z.B. Milz, Appendix, Gallenblase).
Organe in der **Körpermitte** haben ihre RZ-Entsprechung in der Fußpaarmitte , d.h. am rechten und linken Fuß in der jeweils zugeordneten Längszone (z.B. Herz, Magen, Blase).

2.2.2 Horizontale Einteilung

Durch drei **Orientierungslinien** in der Waagerechten wurde zusätzlich zur vertikalen 10-Zonen-Einteilung eine Unterscheidung in der Horizontalen möglich:

- Die erste Querlinie verläuft in situ rechts und links vom Brustbein über das Schlüsselbein zur Schulterhöhe und begrenzt die Bereiche **Kopf und Hals**.
Diese Linie, übertragen an den Fuß, führt durch die zehn Zehengrundgelenke und kennzeichnet somit die Zehen als dem Kopf und Hals zugeordnet.

- Die zweite Querlinie entspricht in situ in etwa der Gürtellinie und findet ihre Zuordnung in den Füßen in der Basis der Mittelfußknochen, bekannt als „Lisfranc-Gelenklinie“.
Sowohl im Körper als auch in den Füßen sind zwischen der ersten und zweiten Quermarkierung die Organe des **Thorax** und des **Oberbauches** angeordnet.

- Eine dritte Querlinie schließt in situ den Rumpf gegenüber den unteren Extremitäten ab und wird an den Füßen von einer Verbindung des äußeren Knöchels mit dem inneren, etwa entlang der Malleolengabel, dargestellt.
In dem so entstandenen Raum befinden sich die RZ der **Bauch-** und **Beckenorgane**.

Bei dieser gegenseitigen Zuordnung von Makrosystem Mensch und Mikrosystem Fuß läßt sich anhand der Längs- und Quergitter die Lage bzw. Projektion der einzelnen Organe, ähnlich wie bei einem Mosaik, gut auffinden.

> Die fiktive Einteilung in lineare Felder sollte weder im Körper noch an den Füßen als eng begrenzte, starre Trennung angesehen werden, denn im offenen „Fließsystem Mensch“ sind alle Lebensvorgänge leitend miteinander verbunden.

Die Längs- und Querzonen werden von mir im wörtlichen Sinne als „Hilfs“-Linien gebraucht, die helfen sollen, vom abstrakt modellorientierten Denken in die individuelle, lebendige Betrachtung des Menschen zu kommen.

Körperzonen nach *W. Fitzgerald*
Querzonen am Körper und an den Füßen

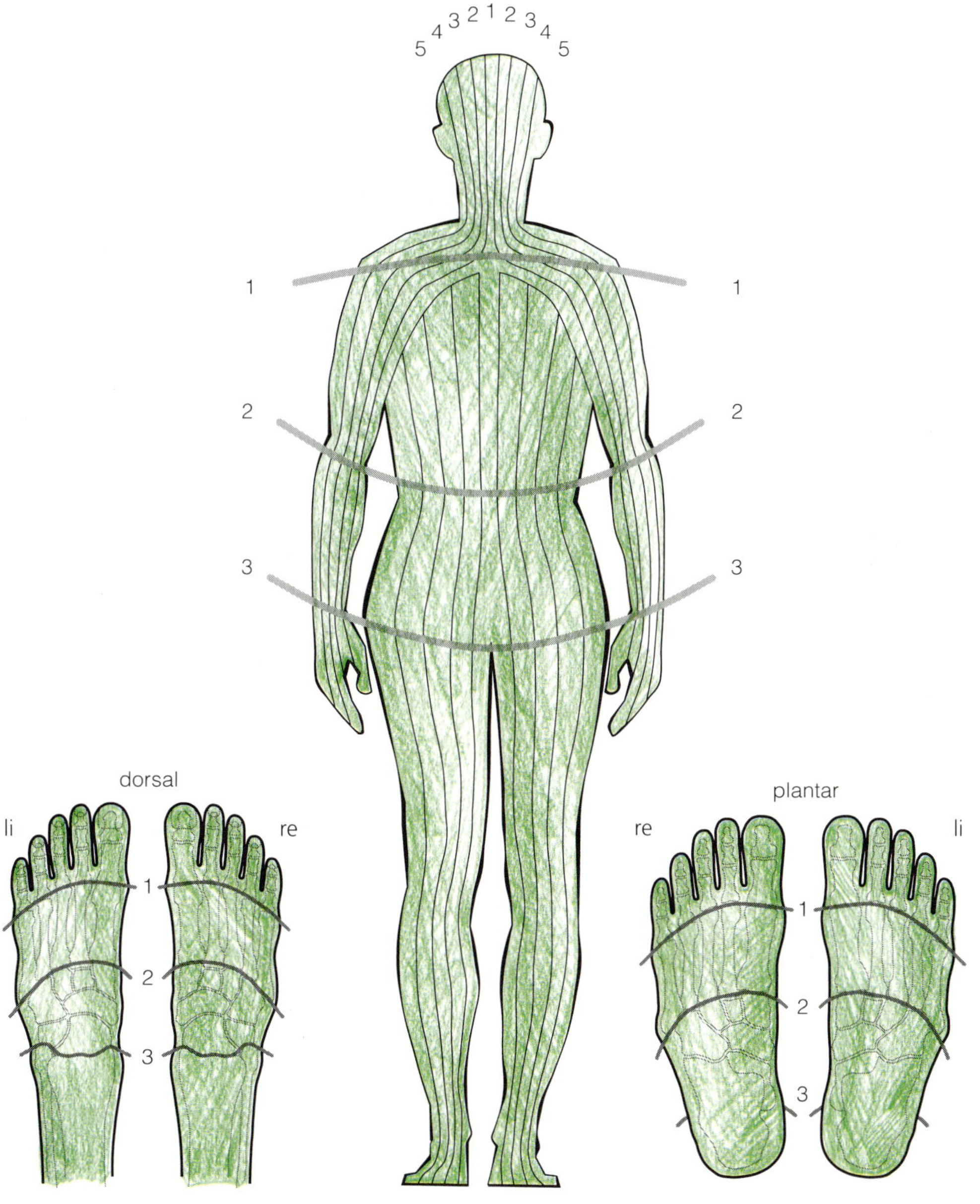

Abb. **4**

2.3 Rechts-Links-Austauschbarkeit der Reflexzonen am Fuß

2.3.1 Grundlagen

Seit Jahrzehnten hatte sich die Körperzoneneinteilung von *William Fitzgerald*, im Sinne der seiten**gleichen** Zuordnung in den Füßen, auch in meiner Praxis bewährt. Entgegen dieser Regel beobachtete ich jedoch immer wieder, daß bei bilateral angelegten Organen, Gelenken und Muskelgruppen diejenige Stelle am Fuß, die der symptom**freien** im Körper entsprach, genauso stark oder sogar noch stärker auf den Behandlungsreiz ansprach als die betroffene.
Ich ordnete dies zunächst dem Prinzip der kontralateralen Wirkungen zu, die mir aus der physikalischen Therapie bekannt waren *(vgl. S. 172 f)*. Später wurden meine Beobachtungen einer Rechts-Links-Beziehung der symptomatisch betroffenen Bereiche von praxiserfahrenen Ärzten aus der Akupunktur und Neuraltherapie bestätigt.
Allmählich begann ich dann, bei manchen Patienten gezielt nur die Seite zu behandeln, die nach der bisherigen Zonenzuordnung der beschwerde**freien** Körperseite entsprach; d.h. ich behandelte die Zone der Schulter am medialen Anteil des Kleinzehengrundgelenkes nur am **linken** Fuß, obwohl **rechts** eine Schulterverletzung vorlag. Die Schmerzempfindlichkeit an den neu gewählten Stellen erwies sich bei verschiedenen Patienten zwar nicht als einheitlich, doch waren die Ergebnisse auffällig genug, um mich weiterhin therapeutisch stark zu beschäftigen.
Im Laufe meiner jahrelangen Beobachtungen ging ich dazu über, auch die Reflexzonen der unilateral angelegten Organe zu überprüfen, und beobachtete, daß z.B. die Stelle, die am rechten Fuß der Gallenblasenzone entsprach, bei manchen Patienten links genau so stark oder noch stärker ansprach. Mehr als einmal löste sich eigenartigerweise eine akute Gallenkolik ausschließlich und spontan nur durch die Behandlung am **linken** Fuß. Es zeigte sich deutlich, daß die Rechts-Links-Umkehrung so oft vorhanden war, daß ich sie nicht nur als zufällig abtun konnte.

Zunächst ganz unerwartet, unterstützten mich seit Jahren Kursteilnehmerinnen und Kursteilnehmer in der Weise, daß sie mit eigenen, ähnlichen Beobachtungen zur Rechts-Links-Wechselwirkung in die weiterführenden Kurse kamen und sich ihrerseits durch meine Praxiserfahrungen in ihren Beobachtungen bestätigt fanden.
Diese Hintergründe bewogen mich, die bis dahin gewohnte und ausschließliche *Fitzgeraldsche* Sicht der seitengleichen Zuordnung um das Spektrum der Rechts-Links-Austauschbarkeit der Zonen zu erweitern.
Für die detaillierten graphischen Darstellungen der Zonen im Buch wird die Anordnung nach *Fitzgerald* beibehalten, also: rechte Körperhälfte, **rechter** Fuß; in der gesamthaften Darstellung aller Zonen *(s. Abb. 19 - 23, S. 56 - 60)* füge ich auf einer zweiten, etwas kleineren Zeichnung die Rechts-Links-Umkehrung als wichtige, in der Praxis immer wieder bestätigte Information hinzu, also: rechte Körperhälfte, **linker** Fuß.
Diese Erfahrungen und Beobachtungen möchte ich als Anregung zur **Erweiterung der therapeutischen Ansätze** innerhalb der RZF weitergeben und verstehe sie nicht als Einengung im dualistischen Entweder-Oder-Prinzip.

2.3.2 Praktische Entscheidungshilfen

Schon bei der ersten Befunderstellung sollte die Rechts-Links-Bezeichnung als mögliche Variation im Behandlungsablauf erwogen werden; dies vor allem bei den Reflexzonen, die der Symptomatik zugeordnet sind *(s. Kap. 10, S. 99 ff)*.
Wenn wir für die Therapie klären möchten, auf welcher Seite de facto die aktuelle Zone zu finden ist, prüfen wir zu Beginn einer jeden neuen Behandlung kurz die Symptomzonen *(s. Kap. 10, S. 99 f)* an ihren anatomischen Entsprechungen an **beiden** Füßen gleichzeitig. Wir werden in der Regel eine der folgenden drei Aussagen bekommen, und die Reaktion des Patienten wird unmißverständlich den richtigen Weg zur belasteten Zone weisen:

- Die seiten**gleiche** Fußzone ist schmerzempfindlicher.

● Die **gegenüberliegende** Fußzone ist schmerzempfindlicher.

● **Beide** Seiten reagieren gleich bzw. nur geringfügig unterschiedlich in ihrer Schmerzqualität und -quantität.

Es ist wichtig, diese Prüfung an beiden Füßen **gleichzeitig** vorzunehmen, denn bei einer Überprüfung nacheinander könnten bereits Wirkungen auf der anderen Seite entstanden sein, die das Ergebnis verfälschen.
In der praktischen Durchführung einer Behandlung ändert sich durch die verschiedenen Einstiegsvarianten nichts, denn es werden immer **alle** therapiebedürftigen Stellen am Fuß einbezogen, gleichviel, ob sie sich rechts oder links befinden oder welche Zonenbezeichnung sie aufweisen *(s. Kap. 10, S. 94 ff).*

2.3.3 Zusammenfassung

Wer sich mit der Möglichkeit des Rechts-Links-Wechsels der Reflexzonen auf unkomplizierte Weise vertraut machen möchte, schaue auf die eigenen, nebeneinander aufgestellten Füße, so, als ob man sich selbst, der eigenen Gestalt im verkleinerten Maßstab, gegenübersäße. Dabei ist ohne Mühe im rechten Fuß die linke Körperhälfte, im linken Fuß die rechte Hälfte zu „sehen."
Es ist für mich seit langem selbstverständlich, daß eine rigide Trennung zwischen rechts und links nicht die Wichtigkeit hat, die wir ihr beim üblichen einseitigen Denken meist zugestehen.

> In allen ganzheitlich orientierten Therapierichtungen stehen der Ausgleich und die Verbindung der Gegensätze im Mittelpunkt der Behandlung, nicht nur von rechts und links, sondern genauso von oben und unten, hinten und vorn, innen und außen. Mit dieser Öffnung des Blickfeldes kann Therapie wirklich wieder eine „runde Sache" werden.

3 Der therapeutische Zugang zum Fuß, Berühren – Behandeln

3.1 Grundlagen

Obwohl, vordergründig betrachtet, die Durchführung der RZF auch mit technischen Geräten möglich wäre, habe ich mich für die **Hand-Arbeit** entschieden, denn das Bedürfnis nach zwischenmenschlicher Berührung wächst notwendigerweise mit der Technisierung der Praxen. Viele Menschen spüren die Einseitigkeit, die durch den Mangel an Körperkontakt entsteht. Sie empfinden, meist unbewußt, daß das Wesen einer Behandlung, ihre innerste Essenz, mit dem Lebensgeheimnis der Berührung zusammenhängt – mit den Worten *Saint Exupérys:* „Man sieht nur mit dem Herzen gut; das Wesentliche ist für die Augen unsichtbar".
Alle manuellen Therapieformen können die unmittelbare zwischenmenschliche Erfahrung bieten, daß äußerliches Berührt- **Werden** und inneres Berührt- **Sein** zusammengehören und in einer Wechselwirkung zueinander stehen.
Sachlich ausgedrückt, entsteht durch Berührung ein elektromagnetisches Spannungsfeld, das ganz persönlichen Charakter hat und durch die Begegnung zweier „offener Kraftfelder" eine fortwährende Homöostase (Aufrechterhaltung der Funktion der Regelsysteme im Körper) anstrebt *(25)*. Im geläufigen Sinne der Innervation wird durch den tastenden Griff ein Reiz an den Rezeptoren der sensiblen Nervenbahnen im Fußgewebe gesetzt.

3.2 Grifftechnik

3.2.1 Daumen-Grundgriff *(Abb. 8 und 9)*

Die Hand, als sensibles und persönliches Instrument, kann den Fuß am besten „begreifen", wenn sie ihrem anatomischen Aufbau gemäß eingesetzt wird. Deshalb rate ich zum bevorzugten Einsatz des Daumens, der sich durch seine Besonderheit und Dominanz bereits für Anfänger gut zum Setzen des therapeutischen Reizes anbietet.
Die vier Finger sind, dem Daumen gegenüberstehend, zwar in die Berührung des Fußes einbezogen, jedoch verhalten sie sich, wenn der Daumen arbeitet, meist passiv.
Durch die Gegenüberstellung vor allem von Daumen und Zeigefinger entsteht ein weiter, offener Raum, der mit der Form eines Hufeisens oder dem Buchstaben „U" zu vergleichen ist und Handlungsfreiheit vermittelt.
Die heutzutage ausgeführte Grifftechnik wurde auf dem Wege jahrelanger praktischer Erprobung entwickelt, um die Hand bestmöglich funktionsgerecht einzusetzen.

> Der therapeutische Griff zeichnet sich durch eine rhythmische Auf-Ab-Bewegung aus, bei der die Hand ohne Überanstrengung auch längere Zeit arbeiten kann, denn wir setzen das dynamische Wirkungsprinzip von Kraft und Schwung ein und vermeiden mechanischen Druck.

Die rhythmische Bewegung wirkt im Fußgewebe weiter fort und vermittelt Patienten wie Therapeuten die Erfahrung, daß sich die entgegengesetzten Pole von Bewegung und Ruhe zu einem harmonischen Ganzen verbinden.
Jeder Griff besteht aus **zwei Phasen** von etwa gleicher Dauer.

3.2.1.1 Aktive Phase

Sie besteht aus folgenden Komponenten:

○ Der erste und wichtigste Teil des Behandlungsimpulses kommt aus einem aktiven Vorwärtsschwingen des Armes, ähnlich dem Beginn des Schwingens eines Pendels oder einer Schaukel (Keine zusätzliche Auf-Ab-Bewegung des Handgelenkes!).

○ Unterarm, Handgelenk und Hand sind in der **Mittelstellung** zwischen Supination und Pronation und bilden eine natürliche horizontale Linie. Durch die so erreichte physiologische Stellung des Armes und der Hand kommt

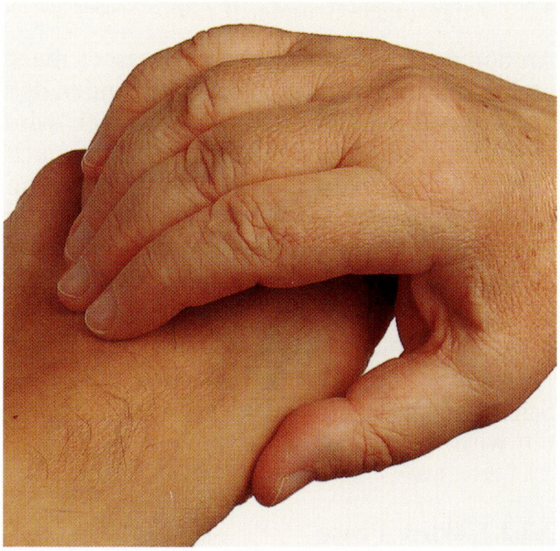

Abb. **5** Der Daumen in seinen Bewegungsphasen

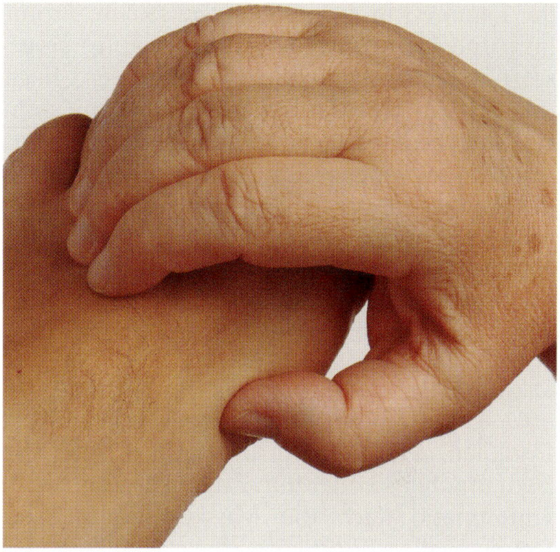

Abb. **6**

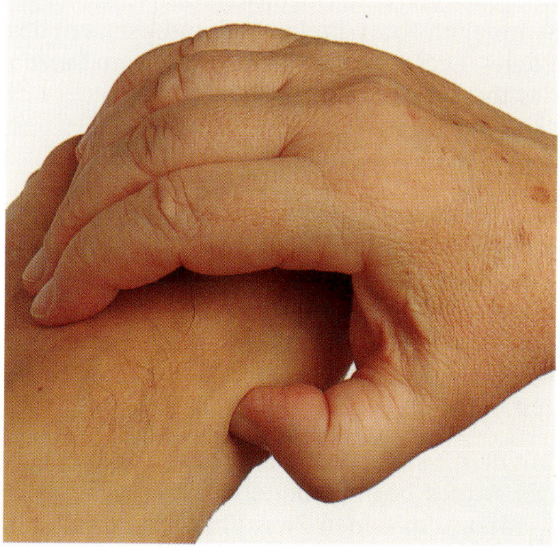

Abb. **7**

der Daumen in eine natürliche leichte Pronation und kann ohne Überanstrengung eingesetzt werden. Wenn die Daumenbeere flach und entspannt, **ohne Druck**, Kontakt mit dem Fußgewebe aufgenommen hat, wird durch das Vorwärtsschwingen des Armes das Endglied des Daumens passiv leicht abgerollt und in eine beginnende Beugung gebracht. Der Daumenballen ist bis jetzt ganz locker und die Daumenkuppe liegt nach wie vor, sanft wie das Gewicht einer Briefmarke, auf dem Fußgewebe.

○ Allmählich, meist ab einem Winkel von etwa 45°, übernimmt der Daumen mit seinem Endglied aktiv die Führung und steigert die Beugung bis 80 oder 90°. Zugleich erhöht sich zunehmend auch die Muskelspannung im **Daumenballen**, und die Zielstrebigkeit des Daumen-Endgliedes ist senkrecht und punktuell in die Gewebetiefe ausgerichtet.

○ Der Daumen befindet sich jetzt in seiner maximalen Beugung und in gebündelter Spannung, ähnlich dem Bogenschützen in seiner gesammelten Kraft direkt vor dem Loslassen des Pfeiles. Dieser Moment entspricht dem Setzen des **therapeutischen Impulses.**

3.2.1.2 Passive Phase

Durch **spontanes Lösen** der Spannung im Daumenballen und vorn in der Daumenkuppe kann der Arm passiv zurückschwingen und die Hand wieder in ihre neutrale Ausgangsposition führen. Wiederum liegt die Daumenbeere weich auf dem Fußgewebe und die Finger stützen den Fuß von der anderen Seite.

Mit dem erneuten aktiven Vorwärtsschwingen des Armes beginnt bereits der nächste Griff, wiederum in seinen zwei Phasen und im gleichen Ablauf wie zuvor. Durch das kontinuierliche Ineinandergreifen von gespannter Kraft und gelöster Ruhe ergibt sich ein wellenförmiger Rhythmus, der durch den Schwung der Bewegung ohne viel Mühe fast von selbst in Millimeter-Schritten durch das Fußgewebe weiterführt.

3.2.2 Zeigefinger-Grundgriff *(Abb. 8 und 9)*

An den **dorsalen** Stellen des Fußes ist es meist praktischer und für die Hand schonender, den Zeigefinger einzusetzen. Auch dabei wird rhythmisch und mit Schwung gearbeitet; jetzt allerdings ist der Daumen auf der gegenüberliegenden Seite der passiv Stützende.
Der Rhythmus des Schwingens zeigt sich in diesem Falle jedoch nicht, wie beim Daumengriff, in der Pendelbewegung des ganzen Armes, sondern überträgt sich in eine Auf-Ab-Bewegung im **Handgelenk**, ähnlich dem Schwingen einer Hängebrücke, wenn sie betreten wird.

3.2.2.1 Aktive Phase

Sie ist wie folgt aufgebaut:

○ Der Griff beginnt mit deutlich dorsal flektierter Hand.

○ Der Zeigefinger berührt mit seiner ganzen Fingerbeere sanft und **ohne Druck** das Gewebe und der Daumen stützt auf der den Fingern gegenüberliegenden Seite.

○ Das Handgelenk schwingt weich in seine neutrale Ausgangsstellung, und der Zeigefinger rundet sich dadurch von selbst etwas mehr.

○ Während das Endglied seine Berührungsfläche allmählich auf die Fingerkuppe verlagert, übernimmt es zunehmend den aktiven Impuls vorn in der Fingerbeere und führt, fast senkrecht stehend, zielstrebig mit sich steigernder Intensität in die Tiefe des Gewebes, um dort punktuell den therapeutischen Reiz zu setzen.

3.2.2.2 Passive Phase

Ähnlich wie beim Daumengriff, löst sich dann die aufgebaute Spannung wieder; der Zeigefinger geht passiv wieder in seine Ausgangsposition und das Handgelenk schwingt weich in die Dorsalflexion zurück, um von dort den nächsten Griff zu beginnen.

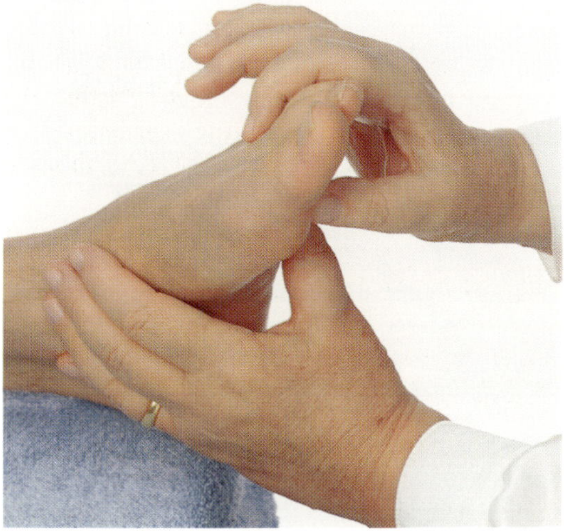

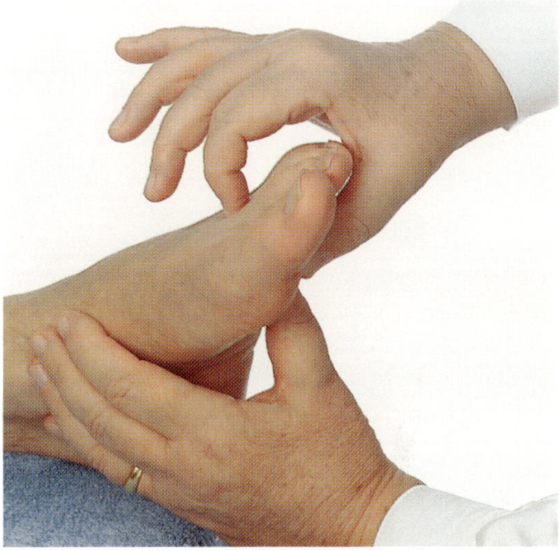

Abb. **8** und Abb. **9** Zeigefinger-Grundgriff in seinen Bewegungsphasen

Für alle **Fingernagelformen** gilt:
Die Beugung beim Daumen- und Zeigefingergriff findet jeweils da ihre Grenze, wo die Irritation durch den Nagel, trotz gründlichen Feilens und Zurückschneidens, als zu störend empfunden wird.

3.2.3 Alternierende Streichungen
(Abb. 10 und 11)

Der Begriff ergibt sich aus der Art der Durchführung:

○ Beide Hände streichen alternierend (wechselweise) mit je einer oder zwei **flach aufliegenden** Fingerbeeren weich, jedoch zielstrebig in vorgegebenen Bahnen durch das Gewebe. Bevor eine Hand den im Gewebe entstehenden leichten Zug beendet, setzt die andere ein, so daß eine fließend fortlaufende Bewegung entsteht.

○ Die Länge der einzelnen Strichführungen richtet sich nach dem Gewebebefund am Fuß: Fühlt sich das Gewebe verklebt oder gestaut an, werden sie kürzer; ist es normal in seiner Spannung, können die einzelnen Streichungen länger werden.

○ Die Daumen stützen den Fuß immer auf der den Fingern gegenüberliegenden Seite und halten ihn so in seiner Position. Werden die alternierenden Streichungen von den Daumen durchgeführt, stützen die Finger.

Diese Griffe werden bevorzugt in Zonen gewählt, die dem **Lymphgewebe** zugeordnet sind, um dort allzu kräftige punktuelle Reize zu vermeiden: meist in den Zonen der seitlichen Lymphstränge am Hals, (laterale Begrenzung der Großzehengrundglieder) und in den Zonen der Oberschenkel nahe der Achillessehne medial und lateral.

3.2.4 Dehnungsgriff *(Abb. 12)*

Die Gewebedehnung bietet sich vor allem in den **Interdigitalräumen** an, weil damit eine gute Durchblutung dieser Stellen am besten zu erreichen ist:

○ Daumen- und Zeigefingerbeeren halten von plantar und dorsal die Gewebefalte zwischen den Zehen und dehnen sie in distaler Richtung, bis sich die beiden Fingerbeeren berühren.

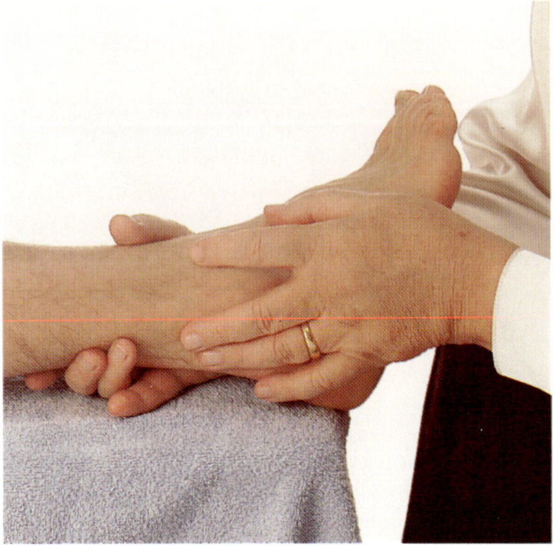

Abb. **10** Alternierendes Streichen mit den Fingerbeeren 3 und 4

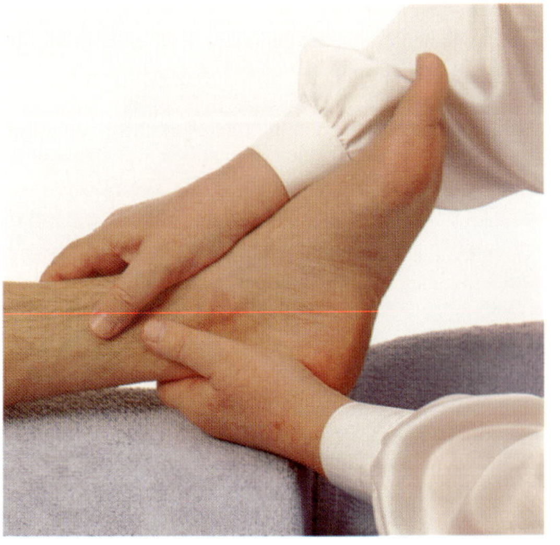

Abb. **11** Alternierendes Streichen mit dem Daumen

○ Während der Dehnung beschreibt die arbeitende Hand eine leichte Rundung in der Bewegung nach plantar und/oder dorsal.

○ Die Intensität des Griffes bleibt von Beginn bis Ende relativ konstant und paßt sich dem Atem des Patienten an (in der Einatmungsphase wird belastet). Die andere Hand hält den Fuß in einer funktions- und arbeitsgerechten Stellung.

3.2.5 Sedierender Verweilgriff

Die Bezeichnung weist auf die Funktion dieses Griffes hin:
Durch kräftiges, jedoch ruhiges Verweilen in der betreffenden Reflexzone wird angestrebt, akute Beschwerden der Patienten zu sedieren und zu verringern. Im Folgetext wird er der Einfachheit halber nur 'Verweilgriff' genannt.

○ Der Aufbau ist ähnlich wie beim Grundgriff. Im Maximum der Beugung und Intensität des Daumens bzw. Zeigefingers wird jedoch so lange in der Spannung verharrt, bis der Patient das Nachlassen des lokalen Schmerzes in der Fußzone mitteilt. Daraufhin wird der Griff in millimetergroßen Schritten punktuell weitergeführt.

Der Verweilgriff wird in der Regel bei der Akutbehandlung *(vgl. S. 165 ff)* und zur Narbenbehandlung *(vgl. S. 189 ff)* eingesetzt. Bei besonders irritierter Ausgangslage des Patienten genügt zuweilen ein sanftes, ruhiges Halten der betreffenden Stelle mit dem Verweilgriff. Die Entscheidung zur Wahl der Griffintensität trifft mehr die Hand mit ihren intuitiven Fähigkeiten als der Kopf.

● Praktischer Hinweis

Therapeutinnen und Therapeuten mit **schwachen** oder **hypermobilen** Daumengrund- und Fingergelenken sollten in der **aktiven** Phase des Griffes das weiche Abrollen des Endgliedes nicht nur bis zum 45°-Winkel, sondern darüber hinaus fast bis 90° durchführen und erst dann mit senkrecht gestelltem Endglied des Daumens bzw. Fingers den aktiven Reiz im Gewebe setzen.

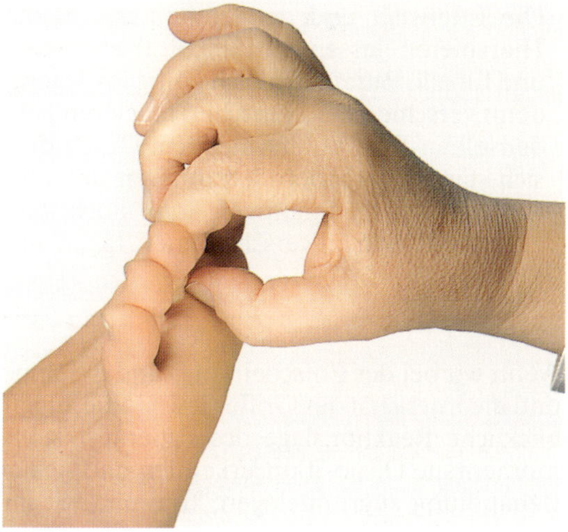

Abb. **12** Dehnungsgriff an den Schwimmhäuten

Durch die sorgfältige Nutzung der Hebelwirkung wird das Daumengrundgelenk vor Überforderung geschützt und bleibt in sich stabiler.
Beim **Daumen**grundgriff ist es besonders wichtig, daß das Handgelenk nicht nach oben gebogen wird, denn dadurch würde sich die Instabilität im Daumen vergrößern und zu einem schwächenden Knick führen.
Bei geschwächten oder hypermobilen **Zeigefinger**gelenken bildet sich durch das beim Schwingen des Handgelenks entstehende Abrollen der Fingerbeere ein tragfähiger Spannungsbogen, der seine Zielstrebigkeit und Kraft erst in der Kuppe des Endgliedes zeigt und damit das Einknicken der einzelnen Gelenke vermeidet. Man denke an *Schiller's* Wilhelm Tell: „Gespannt erst zeigt der Bogen seine Kraft!"
Zur Ermutigung: Eine **feine** Berührung, mit Zielstrebigkeit und innerer Anteilnahme durchgeführt, bewirkt oft besser eine Umstimmung im Gewebetonus des Fußes als zu kräftiges und derbes „Zupacken" und willentliches Drücken.

3.2.6 Regeln zur Anwendung der Griffe

3.2.6.1 Bewegungsrichtung

Durch die schwingende Bewegung, die beim rhythmischen Arbeiten entsteht, ergibt es sich von selbst, daß die Arbeitsrichtung „vorwärts" geht, gleichviel in welcher Ausgangsposition sich der Daumen bzw. die Finger befinden. Je unbefangener wir die Patientenfüße in die Hände nehmen, desto natürlicher kann die Hand selbst entscheiden, ob sie

- von distal nach proximal oder umgekehrt oder
- von medial nach lateral oder umgekehrt arbeitet.

Da diese Unbefangenheit längst nicht mehr jedem spontan zur Verfügung steht und es einiger Zeit, Geduld und Übung bedarf, bis wir uns wieder auf unser „Fingerspitzengefühl" verlassen können, sind in der detaillierten Darstellung der einzelnen Zonen *(s. S. 61)* bewährte Arbeitsrichtungen durch Pfeile gekennzeichnet und somit zum Ausprobieren vorgeschlagen.
Bei sehr empfindsamen Patienten sollten wir die Arbeitsrichtung nicht nur von dem ökonomischen Einsatz unserer Hände bestimmen lassen, sondern auch das jeweilige Krankheitsbild und dessen Symptomatik einbeziehen.

Aus meiner Praxis

Vor Jahren kam ein 75jähriger, sehr sensibler Patient mit leichten Angina-pectoris-Beschwerden und einer starken Erkältung, dem die Expektoration des Schleimes aus dem Atmungstrakt immer schwerer fiel. Bei der Erstellung des Erstbefundes *(vgl. S. 94)* fielen mir zusätzlich zu den Zonen von Herz und Atmung starke Belastungen des Magen-Darm-Traktes, der Leistenregion und der unteren Wirbelsäule auf.
Ich wollte ihm das Abhusten und Lösen des Schleimes aus dem Bronchialgebiet erleichtern und arbeitete tonisierend in den Zonen der Bronchien von proximal nach distal, also von „unten" nach „oben", in Richtung der Zone des Nasen-Rachen-Raumes.

Der Patient setzte sich nach ein paar Griffen abrupt senkrecht auf und gab eindeutige Zeichen des Würgens und beginnenden Erbrechens von sich. Mehr intuitiv als über den Verstand, entschied ich mich sofort zum Wechsel der Arbeitsrichtung und behandelte von distal nach proximal. Der Würgereflex ließ zu unser beider Erstaunen so spontan nach, wie er gekommen war. Der Patient berichtete mir anschließend, daß er seit Jahrzehnten eine Hiatushernie (Zwerchfellbruch) hätte, die er jedoch wegen seines instabilen Allgemeinzustandes nicht operieren lassen wollte.
Da Luftröhre, Bronchialgebiet und Speiseröhre durch ihre anatomische Nähe auch innerhalb der Reflexzonen streckenweise an derselben Stelle behandelt werden, konnte ich im vorhinein keine Differenzierung in der Wahl der Zonen machen, wurde jedoch durch die eindrückliche Patientenreaktion belehrt, welche Arbeitsrichtung in dem Falle die gemäße war.
Bei diesem Patienten bestätigte sich auf Nachfrage die bekannte Trias von Zwerchfell-, Leisten- und Nabelhernie. Nach einigen Behandlungen, in die ich die Zonen der Hernien tonisierend einbezog, konnte ich in Zukunft die Arbeitsrichtung im Bereich der Speise- bzw. Luftröhrenzonen frei wählen, ohne Störungen auszulösen, denn die Gewebespannung um sein Diaphragma hatte sich verbessert.

3.2.6.2. Intensität und Tempo des Griffes

Der therapeutische Griff läßt sich in **Intensität** sowie in **Arbeitsrhythmus** und **-tempo** variieren und ist hiermit auf die jeweilige Reaktionslage des Patienten abgestimmt.
Daraus ergibt sich eine breite Skala von Variationen und Einsatzmöglichkeiten des Griffes:

- Die **Griffintentität** variiert
von weich und beruhigend = sedierend
bis kräftig und tiefgreifend = tonisierend.

- **Arbeitsrhythmus** und **-tempo** variieren
von langsam und bedächtig = sedierend
bis schnell und zügig = tonisierend.

> Die Intensität und der Krafteinsatz beim Therapieren lassen sich nicht theoretisch und für alle Patienten gleich gültig festlegen, denn verschiedene Menschen reagieren auf denselben Reiz unterschiedlich. Durch die sich ständig verändernden inneren und äußeren Lebensbedingungen kann auch der gleiche Mensch an verschiedenen Tagen anders reagieren.

Wenn wir bei der Entscheidung für das Tempo und die Intensität des Griffes jeweils die augenblickliche Reaktionslage des Patienten, seine momentane Disposition, erkennen und sie der Behandlung zugrundelegen, kommen wir immer zu einer situationsgerechten Dosierung während der Behandlung *(vgl. S. 36 f)*. Durch Erfahrung wird uns unsere geschulte Intuition dabei helfen.

3.2.6.3 Dauer des therapeutischen Reizes

Die Dauer des punktuell gesetzten Reizes wird sich nach der Grenze der Belastbarkeit des einzelnen Patienten richten. Früher - sogar noch zu Beginn meiner Beschäftigung mit den Reflexzonen vor mehr als 30 Jahren - konnten Schmerzreize u.U. minutenlang an einer Stelle angeboten werden. Bei der heutigen Sensibilität der Patienten genügen meist **Sekundenimpulse** , die nach ein paar Minuten an derselben Stelle wiederholt werden, und zwar so oft, bis sich die Zone deutlich in ihrer Gewebequalität verbessert hat.

> Die Normalisierung einer Zone ist wie folgt erkennbar:
>
> - Die Stelle am Fuß ist weniger schmerzhaft.
> - Sie ist besser durchblutet.
> - Der Patient zeigt weniger Zeichen einer vegetativen Überforderung.

3.2.7 Lernhilfen

Da das theoretische Beschreiben eines praktischen Griffes sehr umständlich ist, möchte ich den Zugang durch einige passende Bildvergleiche erleichtern.

○ **Das Trampolin**: Die Gewebespannung im Fuß entspricht der Spannung eines Trampolins, auf dem der Daumen als „Trampolinspringer" hüpft (aktive Phase) und wieder hochgefedert wird (passive Phase).

○ **Der Gartenschlauch**: Die ganz wenig in Richtung Pronation gestellte Kuppe des Daumens ist vergleichbar mit der Düse eines Gartenschlauches. Beim Pflanzengießen sollten wir nicht nur die Düse in den Gartenboden drükken, sondern das Wasser ungehindert durchfließen lassen: d.h. wir können uns vom mechanischen Druck vorn an der Daumenkuppe lösen und durch das Schwingen des Armes in einen guten Arbeits-„Fluß" kommen. Wenn sich das Handgelenk nach oben und unten mitbewegt, entsteht ein „Knick im Schlauch".

○ **Die Bleistiftspitze**: Das Daumen-Endglied als gut gespitzter Bleistift setzt zielstrebig einen Punkt auf das „unbeschriebene Blatt" in der Tiefe des Gewebes und nimmt den Stift wieder weich heraus.

○ **Ebbe und Flut**: Der Daumen wird als Welle betrachtet, das Fußgewebe als Ufer, auf das die aktive Bewegung als Flut, die passive als Ebbe einwirkt.

○ **Das Gaspedal**: Die leichte Berührung des Gaspedals mit dem Fuß entspricht dem Beginn des Griffes, langsam steigernd wird „Gas" gegeben bis zur vollen Möglichkeit (aktive Phase). Der Fuß läßt das Gaspedal weich in die Ausgangsstellung zurückkehren (passive Phase).

○ **Der Luftballon**: Der Daumenballen ist zu Beginn des Griffes entspannt und „leer", im Maximum der Beugung „prall gefüllt" wie ein Luftballon. Dem passiven Zurückschwingen entspricht das spontane Luftentweichen aus dem Ballon.

○ **Der Stempel**: Ein Namensstempel wird exakt plaziert und tief in das Papier eingeprägt, um anschließend, ohne die Schrift zu verwischen, wieder sanft vom Papier gelöst zu werden.

○ **Der Ball**: Ein Kind tippt den Ball auf die Erde (aktive Phase), er federt durch den Widerstand des Bodens von selber wieder zurück (passive Phase).

○ **Die Sprungfeder**: Eine Sprungfeder wird zusammengepreßt (aktiv) und schnellt beim Loslassen in ihre ursprüngliche Form zurück (passiv).

Diese bildhaft vergleichenden Beispiele veranschaulichen sowohl den Einsatz des Daumens als auch den des Zeigefingers.

4 Kennzeichen belasteter Zonen, Zeichen der Dosierungsgrenze

4.1 Hinweise auf Zonenbelastungen

Jeder Mensch weist in seinem Mikrosystem der Füße Reflexzonen auf, die sich beim Gesunden so wenig belastet zeigen wie gesunde Organe, jedoch bei pathologischen Veränderungen erkennbar werden anhand von Schmerzäußerung, vegetativer Irritation und Palpationsbefund.

Schmerzäußerung

Viele Patienten reagieren an einer belasteten Stelle auf den Reiz des Griffes spontan mit verbaler Schmerzäußerung oder anderen Schmerzsignalen und sollten ermutigt werden, dem ohne Scheu Ausdruck zu geben. Sie helfen auf diese Weise vor allem Anfängern, die Dosierungsgrenze nicht zu überschreiten.

Vegetative Irritationen

Ausgelöst durch den therapeutischen Griff, weisen sie auf die Notwendigkeit einer gut dosierten, behutsamen Behandlung der Stelle am Fuß hin, an der das Signal der Überforderung auftrat, selbst wenn diese Zonen **subjektiv** nicht immer schmerzempfindlich sind.

Palpationsbefund

Durch Interesse und Aufmerksamkeit beim Palpieren werden unsere taktilen (den Tastsinn betreffenden) Wahrnehmungen mit der Zeit so verläßlich, daß abnorme Zonen an ihrer Tonus- und Temperaturveränderung erkennbar werden, ohne daß wir ausschließlich auf Äußerungen und Zeichen der Patienten angewiesen sind. Dies erfordert allerdings Praxiserfahrung und Übung.

4.2 Zeichen der Dosierungsgrenze

Jede manuelle Therapieform stellt eine sehr persönliche Begegnung zwischen zwei Menschen dar. Sowohl die Therapierenden als auch die Behandelten haben ihren individuellen Zugang zu einer Behandlungsmethode und gehen unterschiedlich darauf zu.
Das passende **Dosierungsangebot** ist für das Resultat der Behandlung von besonderer Wichtigkeit und setzt bei der Therapeutin bzw. beim Therapeuten eine wache Beobachtungsgabe und ein gutes Maß an Einfühlungsvermögen voraus, um Veränderungen im Befinden des Patienten richtig einzuschätzen. Dieser liefert durch seine Reaktionen auf den Behandlungsgriff brauchbare Hinweise für die jeweilige Dosierungsgrenze.

> Beim heutigen, oft sensibleren und leichter irritierbaren Patienten bestimmt seine augenblickliche **vegetative Reaktionslage** das Dosierungsmaß zuverlässiger als der ausgelöste Schmerz in der Reflexzone.

Vegetative Zeichen

Die häufigsten vegetativen Zeichen für die erreichte Dosierungsgrenze während der Behandlung sind

○ schnell und stark auftretender, bleibender Handschweiß,

○ Schweißbildung an bestimmten Körperstellen, z.B. im Segment oder Dermatom oder am ganzen Körper,

○ deutliche, starke und spontane Veränderungen in

- Pulsfrequenz, meist in Richtung Tachykardie,
- Gesichtsfarbe, sehr blaß, sehr rot,
- Körpertemperatur, zu warm, zu kalt, länger anhaltendes Frösteln mit „Gänsehaut“,
- Speichelfluß, meist vermindert,
- Atemrhythmus, zu oberflächlich und zu schnell, manchmal auch stockend,

○ Übelkeit, von Magen oder Kreislauf ausgehend,

○ unerwartete Gefühlsreaktionen, z.B. Zeichen von innerer Unruhe, Betroffenheit und Angst, scheinbar unmotiviertes Weinen,

○ starkes inneres Kältegefühl und große innere Unruhe.

Akustisch und visuell erkennbare Zeichen

Leichter wahrzunehmen und auffälliger, jedoch bei der Dosierungsbewertung an zweiter Stelle, sind die hör- und sichtbaren Reaktionen der Patienten:

○ Akustische Hinweise, wie erschreckte Ausrufe oder Seufzen, leises Stöhnen oder verlegenes Lachen,

○ mimische Zeichen, wie Zusammenpressen der Lippen, vermehrte Stirnfalten, unruhige Augenlidbewegungen,

○ Gesten und Gebärden, die deutlicher Unruhe, starkem Schmerz oder subjektivem Mißbehagen Ausdruck geben,

○ sichtbare Verspannungen verschiedener Muskelgruppen bzw. des ganzen Menschen.

Die akustisch und visuell erkennbaren Zeichen allein sind kein stabiler Boden, um die passende Dosierung zu finden:

Manche Patienten sind übervorsichtig, so daß sie bereits **vor** dem empfundenen Schmerz Zeichen der vermeintlichen Überforderung geben; andere denken, sie müßten durch stoisches Ertragen starker Belastungen zeigen, wieviel sie „aushalten“ können bzw. wie „gut“ sie es mit uns meinen. Übliche Formulierungen sind: „Tun Sie nur, was Sie tun müssen“, oder: „Lassen Sie sich von mir nicht stören“, oder auch: „Ich kann es schon noch aushalten“.

4.3 Umgang mit Reaktionen während der Behandlung

Vor allem bei Anfängern ist es naheliegend, daß trotz – bzw. wegen zuviel! – intensiver Bemühung die gemäße Griffdosierung nicht immer sofort gefunden wird. Das gehört zu den Mühen des Neuen und ist nicht beängstigend. Wir sollten jedoch auf **Zeichen der Überforderung** spontan reagieren

● mit dem Zurücknehmen der Griffintensität und des Arbeitstempos,

● und/oder mit einem Ausgleichsgriff *(vgl. S. 38)*, der auch darin bestehen kann, daß wir die irritierte Stelle ganz leicht berühren und halten,

● mit der Herstellung unserer eigenen Ruhe und Ordnung in Atmung und Sitzhaltung.

5 Ausgleichsgriffe

5.1 Allgemeines

Die Ausgleichsgriffe kommen in den letzten Jahren zunehmend mehr zur Geltung, da viele Patienten entweder bereits **vor** der Behandlung vegetativ instabil sind oder aber auf therapeutische Reize unerwartet rasch und heftig reagieren.
Ihr Einsatz ist unterschiedlich, z.B.

- bei auftretenden Zeichen der Überforderung während der Behandlung,

- zur Einstimmung am Beginn einer Behandlung und/oder

- als harmonisierender Abschluß.

Die fünf folgenden Griffe sind einfach aufgebaut und überzeugen in der täglichen Praxis durch ihre spontane Wirksamkeit.
Da die Ordnung, die wir für unsere irritierten Patienten durch die Ausgleichsgriffe anstreben, bereits bei uns selbst beginnt, lohnt es sich, zuerst ein paar Sekunden lang die eigene Haltung und den persönlichen Atemfluß zu überprüfen. So ist gewährleistet, daß sich der Patient rasch stabilisiert, ohne daß wir selber überfordert werden.

5.2 Durchführung

5.2.1 Fersen-Dehn-Griff *(Abb. 13 und 14)*

Da sich vegetative Fehlsteuerungen immer auch an einer Verspannung der Muskulatur und an der Veränderung des Atems ablesen lassen, befaßt sich der erste Ausgleichsgriff mit Dehnungen, die an der Ferse ansetzen und auf die oft verspannte Muskulatur und den Atem ordnend und lösend wirken.
Wir legen beide Handteller unter beide Fersen und nehmen den augenblicklichen Atemrhythmus des Patienten wahr. Er wird häufig schnell und oberflächlich sein. Meist wollen wir diesen Zustand sofort ändern und werten mehr theoretisch-professionell als situations- und menschenbezogen zwischen „richtig“ und „falsch“, „gut“ und „schlecht“.

> Unsere bewußte Akzeptanz der jeweiligen Störung in Muskeltonus oder Atmung des Patienten bietet den geeignetesten Ausgangspunkt für ihre Veränderung im Sinne einer Harmonisierung.

Deshalb beginnt die Dehnung der Fersen ohne große Beachtung der evtl. vorhandenen Atemfehlform mit der Einatmungsphase. Der Impuls der Dehnung wird gut ausgewogen gesteigert, so daß er für den Patienten im ganzen, d.h. bis in die Wirbelsäule und den Kopf, wahrnehmbar ist. Er wird fast immer spontan mit einem Spannungsausgleich verschiedener Muskelgruppen beantwortet. Dadurch wird meist schon der nächste Atemzug etwas ruhiger und tiefer sein.
Wenn ein Patient sehr kurz und schnell atmet, kann wie folgt modifiziert werden:

- Entweder nur eine Dehnung innerhalb mehrerer Atemzüge durchführen

oder

- die Dehnung am Ende der Ein- oder Ausatmungsphase als nonverbales Angebot zum tieferen Atmen minimal verlängern.

Die differenzierte Weise, mit dem Atem des anderen umzugehen, schützt die Beteiligten auch vor eigenwilliger Manipulation dieser sehr intimen Vorgänge: „Der Geist weht wo er will“. (Im Aramäischen steht das gleiche Wort für „Geist“ und „Atem“).
Es lohnt sich, darauf zu achten, daß wir während der Ausgleichsgriffe in unserem **persönlichen Atemrhythmus** bleiben, um unnötige Schwankungen unserer eigenen Kräfte zu vermeiden. Wenn wir uns – meist unbewußt – an den Atemrhythmus des Patienten anpassen, helfen wir dem anderen nicht weiter, sondern irritieren zusätzlich uns selbst.

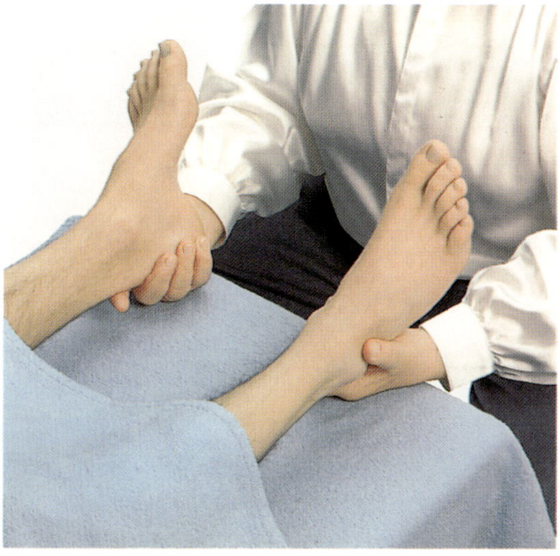

Abb. **13** Fersen-Dehn-Griff an beiden Füßen

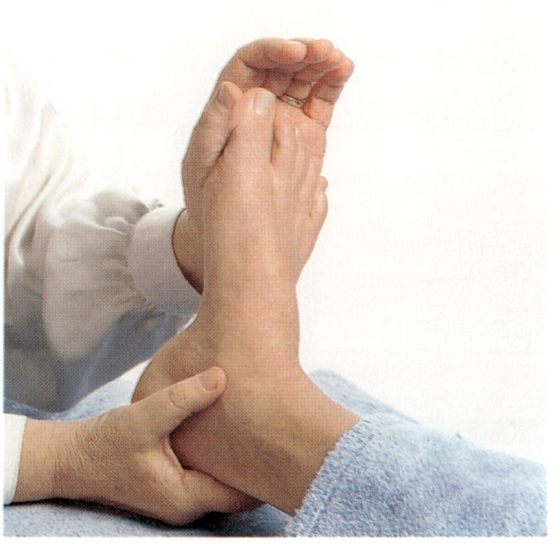

Abb. **14** Fersen-Dehn-Griff an einem Fuß

5.2.2 „Energie-Käppchen“

Wir wählen den Bereich unserer Hände, der ein persönliches Kraftfeld darstellt, nämlich die Mitte der Handteller, und legen sie für etwa 20 bis 30 Sekunden **sanft** und in konkaver Form an die beiden Großzehen-Grundgelenke von medial.

Damit berühren wir Reflexzonen, die besonders nahe mit regulierenden Lebensvorgängen verbunden sind: Kleinhirn, Schilddrüse, Herz und Nacken. Patienten reagieren auf die Berührung mit dem Handtellerzentrum meist rasch mit einem Zuwachs an Wohlbefinden und innerer Ruhe.

Bei diesem Griff sollten wir in der Sitzhaltung vor allem auf gute Stabilisierung zwischen unseren Schulterblättern achten, damit der Spannungsbogen der Arme von der zentralen Kraft der Wirbelsäule gelenkt und gehalten werden kann. Die so entstandene Freiheit in unserer Haltung vermeidet Druck und Schwere auf den Patientenfüßen.

Da der Versuch, diesen Griff als Abbildung darzustellen, nicht effektiv ist, habe ich mich auf die Textbeschreibung beschränkt.

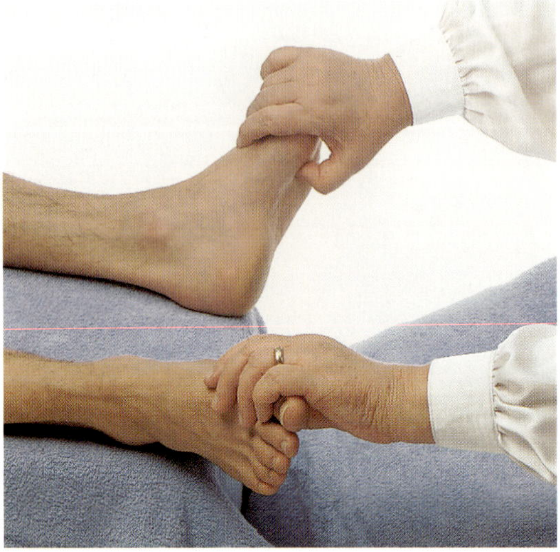

Abb. **15** Zwerchfell-Griff

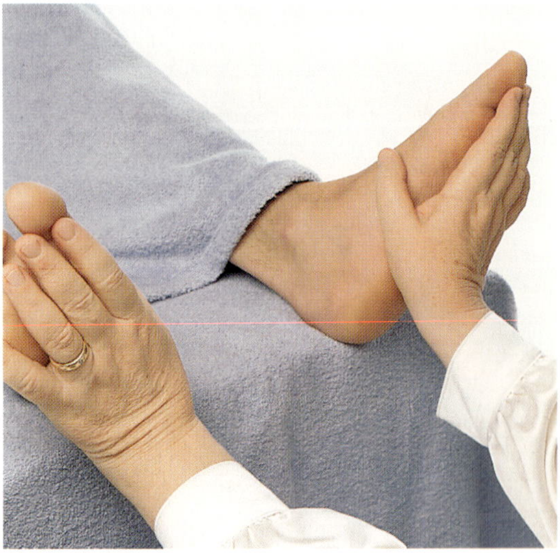

Abb. **16** Handflächen-Fußsohlen-Griff

5.2.3 Zwerchfell-Griff *(Abb. 15)*

Wir fassen die Füße wiederum beidhändig von medial und gehen mit abgewinkelten Daumen zielstrebig, aber behutsam in die Mitte der Zonen der oberen Zwerchfellbegrenzung, d.i. die Mitte der proximalen Begrenzung des Quergewölbes. Mit der Einatmung des Patienten bewegen wir vom gebeugten Endglied des Daumens her die Füße so weit und weich in die Dorsalflexion, daß sich die Sprunggelenke gut mitbewegen lassen.

In der Ausatmungsphase gleitet die in den Sprunggelenken aufgebaute Spannung wieder sanft in die Ausgangsstellung zurück. Wir passen uns auch hier zunächst dem vorgefundenen Atem des Patienten an, ohne ihn eigenmächtig zu steuern.

Auch dieser Griff kann bei kurzen, oberflächlichen Atembewegungen aus der ersten Einatmungsphase heraus über zwei oder drei Atemzüge in seiner Spannung gehalten und erst unter einer späteren Ausatmung wieder gelöst werden. So wird die Bewegung des Zwerchfells zwischen Thorax und Bauchraum allmählich vertieft und beruhigt, zumal an der Stelle zugleich Versorgungsgebiete des Solarplexus berührt werden.
Wenn wir diesen Griff in aufrechter Sitzhaltung aus einem weichen Vor- und Rückwärtsschwingen unseres Beckens heraus gestalten, strengt er kaum an, da in der Vorwärtsbewegung das Gewicht des Rumpfes auf die Arme und Hände übertragen wird, die ohne Mühe die beiden Füße mitbewegen.

5.2.4 Handflächen-Fußsohlen-Griff *(Abb. 16)*

Wir wählen eine Sitzhaltung in entsprechender Entfernung, aus der heraus der ganze Rumpf wie ein Scharnier aus der Leistenbeuge vorwärts bewegt wird (kein Rundrücken!). Je nach Proportion des Rumpfes zu unseren Gliedmaßen können dabei die Ellenbogen in der Nähe der Knie aufgestützt oder frei zwischen den gut auseinandergestellten Knien und Beinen gehalten werden.
Beide Handflächen werden **ohne Druck** gegen die beiden Fußsohlen des Patienten gelegt. Sind die Fußsohlen sehr viel größer als unsere Hände, wird geprüft, wo sie am kältesten oder berührungsbedürftigsten sind. Dort bleiben

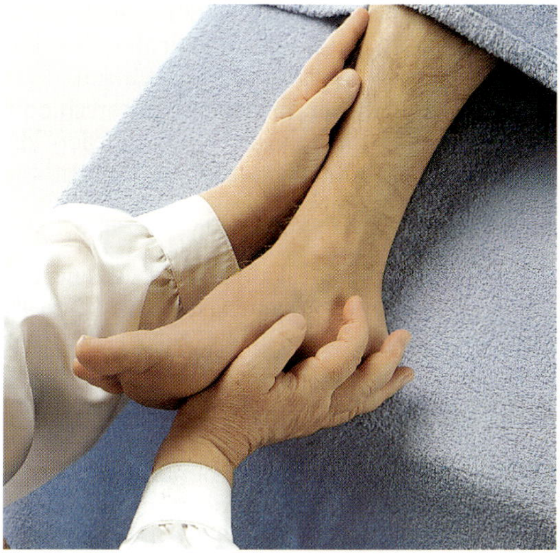

Abb. **17** Yin-Yang-Streichung (Beginn)

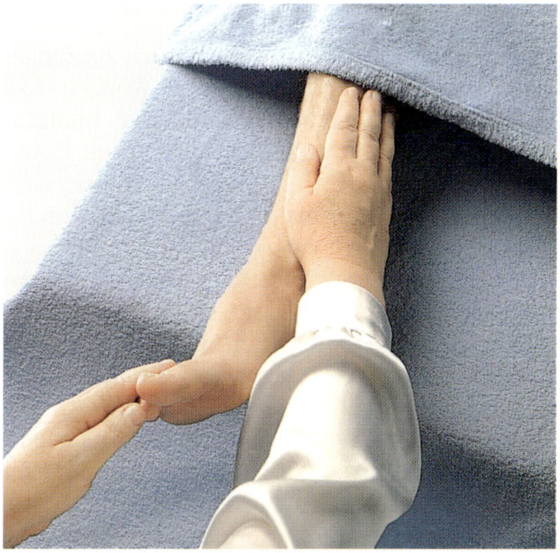

Abb. **18** Yin-Yang-Streichung (Ende)

wir in ruhiger Stellung, bis sich der Patient von der Irritation erholt hat.
Da Fußsohlen und Handflächen eine sehr persönliche Ausstrahlung haben, sollten wir auch mit den eigenen Kräften sorgsam umgehen, d.h. während dieses Griffes in unserem Atemrhythmus bleiben, ihn in der Zeitdauer klar begrenzen oder einen anderen wählen, falls wir selbst im Augenblick nicht besonders belastungsfähig sind.
Als schonendere **Variante** empfiehlt es sich, anstelle der Handinnenflächen die Handrücken an die Fußsohlen zu legen. Dazu gehen wir in die übliche Arbeitsnähe an die Füße zurück.

5.2.5 Yin-Yang-Griff *(Abb. 17 und 18)*

Die Bezeichnung für den fünften Ausgleichgriff kommt aus der Akupunktur. In der östlich-taoistischen Lebensbetrachtung wird das Universum als das Zusammenwirken von zwei einander bedingenden und ergänzenden Polaritäten verstanden, von Yin (erdhaft, weiblich, empfangend) und Yang (kosmisch, männlich, zeugend).
In den sog. Meridianen, nach *Heine* „unsichtbare, symmetrisch angeordnete Verbindungslinien von Punkten mit ähnlicher therapeutischer Wirkung", durchströmen die beiden Formen verschieden gepolter Energie als Yang- und Yin-Kraft den Organismus.
Dieser Ausgleichsgriff wird in der Fließrichtung der Meridianenergie durchgeführt. Er beginnt bzw. endet etwa zwei Handbreiten oberhalb der Knöchel. Mit der einen Hand wird sanft und flächig an der Außenseite des Unterschenkels, entlang des Tibiarandes, über den Fußrücken bis über die vier Zehen und darüber hinaus gestrichen (Yang-Meridiane). Zeitgleich streicht die andere Hand von proximal des Quergewölbes über die Fußsohle an der Innenseite von Fuß und Unterschenkel entlang (Yin-Meridiane).
Für jede Streichung kehren beide Hände erneut zu den Ausgangspunkten zurück.
Diese ruhige, flächige Streichung wird mehrere Male nacheinander am einen und anderen Fuß und Unterschenkel durchgeführt. Sie hat sich besonders bewährt bei stark kitzeligen und vegatativ instabilen Patienten.
Falls Patientenfüße und/oder Therapeutenhände feucht sind, wird die Streichung zur Schonung beider an zugedeckten Füßen ausgeführt.

Variante

Die Yin-Yang-Streichung kann auch zeitgleich an **beiden Füßen** vorgenommen werden. Damit unsere Handgelenke bei der bilateral durchgeführten Streichung einen guten Bewegungsradius bekommen, stellen wir eine weit größere Entfernung als üblich zwischen den Patientenfüßen und uns her.
Mit gut vorwärtsgeneigtem Körper beginnen wir die Streichungen gleichzeitig an den Außenseiten der beiden Unterschenkel (Yang-Bereich bis an die Tibiagrenze) und gehen flächig bis jeweils über die vier Zehen.
Ohne den Hautkontakt an den Zehenkuppen zu verlieren, führen wir die Streichungen nach plantar weiter, indem die Handgelenke deutlich nach innen rotiert werden. Hier ist besonders darauf zu achten, daß wirklich der plantare - und nicht nur der mediale - Anteil der Füße erfaßt wird. Beide Hände streichen flächig im Yin-Bereich an den Innenseiten des Fersenbeines bis etwa zwei Handbreiten oberhalb der inneren Knöchel.
Um die Entfernung zwischen Innen-(Yin-) und Außen-(Yang-)Seiten der Unterschenkel zu überbrücken, lösen sich die gesamthaft anliegenden Handflächen am Ende der Yin-Streichung von den Unterschenkeln bis auf die Fingerspitzen, die mit leichter Berührung die Verbindung von medial nach lateral zur Yang-Seite herstellen. Erst auf der Außenseite legen sich die Handflächen für die neuerliche Yang-Streichung wieder satt und sanft an das Gewebe an.

◼ Praktische Hinweise

○ Bei der Wahl eines Ausgleichsgriffes sollte uns nicht die persönliche Vorliebe für den einen oder anderen Griff leiten, sondern das individuelle Bedürfnis des Patienten. Die Sensibilität für diese Entscheidung läßt sich durch Üben und innere Aufmerksamkeit erlangen. Sie ist eng mit unserem „Fingerspitzengefühl", d.h. mit unseren intuitiven Fähigkeiten verbunden.

○ Meist genügt **einer** der fünf beschriebenen Griffe in mehrmaliger Wiederholung, um die augenblickliche Irritation des Patienten aufzufangen. Wir können uns zusätzlich auch für einen zweiten entscheiden, den wir abwechselnd mit dem zuerst gewählten durchführen.
Vorsicht vor planloser Anwendung unterschiedlicher Ausgleichsgriffe, denn wir würden dadurch lediglich Unruhe und Unsicherheit vermitteln.

○ Damit der Patient während der Ausgleichsgriffe „ganz bei der Sache" ist, kann seine innere Wachheit auf die Füße gelenkt werden, etwa mit der Bemerkung: „Bitte spüren Sie die Wärme meiner Hände."

○ Bei berührungsscheuen, bei besonders aufgeregten Patienten oder bei solchen, die bereits zu Beginn der Behandlung feuchte oder nasse Füße aufweisen, sollten wir die Ausgleichsgriffe vorsorglich durch eine Decke hindurch oder an den bekleideten Füßen durchführen (wenn möglich, keine Kunststoff-Faser). Solche Patienten sind besonders dankbar, wenn wir ihnen nicht zu früh durch direkten Hautkontakt „zu nahe treten".

○ Wenn es uns selbst nicht gut geht, sollten wir die fließenden, bewegten Griffe (Fersen-Dehnung, Zwerchfell- und Yin-Yang-Griff) den ruhenden (Handflächen-Fußsohlen-Griff und „Energiekäppchen") vorzuziehen. Wir werden oft erleben, daß wir uns nach einem gut gewählten Ausgleichsgriff selber wieder wohler fühlen, denn durch einen passenden Griff werden meist Patient und Therapeut aufgebaut und gestärkt.

○ Den natürlichsten und selbstverständlichsten Ausgleichsgriff, den es zur Harmonisierung des Befindens gibt, brauchen wir nicht zu lernen, denn unsere Hände haben ihn schon in vielen Lebenslagen angewendet:
Wir nehmen einfach die unruhigen Füße oder auch einzelne schmerzhafte Stellen zwischen unsere warmen Hände und geben dem Patienten das Gefühl, daß wir bei ihm sind, ohne ihn zu bedrängen.

○ Sobald ein Patient auf eine zu intensive Behandlung mit Überforderung reagiert, achten wir darauf, daß wir uns bewußt an seine innere Regenerationskraft und nicht an seine Irritation wenden. Wenn wir die momentane Belastung des Patienten mit unserer eigenen beantworten, verdoppeln wir die Irritation und erreichen eher das Gegenteil von dem, was beabsichtigt ist. Diesem Anspruch können wir am besten gerecht werden, indem wir uns solche Erfahrungen in aufmerksamer Beobachtung aneignen und uns zugestehen, daß es nicht schon beim ersten Übungsversuch gelingen muß.

Wir wachsen ganz von selbst in eine Souveränität des Arbeitens hinein, wenn wir uns der eigenen Unsicherheit immer wieder geduldig und ohne persönliche Abwertung stellen, denn so läßt sie sich am ehesten überwinden.

5.3 Zusammenfassung

Obwohl die Ausgleichsgriffe körperlich kaum anstrengend sind, können sie uns, wenn wir nicht genügend auf uns achten, durchaus belasten, denn gerade beim feineren Arbeiten spielt eine Fülle unwägbarer und unmeßbarer Vorgänge mit, die sich direkt auf unsere Lebenskraft beziehen. Je mehr wir uns dessen bewußt sind, desto besser lernen wir mit unseren Kräften umgehen und ein gesundes Verhältnis zwischen Geben und Nehmen herzustellen.
Übrigens: Die Ausgleichsgriffe sind längst nicht so kompliziert, wie sie in der Beschreibung erscheinen.
Wir können schlicht der ureigenen Intelligenz unserer Hände vertrauen, die **von sich aus** wissen, wie man etwas „in die Hand nimmt“.

6 Indikationen – Kontraindikationen

6.1 Bewährte Indikationen für den Anfang

Wenn wir mit neu erworbenen Kenntnissen in den Arbeitsalltag zurückkommen, stellen sich meist erst die Fragen ein. Deswegen lohnt es sich, **vorher** zu überlegen, wie der Einstieg in die neue Behandlungsmethode praktisch aussehen könnte.
Patienten bzw. Patientinnen aus folgenden Indikationsgruppen haben sich hierfür gut bewährt:

- Statisch-muskuläre Belastungen und Fehlformen (Haltungsschäden, Zervikal- oder Lumbalsyndrom, muskuläre Verspannungen, Bewegungseinschränkungen der Gelenke;

- Verdauungsbeschwerden (Oberbauchsyndrom, Meteorismus, Hepatopathien, Obstipation, Hämorrhoiden);

- Dysmenorrhö und andere funktionelle Zyklusstörungen;

- Chronischer oder akuter Schnupfen oder Sinusitis;

- Lymphatische Belastungen, vor allem auch bei Kindern;

- Kopfschmerzen verschiedener Art und Genese.

Wir sollten zu Beginn nicht die schwerstkranken Patienten wählen, sondern uns etwas Zeit geben, durch eigene Erfahrungen Vertrauen zu uns selbst und zu der Methode zu gewinnen. Wenn wir unsere fachlichen und persönlichen Möglichkeiten und Grenzen richtig abwägen lernen, werden wir sicherer arbeiten und ggfs. ohne Zögern um Rat fragen oder den Patienten zum Arzt zurücküberweisen.

6.2 Kontraindikationen

Auch bei der RZF gibt es Kontraindikationen, die folgende Krankheiten betreffen:

- Akute **Entzündungen** im **Venen- und Lymphsystem** (Gefahr einer Thrombuslösung bzw. einer Ausbreitung des Entzündungsherdes über die Lymphbahnen).
Sofern früher bereits Phlebitiden (Venenentzündungen) auftraten, ist der jetzige Zustand des Venensystems vor der Anwendung der RZF ärztlicherseits abzuklären.
Aus dem sog. Payr-Zeichen ergibt sich ein Hinweis darauf, ob evtl. eine symptomatisch unklare Venenthrombose der tiefliegenden Beinvenen vorhanden ist: Bei Druck auf die Mitte der Plantar-Aponeurose und -Muskulatur (etwa in der Nähe der Nieren- und Dünndarmzonen) tritt dort ein deutlicher Schmerz auf.

- **Infektiöse oder hochfieberhafte Erkrankungen.**
Diese Patienten gehören zunächst in ärztliche Behandlung. In der Klinik kann unter fachgerechter Betreuung die RZF jedoch als unterstützende Maßnahme eingesetzt werden.

- Krankheiten, bei denen die **Operation** ein optimaleres Ergebnis erwarten läßt, z.B.
  - bei Patienten, deren **chronisch entzündete Tonsillen** mit konservativen Methoden wie Neuraltherapie, manueller Lymphdrainage, RZF nicht mehr regenerierbar sind,
  - bei Patienten mit **Gallensteinen**, bei denen trotz verschiedener Behandlungsmethoden immer wieder Koliken auftreten,
  - bei Frauen mit großen **Myomen**, die andere Organe in ihren Funktionen beeinträchtigen oder durch die unerwartet starke Blutungen ausgelöst werden können.

Die genannten Patienten können und sollten jedoch postoperativ mit RZF weiterbehandelt werden.

● **M. Sudeck am Fuß.**
Der Sudeck-Patient kann zwar mit RZF behandelt werden, jedoch nicht am betroffenen Fuß, da eine direkte Behandlung dort rasch in eine zunehmende Gewebebelastung führen könnte. Die Sudeck-Dystrophie kann zusätzlich im Sinne der kollateralen bzw. kontralateralen Therapie *(vgl. S. 172 f)* an der zugeordneten Hand oder am anderen Fuß therapiert werden.

● **Gangrän am Fuß**, z.B. bei Diabetikern oder als Spätfolge schwerer Erfrierungen oder massiver Durchblutungsstörungen anderer Art.
Hier gilt die Kontraindikation vor allem für Anfänger, die ihre Erfahrungen zuerst bei Patienten mit einfacheren Krankheitsbildern stabilisieren sollten.

● **Psychosen**, z.B. manisch-depressive Psychose, Schizophrenie.
Da hierbei Befindensstörungen sehr abrupt und in Schüben auftreten können, ist ohne gezielte fachärztliche Betreuung von der RZF abzuraten, zumal vielfach hohe Dosen Psychopharmaka verabreicht werden, die die natürlichen Reaktionsabläufe verschleiern können. Für den Anfänger gilt dies auch bei Patienten im beschwerdefreien Stadium.

Praktischer Hinweis

Therapeuten, die in psychiatrischen Fachkliniken arbeiten, können in Übereinkunft mit dem Arzt RZF als Zusatztherapie anbieten. Dies nicht primär im Hinblick auf die psychische Erkrankung, sondern auf Begleiterscheinungen und andere Belastungen ausgerichtet, z.B. Verdauungsprobleme, Kreislaufbeschwerden, Wirbelsäulenschäden und andere funktionelle Störungen.
Patienten in der Psychiatrie schätzen die Berührung an den Füßen im allgemeinen sehr, da sie deren ausgleichende Wirkung erleben. Therapeuten aus solchen Fachkliniken berichten, daß die Fußbehandlung das „Tor zum Gespräch" darstellen kann, vor allem bei Patienten, die andere therapeutische Ansätze ablehnen.

● **Aneurismen** (Ausweitungen in arteriellen Blutgefäßen, z.B. in der Aorta).
Sie können in der heutigen Zeit durch Computertomographie, Ultraschall und Röntgenaufnahmen leichter diagnostiziert werden. Um der eventuell drohenden Gefahr einer Gefäßruptur auszuweichen, erwähne ich sie ebenfalls als Kontraindikation.

● Frauen mit **Risikoschwangerschaften**.
Da der Begriff der Risikoschwangerschaft sehr verschieden ausgelegt wird, ist eine RZ-Behandlung, selbst wenn sie verordnet wurde, auch mit der betreffenden Frau zu besprechen, um zu erfahren, ob sie einer Therapie während ihrer Schwangerschaft grundsätzlich große Bedenken entgegenbringt. Sie sollte frei entscheiden können, ob sie die Behandlung wünscht oder – objektiv gesehen, meist unbegründet – Angst vor eventuellen Folgen hat.

● Patienten mit ausgedehntem **Ekzem** oder generalisierter **Mykose am Fuß**.
Hier spielen hygienisch-ästhetische Aspekte von seiten der Patienten und/oder Therapeuten eine große Rolle. In den von Fußpilz befallenen Stellen, vor allem in den Zwischenräumen der Zehen, wird grundsätzlich nicht manuell gearbeitet, denn dort neigt die Haut vermehrt zu Einrissen und Gewebeverletzungen, abgesehen von der Infektionsgefahr. Der Versuch, über dünne Baumwollsocken zu arbeiten, hat sich jedoch bei solchen Patienten immer wieder bewährt.

Praktischer Hinweis

Nach meiner Erfahrung ist die Überängstlichkeit vor Fußpilzbefall meist unbegründet. Die beste Feiung vor einer Infektion besteht darin, daß wir unseren Beruf mit Freude ausüben, daß unsere Hände warm sind und wir sie gern, ihrem Sinn entsprechend, zum Behandeln und Berühren einsetzen.
Eine 25%ige Propolis-Lösung, ein- bis zweimal täglich über längere Zeit auf die betroffene Stelle zwischen den Zehen oder auf Nägel mit Mykosebefall aufgetragen, stellt, neben anderen Mitteln wie Eichenrinde- oder Solefußbädern, eine bewährte Hilfe dar.

● **Rheumatische Erkrankungen,** die die Füße direkt betreffen, und Folgen von schweren **Unfällen**, bei denen an den Füßen starke Schmerzen vorhanden sind.

Eine reizunspezifische, feine Berührung und sanftes Streichen der Füße wird jedoch auch von Rheumatikern mit starken Schmerzen als ausgleichend und wohltuend empfunden.

● Wenn sich **Fremdkörper** in der Nähe von lebenswichtigen Organen und Systemen befinden (z.B. Splitter von Kriegsverletzungen oder Unfällen im oberen Nacken), ist die Anwendung der RZF ebenfalls kontraindiziert.

Eine ganz spezielle Kontraindikation besteht dann, wenn die Therapeutin bzw. der Therapeut persönlich große innere Bedenken und Angst vor dem Krankheitsbild eines Patienten hat oder sich die Behandlung nicht zutraut. Falsch verstandener Ehrgeiz oder überbetonter Helferdrang könnten dann allen Beteiligten mehr schaden als nützen.

7 Vorbereitung zur Behandlung

7.1 Das Verhältnis zwischen Behandelten und Therapierenden

Wir haben mit allen Methoden, die den Menschen direkt berühren, gute Chancen, aus passiven Konsumenten echte **Partner** und interessierte Mitarbeiter zu machen.
Wenn wir bei der Behandlung Ruhe und Konzentration zeigen, wird damit meist auch einem zu starken Redefluß mancher Patientinnen und Patienten Einhalt geboten. Ab und zu ist es jedoch wichtiger, dem Bedürfnis nach persönlicher Aussprache entgegenzukommen, als bestimmte Punkte am Fuß zu behandeln.

> Zu viel theoretische Information lenkt vom Fühlen und Erleben der Behandlung ab und verhindert, daß unsere Patienten zum Wichtigsten gelangen: zur Beobachtung, Wahrnehmung und Schilderung ihrer Erfahrungen und Veränderungen.

7.2 Instruktion der Patienten

Methode. Eine klare Information zum Verständnis der RZF **vor** der ersten Behandlung hilft beiden Seiten und bietet einen soliden Einstieg in die Therapie. Seit Jahren verwende ich dafür das kleine Kärtchen, auf dem der „sitzende Mensch in der Form des Fußes" abgebildet ist *(vgl. Abb. 1, S. 21)*. Ich beobachte, daß dieser einfache und bildhafte Vergleich für Patienten aller Altersstufen und Bildungsgrade den Zugang zu dieser Methode am leichtesten eröffnet, denn er spricht den Menschen ohne intellektuellen Umweg in seiner Vorstellungskraft an.
Versuche, die Wirkungsweise der RZF mit vielen Worten erklären zu wollen, werden nicht weit führen, denn das Vertrauen in die Qualität von Therapie und Therapeuten wächst am besten durch eine persönliche Behandlungserfahrung.

Bedeutung des Schmerzes. Die Patienten sollten zu Beginn einer Serie von Behandlungen über Sinn und Aufgabe des Schmerzes informiert werden. Nach *Voll* zeigt er als „Schrei des Gewebes nach flutender Energie" eindrucksvoll und oft überraschend deutlich, daß für den Betreffenden eine Behandlung notwendig und an der Zeit ist. Der bei der RZF ausgelöste lokale Schmerz sollte daher als wichtiger „Wegweiser" für die Therapie akzeptiert werden.

> Ein schmerzhafter Punkt am Fuß sagt allerdings zunächst weder diagnostisch noch therapeutisch etwas Verbindliches über Ursache, Art und Dauer der vorliegenden Belastung oder Erkrankung aus.

Wenn die Patienten erleben, daß sie dem ausgelösten Schmerz nicht wehrlos ausgeliefert sind, sondern die persönliche Schmerzgrenze mitbestimmen können, werden sie ihn in seiner **Warnfunktion** bei Störungen besser annehmen können *(vgl. S. 51 ff)*.

Nachruhe. Die Patienten werden **vor** dem ersten Behandlungstermin auf die Bedeutung und Notwendigkeit der Nachruhe hingewiesen, damit sie nicht unnötigerweise unter Zeitdruck stehen. Dies ist wichtig, denn nur so kann der gesetzte Reiz ungestört ausklingen und somit die erste Phase der Regeneration einleiten.

7.3 Erstellen einer kurzen Anamnese

Genaue Informationen von seiten des Patienten können den Sicht- und Tastbefund abrunden, stehen jedoch für die therapeutischen Hilfsberufe nicht im Mittelpunkt, da Therapeuten auf ärztliche Verordnung arbeiten und folgende Fragen häufig bereits bei der vorausgegangenen ärztlichen Anamnese beantwortet wurden:

○ Welche Belastungen, chronisch oder akut, stehen zu Beginn der Behandlungsserie im Vordergrund?

○ Seit wann bestehen die Beschwerden; wodurch wurden sie ausgelöst (z.B. Unfall, Infektion, Streß, etc.)?

○ Zu welcher Tageszeit und durch welche Situationen werden sie verstärkt?

○ Welche Behandlungen wurden für diese Beschwerden früher schon durchgeführt?

○ Finden andere Therapien gleichzeitig statt, und welche?

○ Sind oder waren starke Venenbelastungen vorhanden?

○ Hat der Patient Narben (auch kleine), wo und seit wann?

○ In welchem Zustand befinden sich die Zähne (Wurzelbehandlungen, mehrere Metalle im Mund, Hinweise auf Möglichkeit einer Silberamalgam-Allergie)?

○ Werden Arzneimittel eingenommen, die das Behandlungsresultat verändern können, z.B. starke Beruhigungs- oder Schmerzmittel, Psychopharmaka, Beta-Blocker, Marcumar etc., oder die Anlaß zu besonders sorgfältiger Behandlung der Symptomzone Anlaß geben, z.B. Insulin oder andere Hormonpräparate, auch die Anti-Babypille? *(vgl. S. 163).*

○ Eß- und Trinkgewohnheiten, Drogen-, Nikotin- oder Alkoholabusus?

7.4 Lagerung des Patienten

7.4.1 Allgemeines

Das gute Gelingen der Behandlung wird durch eine situationsgerechte Lagerung des Patienten erleichtert. Hierzu gehören, soweit verfügbar

● ein gut belüftbarer, warmer, heller und ruhiger Raum,

● eine ausreichend breite, gut gepolsterte Liege oder Massagebank in passender Höhe,

● genügend Platz für Patient/in sowie Therapeut/in,

● Nacken- und Kniestützen, wo sie zweckmäßig erscheinen,

● eine leichte Decke, möglichst aus Naturfasern, zum Zudecken des Patienten, weil bei jeder Behandlung ein Wärmeverlust entstehen kann, auch bei warmer Außentemperatur. Weiterhin entsteht durch das Zugedecktwerden das Gefühl des persönlich geschützten Raumes. Schließlich scheuen sich vor allem ältere Patientinnen zugedeckt weniger, ihre Füße und Beine in eine entspannte Außenrotation zu bringen.

Viele Patienten werden erleben, daß sie sich wohler fühlen, wenn sie wenigstens vorübergehend Uhren und Schmuck ablegen. Wir raten zu dieser Erfahrung während der Behandlung – auch als Anregung, sich gelegentlich zu Hause, vor allem nachts, davon zu trennen und die Wirkungen aufmerksam zu beobachten.

Der bequem gelagerte Patient bzw. die Patientin löst Gürtel, Kragen, Büstenhalter, Mieder, Rock- oder Hosenbund, um der Atembewegung genügend Raum zu geben.

Für Anfänger ist es zur Beobachtung von Reaktionen hilfreich, wenn Kopf und Nacken des Patienten so gelagert werden, daß immer wieder ein direkter Blickkontakt möglich ist. Auch die Patienten schätzen es, wenn ein kleines Kissen den Kopf stützt und den Nacken entlastet.

7.4.2 Variationen

Beim **Hausbesuch** bettlägeriger Patienten wird der Standort des Bettes die Lagerung der Patienten und auch die Arbeitshaltung der Therapeuten mitbestimmen. Mit etwas Phantasie und der Hilfe von Kissen, Polstern und Schemeln kann auch ohne die gewohnten Arbeitsbedingungen eine wirkungsvolle Behandlung vonstatten gehen, vielleicht ausnahmsweise auch einmal im Stehen.
Es ist selbstverständlich, daß Patienten mit starken Schmerzen mitentscheiden, wie und wo

sie am besten liegen können. Genauso brauchen schwangere Frauen, Herzkranke, Rheumatiker oder Patienten mit Atembeschwerden die Lagerung, die ihrem Zustand entspricht.

7.5 Ordnung der Therapeuten

Da wir durch die Hände unmittelbar mit dem Patienten in Verbindung stehen, ist es für das **eigene** Wohlbefinden von Bedeutung, wie wir mit unseren Kräften umgehen.

> Nicht jeder Patient braucht immer „unser Bestes", sondern jeweils das ihm Gemäße. Mit dieser Erkenntnis können wir unsere oft unterschiedliche Tagesration an Vitalität besser einteilen.

Selbst wenn wir scheinbar nur mit der Hand arbeiten, ist bei jedem Griff, bewußt oder unbewußt, der Mensch als Ganzes - und dies nicht allein auf der körperlichen Ebene - beteiligt. Diesem Prinzip kommt die kleine Mühe der Ordnung vor Beginn einer jeden Behandlung entgegen; sie wird sich für den Therapeuten lohnen.

7.5.1 Aufbau der Sitzhaltung

Wer gut sitzt, hat es leichter mit der Arbeit. Es gibt verschiedene Gesichtspunkte für den Aufbau einer funktionsgerechten Haltung. Hat sich beim Therapeuten eine Methode bereits bewährt, besteht vermutlich kein Grund zur Änderung.
Unser Vorschlag sei im folgenden dargestellt:
Die Stellung der Füße, der Beine und des Beckens sind im Sinne des Wortes von „grundlegender" Bedeutung, denn diese vermitteln die vertrauensbildende Erfahrung, daß der Boden, auf dem wir stehen, und der Hocker, auf dem wir sitzen, uns wirklich tragen. Zwischen Ober- und Unterschenkel sowie den Füßen sollten jeweils rechte Winkel bestehen. Um den natürlichen **Schwerpunkt im Becken** mit der Zeit deutlicher erleben zu können, raten wir, die Beine je nach Länge etwa 30 bis 50 cm weit auseinander zu stellen, so daß die Füße ohne Fehlhaltungen von Knochen und Muskulatur satt mit dem Boden in Verbindung sind (*Lao Tse* : „Schwerkraft ist die Wurzel der Anmut").
Die Therapeutinnen und Therapeuten sitzen so auf dem Hocker, daß sich die Wirbelsäule **selbsttragend** aus dem Becken heraus aufrichten kann:

○ Fein vor- und zurückschwingend das Becken so einpendeln, daß es in der Ausgangsstellung etwas **vor** den Sitzbeinhöckern steht.

○ Sich der gesammelten Kraft in Becken und unterem Kreuz bewußt werden.

○ Die natürliche Lordose der LWS deutlich erleben, sie jedoch nicht fixieren. (Das Wort „Hohlkreuz" ist leider häufig negativ belegt; es kennzeichnet lediglich die physiologische Schwingung der Wirbelsäule an dieser Stelle.)

○ Darauf achten, daß der Raum zwischen den Schulterblättern frei von Verspannungen ist bzw. bleibt. Das läßt sich dadurch erreichen, daß die Brustbeinspitze in innerlichem und bewußtem Mitvollzug weich und behutsam nach diagonal vorn oben bewegt wird. So normalisiert sich die Haltung in der mittleren Brustwirbelsäule, die bei vielen im therapeutischen Beruf starker Fehlbelastung ausgesetzt ist. Die Arme und Hände werden dadurch ganz natürlich an die fließende Kraft der Wirbelsäule angeschlossen.

○ Nacken mit Halswirbelsäule und Kopf lassen sich gut auf die Wirbelsäule aufbauen, wenn das Kinn sanft in Richtung Brustbein zeigt und die Kiefergelenke locker bleiben.

Leicht abgeschrägte flache **Sitzkeile** können zeitweilig eine sinnvolle Hilfe zum Einüben des funktionsgerechten Sitzens darstellen, bis der physiologische Aufbau der Haltung wieder gefunden wurde *(5)*.

7.5.2 Beachtung der eigenen Atmung

Immer wieder übernehmen wir unbewußt die Art der Atmung unseres Patienten. Das nützt diesem wenig, und uns kann es schwächen. Wenn wir uns aufmerksam selbst beobachten, können wir unseren persönlichen Atemrhythmus leichter erkennen und pflegen.
Die beste Voraussetzung für eine frei fließende Atmung bietet die gut aufgebaute und in sich flexible Haltung, da sie dem Atem seinen eigenen Entfaltungsraum läßt.
Dies wird besonders dann aktuell, wenn Patienten auf die Behandlung zu stark reagieren. Fast ausnahmlos verbinden wir uns als Anfänger, ohne es zu merken, mit der Irritation des anderen. Unser eigenes Stocken und Festhalten der Atmung ist ein nicht zu übersehender und zugleich sachlich überzeugender Hinweis, wie rasch wir selbst störbar sind. Diese Erkenntnis bietet einen guten Ansatz zum Zurückfinden in den persönlichen Atemrhythmus.
Grundsätzlich sollten wir Respekt vor der eigenen und vor der Atmung des anderen haben, denn sie ist immer, auch im Falle der Fehlform, spontaner und ehrlicher Ausdruck der jetzigen Lebenssituation.
Wer sich näher mit dem Atem befassen möchte, kommt unter Anleitung gut geschulter Atemtherapeutinnen und -therapeuten am besten zu eigenen praktischen Erfahrungen.

7.5.3 Der gesunde Abstand zum Patienten

Die individuelle Länge seiner Unterarme bietet dem Therapeuten das richtige Maß für den räumlichen Abstand zu den Patientenfüßen. Dieser Freiraum schafft einen guten körperlichen Bewegungsradius, der den ökonomischen Einsatz der Arbeitskraft unterstützt.
Eine gesunde äußere und innere Distanz zueinander verhilft zu einem Überblick der Reflexzonen und schützt zugleich vor persönlichen Grenzüberschreitungen. Patientenfüße gehören deshalb weder auf die Oberschenkel der Therapeuten, noch sollten sie zu nahe an die Brust oder vor das Gesicht genommen werden.
Da Menschen unserer Kulturkreise leider nur noch selten barfuß gehen bzw. manche aus ästhetischen oder sonstigen Gründen zu ihren Füßen eine gestörte Beziehung haben, können die Füße ein besonders sensibles Barometer dafür sein, ob der andere einem „zu nahe tritt“.

8 Der Schmerz: Sein Sinn und seine Bedeutung

8.1 Die verschiedenen Schmerzempfindungen während der RZF

Jeder Mensch weist am Fuß Reflexzonen auf. Sie sind in der Regel nur in ihrer pathologischen Veränderung als schmerzhafte Punkte erkennbar. Um die belasteten Zonen aufzufinden, erstellen wir bei der ersten Behandlung einen ausführlichen Tatbefund.
Beim gleichmäßigen Durchtasten des Gewebes nehmen die Patienten verschiedene **Schmerzqualitäten** wahr:

- Die überraschendste Empfindung ist die des punktuellen, stechenden Schmerzes, meist auf eine stecknadelkopfgroße Fläche beschränkt und manchmal so intensiv, daß sich die Patienten vergewissern möchten, ob nicht mit einem spitzen Gegenstand oder dem Fingernagel gearbeitet wird. Diese Art der Schmerzempfindung tritt besonders da auf, wo deutliche Periostnähe besteht, z.B. an bestimmten Stellen der Zehen und der Knöchel.

- Gut konturiert und klar, oft bis in Tiefenschichten des Fußgewebes reichend, fühlt sich der Schmerz an den Stellen an, wo mehr Muskulatur vorhanden ist, z.B. an der plantaren Fläche.

- Ausgesprochen schneidend kann die Empfindung in den Schwimmhäuten der Zehen oder an den lateralen Kanten der fünften Mittelfußknochen wahrgenommen werden, allerdings mit ausgelöst durch den dort üblichen dehnenden Griff im Gewebe.

- Im sehnigen Gewebe, z.B. in der Nähe der Achillessehne und um die äußeren Knöchel, wo der Fuß häufig venöse und lymphatische Stauungen aufweist, wird meist nicht viel Schmerz vertragen. Er wird dort oft als dumpf und ohne deutliche Kontur wahrgenommen. Dies kann auch auf den dorsalen Mittelfuß zutreffen.

- Nach unseren Erfahrungen weisen akute Prozesse im Patienten meist deutlich begrenzte, klare Schmerzempfindungen auf, während die Zonen bei chronisch Kranken eher „verschwommen“ sind und diffus ineinander übergehen. Da chronisch Kranke innerhalb des Verlaufes ihrer Krankheit häufig akute Phasen aufweisen, sind die Übergänge im persönlichen Erleben der Schmerzqualität fließend.

Die Schmerzqualität läßt sich nicht leicht beschreiben. Deswegen klingen die Aussagen der Patienten über den empfundenen Schmerz manchmal unlogisch, aber meist sehr treffend: „Das tut wohl-weh!“, „Jetzt sticht es richtig giftig!“, „Bleiben Sie an der Stelle noch etwas, denn ich fühle wie der harte Schmerz weicher wird!“, „Der Punkt ist schrill und spitz!“, „Hier fühlt es sich weh-gut an.“ u.a.m.
Da diese Art der Äußerungen ganz unvermittelt als Antwort auf den gesetzten Reiz kommen, sollten wir sie als **Dosierungshilfen** einbeziehen. Wenn wir diese sehr persönlich und bildhaft geschilderten Empfindungen unbeachtet lassen, fühlen sich die Patienten eher vom Schmerz überrumpelt und nicht ernstgenommen und haben nur die Möglichkeit, sich dagegen zu wehren.

8.2 Der Schmerz aus der Sicht des Patienten

Meist kommen die Patienten erst dann zur Behandlung, wenn sie Schmerzen verspüren. Sie begleiten die verbale Schilderung ihrer Beschwerden mit persönlicher Mimik und mit Gesten, die wir aufmerksam beobachten lernen sollten, denn diese geben oft unumwundener und eindeutiger über die Beziehung zur Krankheit und zum Schmerz Auskunft als die Wortwahl.
Die Beschreibung des Schmerzes bezieht sich nur auf das **Symptom**, das am meisten stört; der Hintergrund, das belastete Terrain, auf dem die Symptomatik entsteht, kann von den Patienten nicht erfaßt werden, da sie davon wenig bemerken.
Oft werden durch stark hervortretende Beschwerden an einem bestimmten Organ weniger deutlich ausgeprägte Schmerzen an anderen Stellen übertönt. Sie treten erst dann zu-

tage, wenn die auffälligste Schmerzebene durch wiederholte Behandlungen abgetragen ist. Ab und zu meint der Kranke dann, die Therapie mache ihn „kränker, als er vorher war", weil er erst in der Reihenfolge der nachlassenden Schmerzen jeweils den nächstfolgenden, bisher weniger wahrgenommenen, spüren kann.

Für die Patienten ist das Auftreten des Schmerzes identisch mit dem Beginn der Krankheit. Das entspricht jedoch nicht der Realität, denn jedem Krankheitsprozeß bzw. Leiden geht eine Vorbereitungszeit oder „stille Phase" voran, die Tage, Wochen, Monate oder gar Jahre dauern kann.

Erst wenn es dem inneren Steuerungsprinzip nicht mehr gelingt, die Körperfunktionen selber aufrecht zu erhalten oder wieder herzustellen, beginnt der akute und symptomatisch faßbare Teil der Krankheit.

Bei **Unfällen** ist Krankheitsbeginn und Auftreten der Beschwerden scheinbar zeitgleich, aber auch sie weisen individuelle Hintergründe und innere Zusammenhänge auf, die, wenn möglich, aufmerksam und ohne einseitige und fixierende Deutung bzw. Überbewertung betrachtet werden sollten.

Anfängern wird es manchmal schwerfallen, der persönlichen Aussage des Patienten über seine Krankheit und sein Symptom nicht mehr Wert beizumessen, als dem sachlich durchgeführten Erstbefund, der auch den Krankheitshintergrund einbezieht. Diese Anfangsunsicherheit beim Behandeln nimmt in dem Maß ab, in dem die therapeutische Eigenständigkeit wächst, denn:

> Krankheit, vor allem länger andauernde, ist keineswegs auf die schmerzhafte Stelle beschränkt, an der sich das Symptom zeigt, sondern betrifft immer den ganzen Menschen in allen Ebenen und Schichten.

8.3 Hintergründe zum Phänomen Schmerz

Der Schmerz, den der Patient bei der RZF verspürt, kennzeichnet den therapeutischen Ansatz der Behandlung, denn beim Gesunden sind die Zonen am Fuß so wenig schmerzhaft wie normal funktionierende Organe.

Unser Verhältnis zum Schmerz ist meist gestört und von belastenden Erlebnissen geprägt. Bei Kindern, die erste Grenzerfahrungen durch den Schmerz erleben (z.B. Finger an der heißen Herdplatte), ist uns noch bewußt, daß der Schmerz in diesen Bereichen eine lebenswichtige **Schutzfunktion** darstellt. Er setzt immer, auch beim Erwachsenen und seiner Krankheit, ein Zeichen und bietet Chancen zur Neuorientierung und Veränderung.

Das Wissen über die innere Bedeutung des Schmerzes als Warnsignal, das wir bei Kindern noch anerkennen, läßt sich in den seltensten Fällen ins Erwachsenenalter hinüberretten, sondern muß ganz neu und mühsam wieder erarbeitet werden.

Wir nähern uns dem Schmerz meistens in feindlicher und negativer Erwartungshaltung und vergessen durch diese einseitige Fixierung, nach seinem Sinn und seiner Bedeutung zu fragen.

● Praktischer Hinweis

Die persönliche Erfahrung, die der Patient während der RZF mit dem Schmerz macht, bietet ihm die Chance, sein Verhalten in kleinen Schritten zu ändern und neu zu gestalten.

Üblicherweise zuckt der Patient bei Berührung eines schmerzhaften Punktes zusammen, liegt verkrampft und mit stockendem Atem auf der Massagebank und hofft, daß der nächste Griff weniger schmerzhaft ist. Auch wenn sich dies nicht immer in der drastisch beschriebenen Form äußert, sind solche Verhaltensansätze meist vorhanden.

Wenn sich der Patient in dieser Weise verhält, nehmen wir seine Reaktion, ohne sie negativ abzuwerten, einfach wahr und gestehen ihm zu, daß er sich zunächst gegen diese überraschende und unbekannte Art von Schmerz wehrt. Wir schlagen ihm dann vor, sich einer neuen Erfahrung zu stellen, die ihn erleben läßt, daß sich der Schmerz weniger aggressiv anfühlt und z.T. sogar überwunden werden kann, wenn er bewußter damit umgeht:

Beim wiederholten Griff bitten wir ihn, mit seiner ganzen Wachheit und Aufmerksamkeit bei der belastenden Stelle am Fuß zu sein und sich den Schmerz „einmal näher anzuschauen", ohne von vornherein in Abwehrstellung zu gehen. Wir geben ihm genügend Zeit, das nachzuvollziehen.
Sobald er die kurze Irritation wirklich angenommen hat, wird er merken, daß er ihr nicht mehr hilflos ausgeliefert und daß der Schmerz meist nicht so bedrohlich ist, wie er vermutet hatte. Die innere Blockade, die die befürchtete Vorstellung auslöste, wurde durch das wirklichkeitsnahe Erlebnis aufgehoben.

Wir Therapeuten sind am glaubwürdigsten, wenn der andere spürt, daß wir seine Grenzen respektieren, daß wir ihn zwar fordern, aber **nicht überfordern**; und daß wir wissen, wovon wir reden, da wir uns diesen Lebensbereichen selbst auch ehrlich stellen.
Ich sehe in der veränderten Art des Umgangs mit dem Schmerz einen wesentlichen Sinn der RZF. So verwunderlich es klingen mag: Dieser Augenblick der Schmerzerfahrung, alltäglich in der Praxis, kann bei aller Schlichtheit einen ganz neuen Zugang auch zu anderen schmerzhaften und mühsamen Lebensvorgängen erschließen, denn er birgt die Chance der Veränderung und Umwandlung in sich. Zugleich können wir uns von einem der am weitesten verbreiteten Feindbilder - Schmerz - lösen und lernen, ihn als not-wendige Lebensqualität anders betrachten und wissender mit ihm umzugehen.

● Aus meiner Praxis

In den ersten Jahren meiner Praxis betreute ich eine sehr hinfällige ältere Patientin wegen starker linksseitiger Beschwerden im unteren Kreuz. Bei einem der Hausbesuche hatte sie sich gerade ein warmes Fußbad zubereiten lassen. Da ich nicht lange warten konnte und sie auch nicht drängen wollte, setzte ich mich zu ihr und behandelte die Fußzonen im Wasser. Die Punkte waren unter Wasser wesentlich weniger empfindlich als sonst, so daß ich die üblichen, sehr behutsam durchgeführten Griffe in ihrer Intensität etwas steigern konnte.
Diese Erfahrung bewog mich, bei Patienten mit sehr stark schmerzenden Zonen oder bei solchen, die generell nur wenig schmerzbelastbar waren, wann immer möglich, die „Unterwasserbehandlung" beizubehalten.
Ich möchte von Versuchen, gezielte Zonenbehandlungen mit dem Wasserstrahl während einer Unterwassermassage durchzuführen, abraten, denn es entsteht leicht eine unbeabsichtigte Überdosierung, da alle Zonen gleich stark erfaßt werden. Es ist jedoch sehr wohltuend und erfrischend, die Fußsohlen neutral mit breitem Wasserstrahl am Ende einer Unterwassermassage etwas betont zu massieren, im Sinne einer generellen Wirkung auf die Füße, wie sie im Kapitel „Fußhilfen" *(S. 179 f)* besprochen werden.

II Praxis

Reflexzonen der Füße

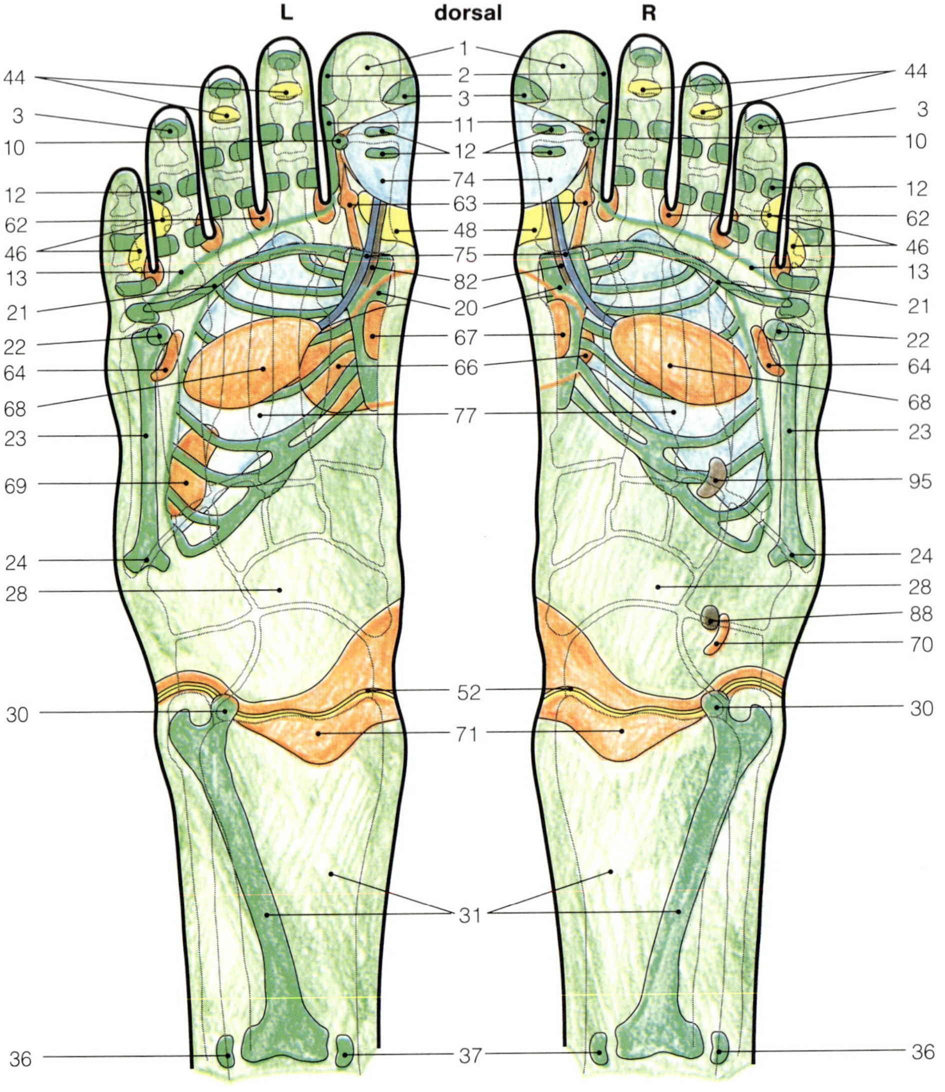

Knochen, Muskeln, Gewebe

1 Stirn
2 Schläfe
3 Stirnhöhlen
4 Schädeldach
5 seitl. Haupt
6 Schädelbasis
7 Proc. mastoideus
8 M. sternocleido-mastoideus
9 Nackenmuskulatur
10 Kiefergelenk
11 Kopf und Hals außen
12 Zähne
13 ob. Trapeziusrand
20 Sternum
21 Klavikula
22 Schultergelenk
23 Oberarm
24 Ellenbogen
25 Thoraxrand
26 Schulterblatt
27 Zwerchfell
28 Bauchdecke
30 Hüftkopf
31 Oberschenkel ventral
36 Knie lateral
37 Knie medial
40 Gewebe Bauchraum/Becken
41 Kleines Becken
43 Sitzbeinhöcker

Sinnesorgane, Hormonsystem

44 Auge
45 Sehzentrum
46 Ohr
47 Hypophyse
48 Schilddrüse
49 Nebenniere
52 Eileiter
57 Solarplexus (pl.coeliacus)

Abb. **19**

Reflexzonen der Füße

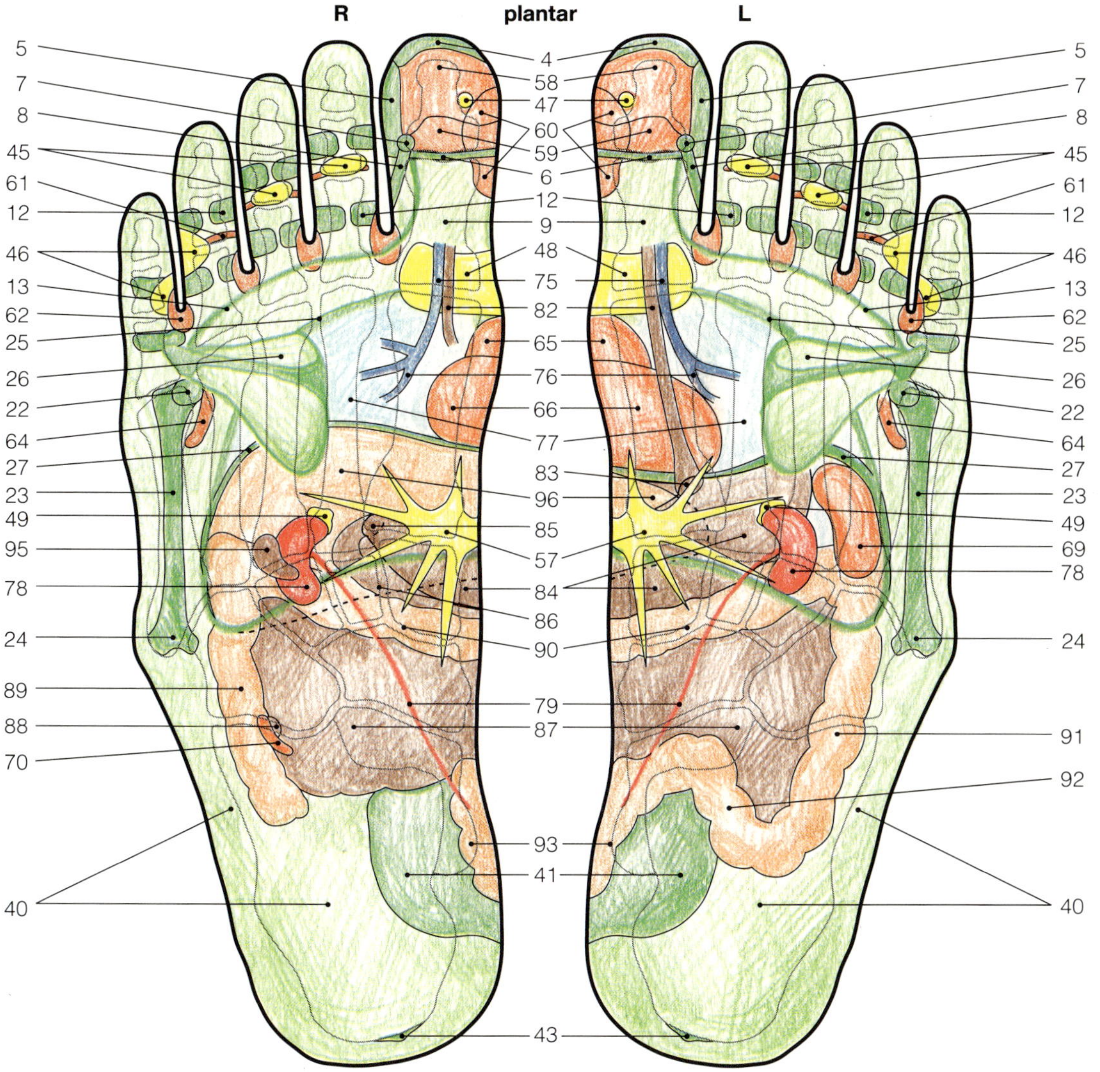

Gehirn, Herz, Lymphsystem

58 Großhirn
59 Kleinhirn
60 Hirnstamm, Rückenmark
61 Ohrtrompete
62 Lymphe Kopf/Hals
63 seitl. Halslymphgebiet
64 Lymphe Axilla
65 Aorta, obere Hohlvene
66 Herz
67 Thymus
68 weibl. Brust
69 Milz
70 Appendix
71 Lymphe Leistengebiet

Atemorgane

74 Nasenrachenraum
75 Luftröhre
76 Bronchialäste
77 Lungen

Harnwege

78 Niere
79 Harnleiter

Verdauungstrakt

82 Speiseröhre
83 Mageneingang-Kardia
84 Magen
85 Magenausgang-Pylorus
86 Dünndarm-Duodenum
87 Dünndarm-Jejunum, Ileum
88 Bauhin-Klappe
89 aufsteigender Dickdarm
90 querliegender Dickdarm
91 absteigender Dickdarm
92 Sigmoid
93 Rektum
95 Gallenblase
96 Leber

Abb. **20**

Reflexzonen der Füße

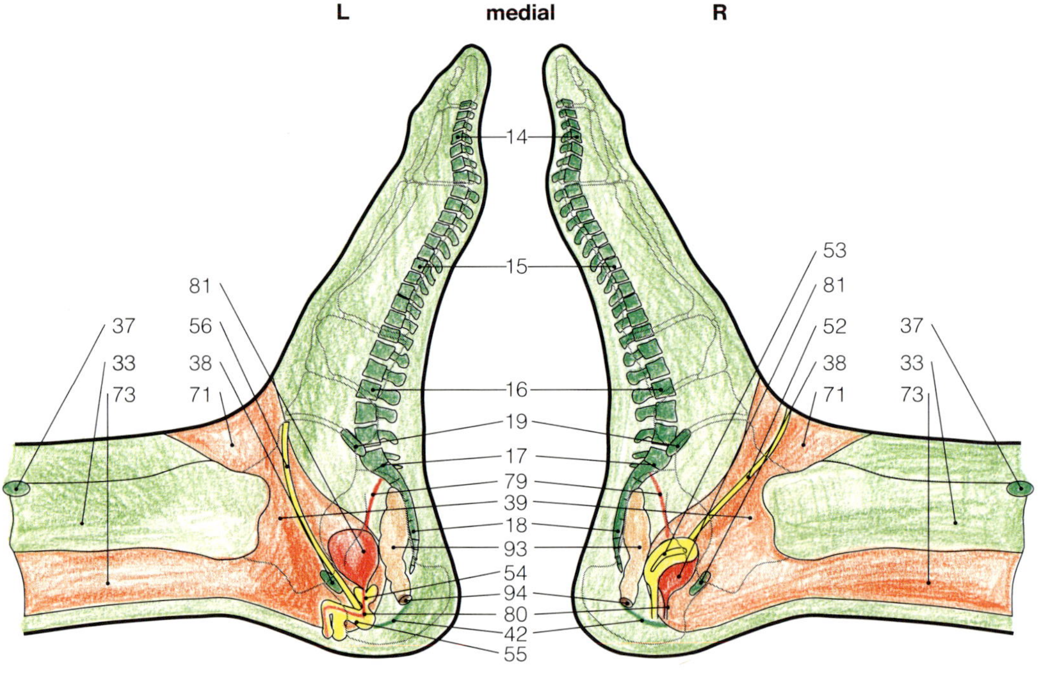

Knochen, Muskeln, Gewebe
14 Halswirbelsäule
15 Brustwirbelsäule
16 Lendenwirbelsäule
17 Kreuzbein
18 Steißbein
19 Iliosakralfuge
22 Schultergelenk
23 Oberarm
24 Ellenbogen
25 Thoraxrand
28 Bauchdecke
29 Hüftbereich
32 Oberschenkel lateral
33 Oberschenkel medial
34 Gesäßmuskulatur
36 Knie lateral
37 Knie medial
38 Symphyse
39 Symphysenbereich
42 Beckenboden

Abb. **21**

Reflexzonen der Füße

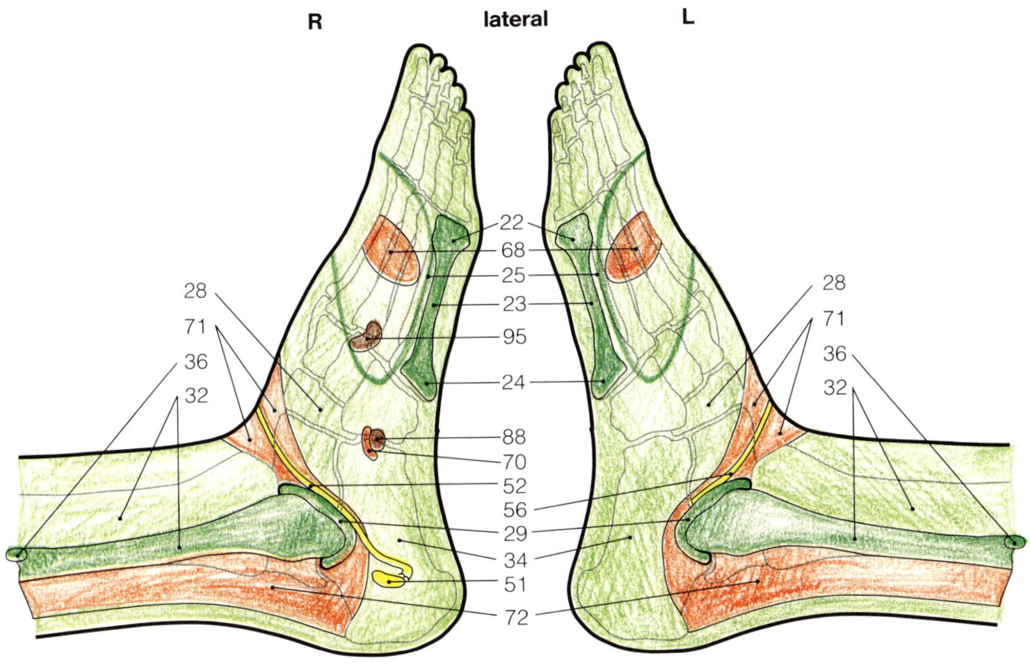

Sinnesorgane, Hormonsystem
51 Ovar
52 Eileiter
53 Uterus
54 Prostata
55 männl. Glied und Hoden
56 Samenstrang und Leistenkanal

Gehirn, Herz, Lymphsystem
68 weibl. Brust
70 Appendix
71 Lymphe Leistengebiet
72 Lymphe Oberschenkel lateral
73 Lymphe Oberschenkel medial

Harnwege
79 Harnleiter
80 Harnröhre
81 Blase

Verdauungstrakt
88 Bauhin-Klappe
93 Rektum
94 After
95 Gallenblase

Abb. **22**

Reflexzonen der Füße in der Rechts-Links-Austauschbarkeit

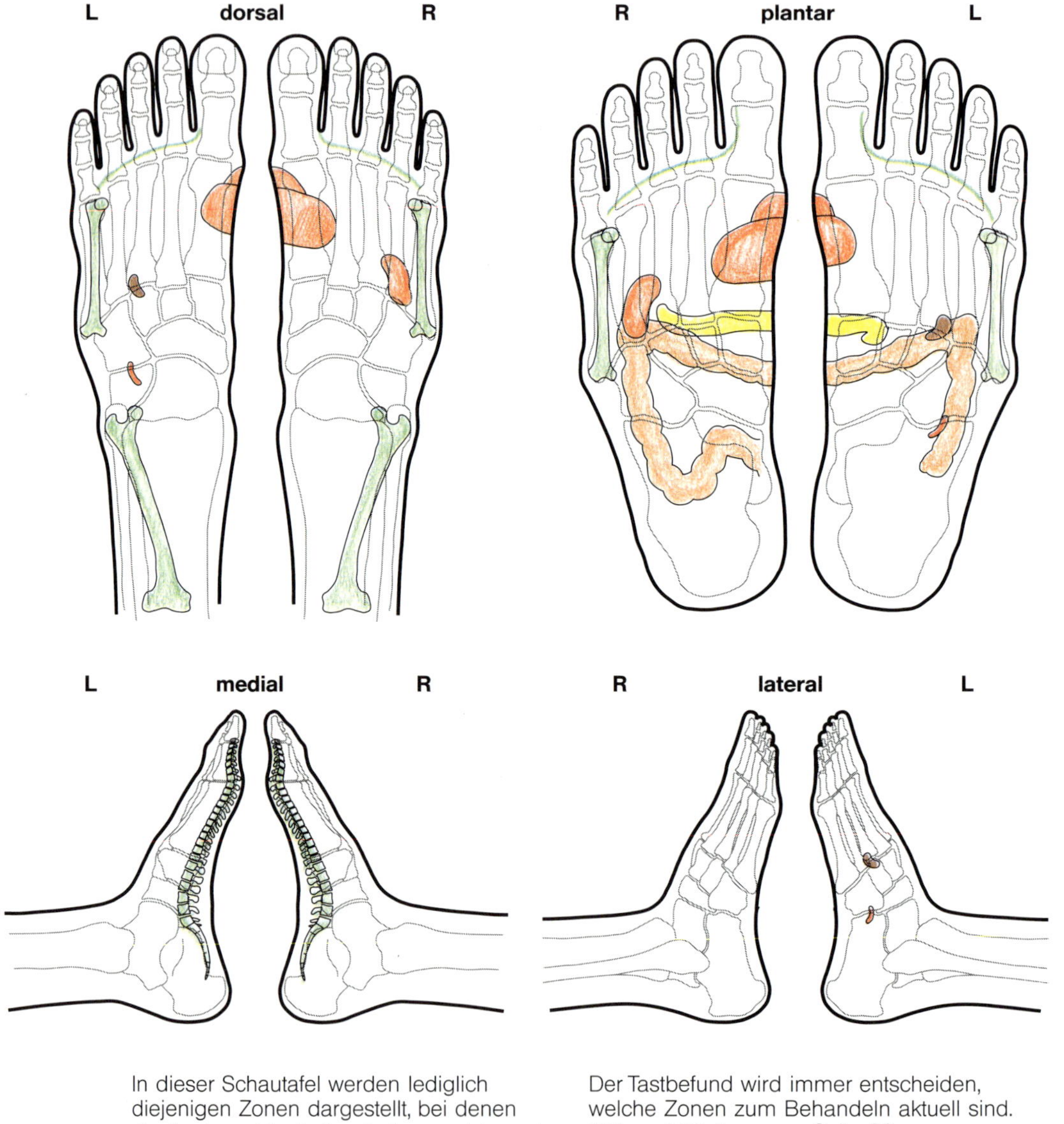

In dieser Schautafel werden lediglich diejenigen Zonen dargestellt, bei denen die Austauschbarkeit zwischen rechts und links besonders leicht zu erkennen ist: Herz, Milz, Gallenblase, Pankreas, Dickdarm, Appendix.
In der **Therapie** kann, je nach Erkrankung des Patienten, diese Umkehrung selbstredend **alle** Zonen betreffen, auch die bilateral angelegten Organe und Gelenke.

Der Tastbefund wird immer entscheiden, welche Zonen zum Behandeln aktuell sind. Nähere Erläuterungen Seite 26.

Verständnishilfe: Wir denken uns, daß wir in den beiden oberen Fußansichten eine verkleinert gegenüber gestellte Person von **vorn** (= dorsal am Fuß) bzw. von **hinten** (= plantar am Fuß) sehen und können so die Lage der Organe richtig einordnen.

Abb. **23**

9 Die Zonengruppen

9.1 Einleitung

Eine **Gesamtdarstellung** der Reflexzonen von plantar, dorsal, medial und lateral enthalten die Schautafeln von Seite 56 bis 59 *(Abb. 19, 20, 21, 22)*. Die daran angeschlossenen Beschreibungen der einzelnen Zonengruppen gliedern sich jeweils in

- allgemeine Hinweise für die Zonen,
- die Zeichnung der Zonengruppe,
- die Beschreibung der anatomischen Lage der Zonen, sowie der
- Arbeitsweise in den einzelnen Zonen.

Folgende **Farbzuordnungen** sind auf den Zeichnungen vorgenommen:

- Grün: Knochen und Gewebe
- Blau: Atmungsorgane
- Rot: Harnwege
- Braun: Verdauungstrakt
- Orange: Gehirn, Herz und Lymphsystem
- Gelb: Solarplexus, Sinnesorgane und endokrine Drüsen

Bewährte Arbeitsrichtungen sind bei allen Zeichnungen der Zonengruppen mit Pfeilen angegeben.

Grundregel zum Auffinden der Zonen:

- Ventral am Menschen = dorsal am Fuß,
- dorsal am Menschen = plantar am Fuß.

> Es ist während der ganzen Arbeit in den Zonen von großem Nutzen, wenn in den Füßen als „Mikrosystem Mensch" zeitgleich auch der jeweils in situ zugeordnete Teil des Menschen erkannt und „gesehen" wird.

Bei manchen Zonenbeschreibungen ergeben sich zwangsläufig **Überschneidungen** mit später zu besprechenden Themengruppen. So wird beispielsweise das Lymphgebiet von Kopf bis Hals erst in der Zonengruppe 6, dem Lymphsystem, mit Zeichnung und Text erläutert, obwohl es auch zu den Kopfzonen gehört; das Pankreas wird in Zonengruppe 7, den endokrinen Drüsen, besprochen, ist jedoch auch Teil der Zonengruppe 5, die die Verdauungsorgane enthält.

9.2 Zonen des Kopfes und des Halses

9.2.1 Allgemeine Hinweise

Für die Zehen als Zonen des Kopfes und des Halses wird, seit Projektionen am Fuß behandelt werden, ein Phänomen beobachtet, das sich der linearen Logik entzieht, sich jedoch täglich in der Praxis bestätigt:
Die Kopf- und Halszonen lassen sich einerseits, gleichsam als Konzentrat, in den beiden Großzehen erfassen, anderseits sind sie in den zehn Zehen näher aufgeschlüsselt. Beide Maßstäbe sind in den nachfolgenden Zeichnungen erfaßt. Die Kopf- und Halszonen werden ergänzt von den Zahn-Kiefer-Zonen.

9.2.2 Zeichnung der Zonen
(Abb. 24 u. 25, S. 62 u. 63)

9.2.3 Anatomische Lage der Zonen

9.2.3.1 In den beiden Großzehen

Die Großzehen weisen, im Gegensatz zu den anderen Zehen, nur **zwei** Knochen auf, an denen die Zonen von Kopf und Hals in der gleichen Proportion wie in situ angeordnet sind.
Auf der dorsalen Seite finden sich die Zonen von ventralen (frontalen) Organen und Geweben des Kopfes und des Halses, z.B. Stirn, Nasen-Rachen-Raum, Kiefergelenk; auf der plantaren Seite der Großzehe sind die Zonen des Kopfbereiches von dorsal gesehen, z.B. Gehirn, Schädelbasis, Nacken.
Organe und Gewebe in der Medianlinie von Kopf und Hals sind an den medialen Seiten der beiden Großzehen repräsentiert; die Außenbereiche an den lateralen.

Zonen Kopf und Hals sowie Zahnzonen

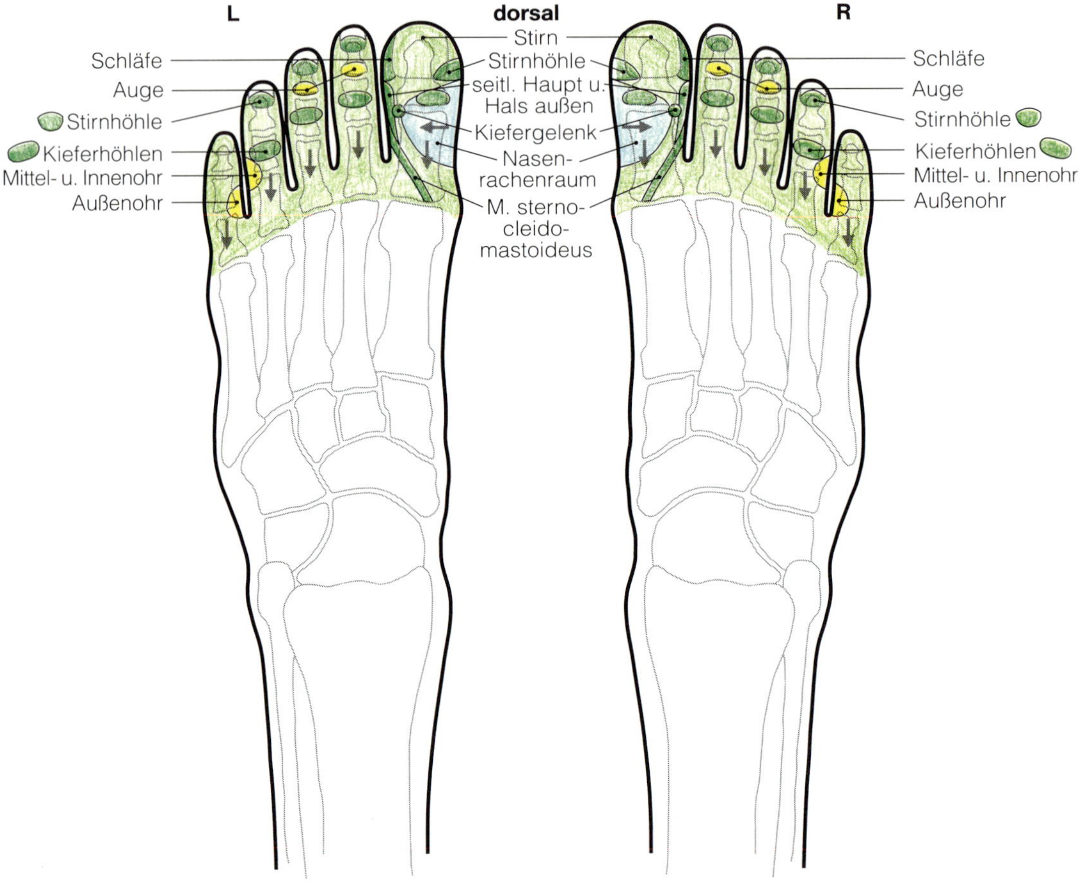

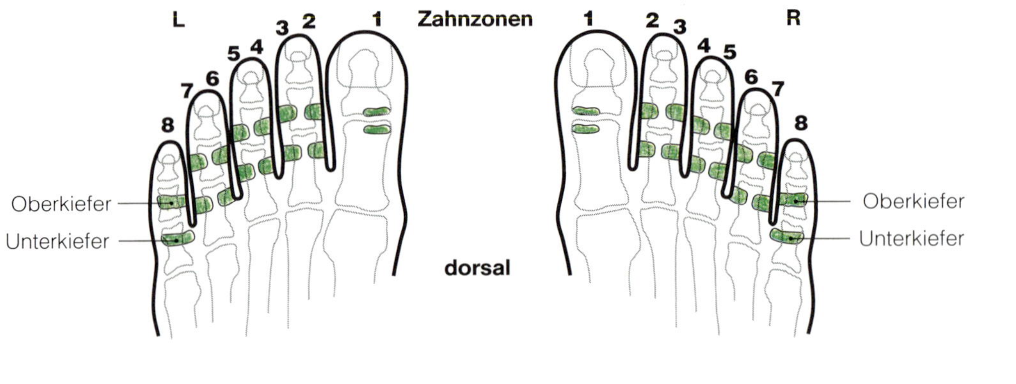

Abb. **24**

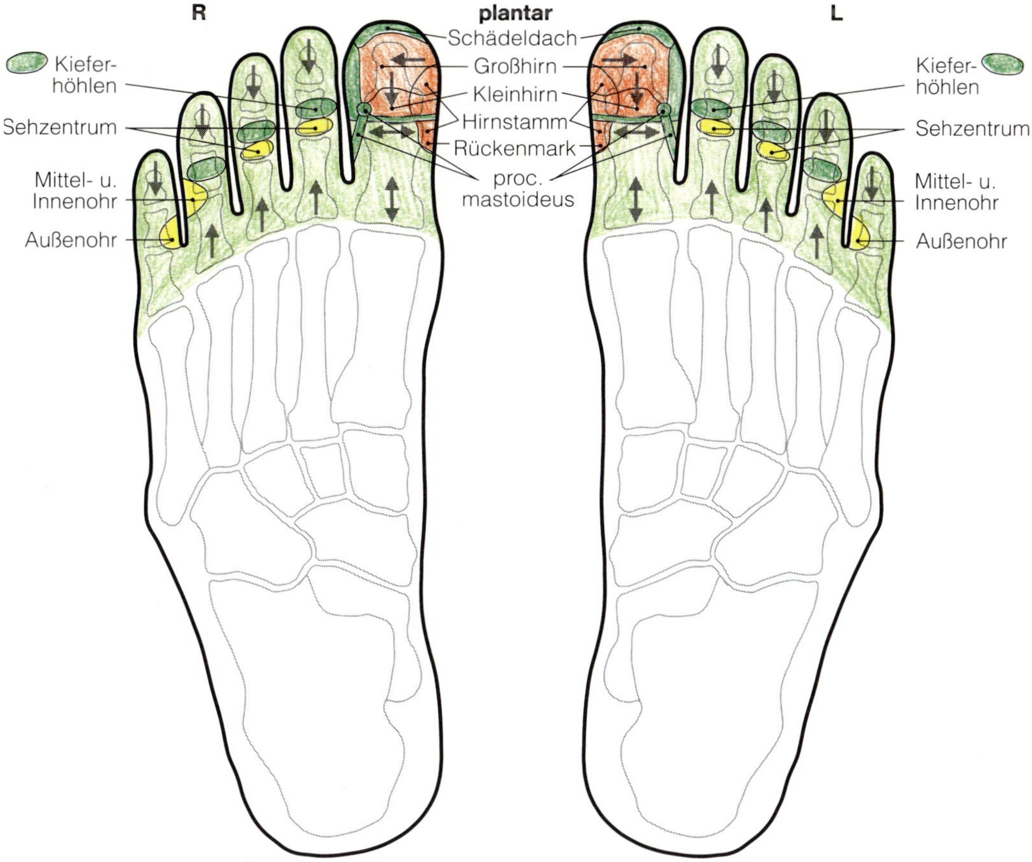
R
plantar
L
Kiefer-
höhlen
Sehzentrum
Mittel- u.
Innenohr
Außenohr
Schädeldach
Großhirn
Kleinhirn
Hirnstamm
Rückenmark
proc.
mastoideus
Kiefer-
höhlen
Sehzentrum
Mittel- u.
Innenohr
Außenohr

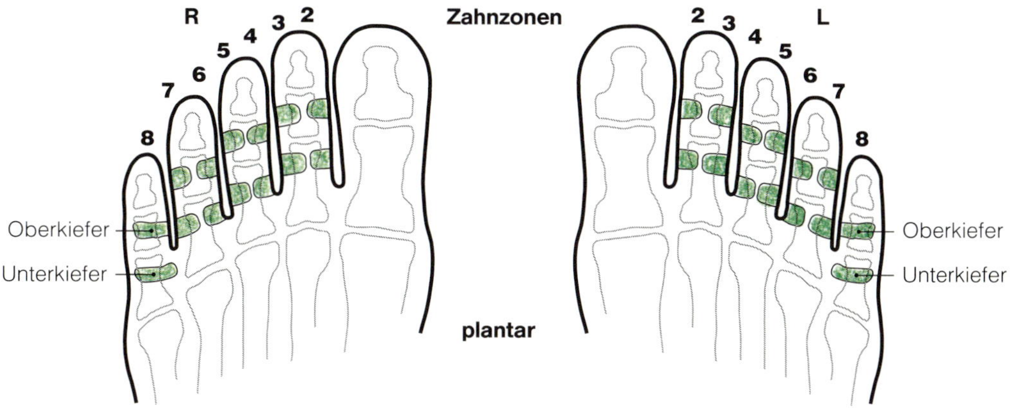
R
8 7 6 5 4 3 2
Zahnzonen
2 3 4 5 6 7 8
L
Oberkiefer
Unterkiefer
plantar
Oberkiefer
Unterkiefer

Abb. **25**

Von der plantaren Fußseite aus ist die Formenähnlichkeit zwischen den beiden Großzehen und dem Kopf samt Hals und Nacken gut nachzuvollziehen:
Die beiden nahe zusammengestellten Großzehen-Endglieder entsprechen in ihrer oval-rundlichen Form dem Kopf, die Zehen-Endgelenke dem Atlantookzipitalgelenk, und die etwas schmalere Form der beiden Grundglieder ähnelt der vom Kopf her schmaler werdenden Form des Halses und des Nackens.

9.2.3.2 In den Zehen 2 - 5 rechts und links

Die vier Zehen, bestehend aus End-, Mittel- und Grundgliedern, sind an ihrer medialen bzw. lateralen Seite durch Schwimmhäute begrenzt, während sie plantar und dorsal jeweils bis zu ihrem anatomischen Beginn im Quergewölbe erfaßt werden können. An den Zehen zeigen sich detailliert die Zonen der Augen, Ohren, Stirn- und Kieferhöhlen (Nasennebenhöhlen) und Zähne.
Die *Abbildungen 41* und *42* können nur die ventralen und dorsalen Aspekte der Zehen wiedergeben. Jedoch befinden sich an den medialen und lateralen Seiten der Zehen ebenfalls Zonen, vor allem die des Zahn-Kiefer-Gebiets.

9.2.3.3 Das Zahn-Kiefer-Gebiet

Die Zahn-Kiefer-Zonen erfassen den ganzen „Funktionskreis Zahn", d.h. das Gewebe des Zahnes selbst, die Zahnwurzel, den Kieferknochenanteil, die benachbarte Gingiva (Schleimhaut) sowie die Nervenversorgung des Ober- und Unterkiefers. Deshalb sind sie relativ großflächig angelegt und erstrecken sich auf dorsale, seitliche und plantare Bereiche der Zehenmittel- und -grundglieder. Die Zahnzonen können auch bis in die Zehenend- bzw. -mittelgelenke reichen. Ob und bei welchen Patienten dies der Fall ist, zeigt sich beim Tastbefund.
Wie beim Gebiß unterscheiden wir zwischen

○ **Oberkiefer:** Mitte der Mittelglieder der vier Zehen und

○ **Unterkiefer:** Köpfchen der Zehengrundglieder.

An der Großzehe sind die Zonen der ersten Schneidezähne (Zahn 1) als Ausnahme nur im dorsal-medialen Bereich zu finden, direkt distal und proximal vom Zehenendgelenkspalt.
Die Zehen 2, 3 und 4 weisen medial *und* lateral je eine Zahnzone im distalen und proximalen Bereich auf, Zehe 5 ist von allen vier Seiten distal und proximal den Weisheitszähnen (Zahn 8) zugeordnet.
Wie erwähnt, können die medialen und lateralen Anteile in der Zeichnung der Zahnzonen nur angedeutet werden, sie sind jedoch therapeutisch oft wichtig.

9.2.4 Arbeitsweise
9.2.4.1 An den Großzehen

Außer für „Sitzriesen" bietet sich an der dorsalen Großzehenseite fast immer der Zeigefinger, an der plantaren der Daumen zur Durchführung der Griffe an.
Auf den Großzehennägeln (Zonen der Stirn) wird punktuell mit dem Daumen- bzw. Zeigefingernagel behandelt, soweit dies die Festigkeit der eigenen Nägel zuläßt *(Abb. 26).*
Im Zehenendgelenk plantar (Schädelbasis) wird mit senkrecht fersenwärts gestelltem Daumen in waagrechter Richtung gut in den Gelenkspalt gearbeitet *(Abb. 27).*
Die laterale Seite des Grundgliedes der Großzehen ist in ihrem proximalen Anteil infolge der Schwimmhautfalte etwas schwieriger zu erreichen. Dies erfordert ein partielles Auf-die-Seite-Schieben des Gewebes, um auch die Zonen der Querfortsätze der unteren HWS mit der Zeigefingerkuppe erfassen zu können.

Manipulationen der Großzehengelenke sind wie folgt durchzuführen:

○ Das Großzehen-**Endgelenk** als Scharniergelenk wird unter leichter Dehnung in die Plantarflexion gebeugt.
Bei Patienten mit Schädelfrakturen oder Gehirntraumen ist mit feinen, behutsamen, kleinsten Bewegungen zu beginnen, da sich im ungünstigen Falle die symptomatischen Beschwerden verschlechtern könnten.

○ Beim Großzehen-**Grundgelenk** bieten sich einige Variationen an, die alle unter leichter Extension durchgeführt werden:

- Auf-Ab-Bewegungen unter guter Stabilisierung der Basis des Großzehengrundgliedes und des Köpfchens von Metatarsale 1, oder

- kreisende Bewegungen, sowohl von medial nach lateral als auch umgekehrt, mit kleinen Kreisen beginnen, die allmählich etwas größer werden können,

- Drehungen jeweils als Halbkreis in plantarer und dorsaler Richtung.

○ **Vorsicht vor Überdosierung** bei Patienten, die

- im Hals-Nacken-Bereich durch ein Trauma und/oder

- im Schilddrüsen- und Herzbereich chronisch oder akut belastet sind (segmentale Zuordnung zum 7. Halswirbel)!

Langsames und behutsames Einschleichen in die Gelenkmanipulationen an den Großzehen ist ratsam, um die momentane Reaktionslage richtig einschätzen zu können. Meist genügen vier bis sechs Bewegungen in jede Richtung; ab und zu sind allerdings mehr angezeigt, vor allem, um starke muskuläre Verspannungen im Kopf und Nacken zu lösen.

9.2.4.2 An den Zehen 2 - 5 rechts und links

Zur Arbeit an den Zehen werden plantar die Daumen, dorsal meist die Zeigefinger gewählt. Auch die seitlichen Begrenzungen werden durch die Zeigefinger gut erfaßt. Die Zehennägel werden wie an der Großzehe mit dem eigenen Fingernagel punktuell behandelt, vor allem in ihrem proximalen Anteil (Zonen der Stirnhöhle).
Die Zehen sollten beim Behandeln in ihrer anatomischen Form belassen und nicht allzu stark gebogen werden. Die freie Hand hält und stützt deshalb die Zehe, an der gearbeitet wird, im Grundgelenk.
Die Zehen 2 - 4 können ebenfalls in eine leichte Traktion genommen werden. Das dabei manchmal entstehende „Knacken“, hauptsächlich in den Zehengrundgelenken, bringt meist Erleichterung im Gelenk selbst, aber auch in den zonenmäßig zugeordneten Bereichen Kopf, Hals und Schultergürtel. Die Traktion sollte **nie mit zu viel Vehemenz** durchgeführt werden, um Gewebe- und Gelenkkapselverletzungen zu vermeiden.
Insgesamt wird das Dehnen der einzelnen Zehen als Entlastung nicht nur des Fußskelettes, sondern auch als Lösung von Verspannungen des ganzen Menschen geschätzt. Dies läßt sich am vertieften Atemimpuls beobachten.

9.2.4.3 An den Zahn-Kiefer-Zonen *(Abb. 28)*

Die Zahn- und Kieferzonen werden bei der oben beschriebenen Behandlung der Zehen immer unspezifisch miterfaßt.
Für eine gezielte Therapie der Zahn- und Kieferzonen wird spangenartig von plantar über die Seite der Zehe bis nach dorsal bzw. in umgekehrter Richtung gearbeitet. Wie bei allen Zonen, zeigt sich oft eine ungleiche Belastung innerhalb der Gesamtfläche der Zahnzonen.

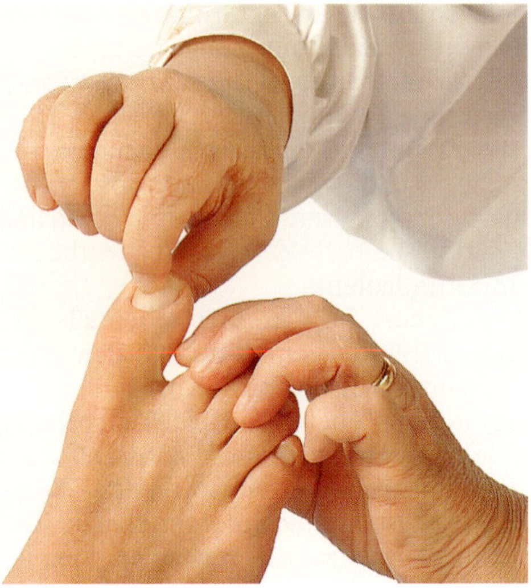

Abb. **26** Zone der Stirn

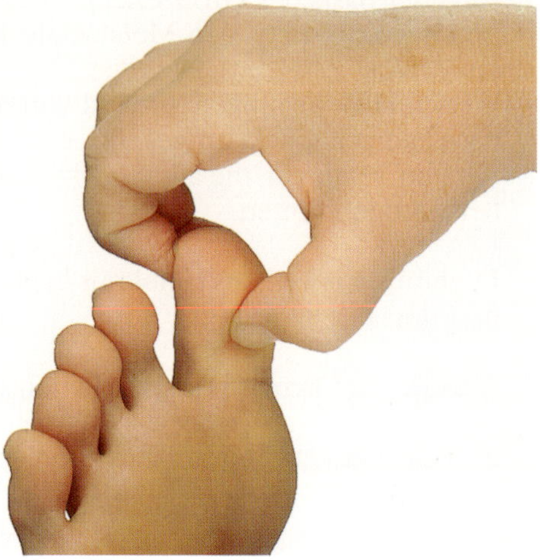

Abb. **27** Zonde der Schädelbasis

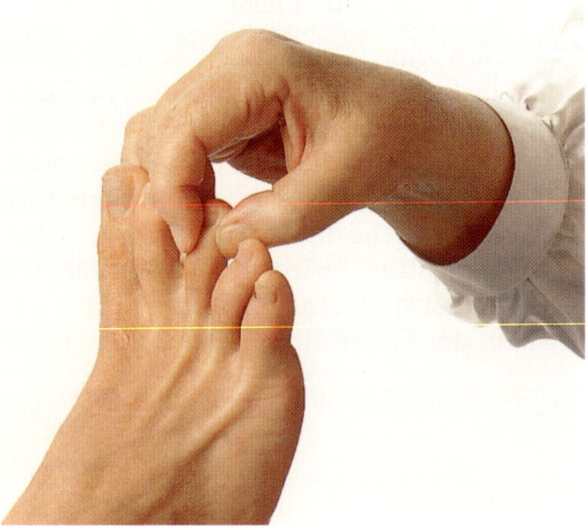

Abb. **28** Zahnzone

9.3 Zonen der Wirbelsäule, des Thorax und des Schultergürtels

9.3.1 Allgemeine Hinweise

Diese Zonen stellen sich als „Achsenkreuz" in den Füßen dar: Nebeneinander gehalten, berühren sich die beiden Längsgewölbe in der Medianlinie und bilden als Wirbelsäulenzone den vertikalen Balken, die beiden Quergewölbe als Schultergürtel den horizontalen Teil. Obwohl die Wirbelsäule üblicherweise dem Knochengerüst zugeordnet wird, kann sie durch ihre direkte Verbindung zum Nervensystem auch als zentrales Organ verstanden werden, das zu allen Geweben und Systemen wechselwirksame Beziehungen unterhält. Dies gilt auch in der Ausprägung als Reflexzonen in den Füßen.

9.3.2 Zeichnung der Zonen
(Abb. 29 u. 30, S. 68 u. 69)

9.3.3 Anatomische Lage der Zonen

9.3.3.1 Zonen der Wirbelsäule

Die Zeichnung dieser Zonen hebt besonders deutlich die Formenähnlichkeit zwischen Längsgewölbe und Wirbelsäule hervor.
Die Zonen der Wirbelsäule werden therapeutisch im knöchern-muskulären medial-plantaren Anteil des Längsgewölbes behandelt.
Als ein Bereich der Körpermitte sind sie am rechten **und** linken Fuß in der Längskörperzone 1 zu finden.
Die Wirbelsäulenzonen lassen sich in die im folgenden beschriebenen Abschnitte gliedern:

Die Dornfortsätze der **Halswirbelsäule** sind am medial-plantaren Anteil des Großzehengrundgliedes angelegt, die Querfortsätze im Verlauf der lateralen Anteile, jeweils beginnend in der Basis des Zehenendgliedes als atlantookzipitales Gelenk.
Im Großzehengrundgelenk findet der Übergang in die **Brustwirbelsäule** statt, medial-plantar am Köpfchen Metatarsale 1 bis zu seiner Basis. Es erfordert aufmerksames Üben, um den Übergang von Basis Metatarsale 1 zum Keilbein 1, zugleich Beginn der Lisfranc-Gelenklinie, zu ertasten. Meist wird er fälschlicherweise zu weit proximal, fast in Richtung Kahnbein, gesucht.
Im Anschluß daran folgt die **Lendenwirbelsäule** am Geweberand des ersten Keilbeines und des Kahnbeines.
Kreuz-Darmbeinfuge – Iliosakralgelenk: Wo Kahnbein, Fersen- und Sprungbein einander sehr nahe kommen, läßt sich am Periost das **Iliosakralgelenk** (ISG) am besten erfassen.
Das **Kreuzbein** findet sich am Übergang des Kahnbeines zum Sprung- und Fersenbein. Hier wird, im Gegensatz zum ISG, wieder deutlich im Gewebe und nur indirekt im Periost gearbeitet.
Daran schließt sich der relativ kleine Abschnitt des **Steißbeines** an. Dessen Ende ist gekennzeichnet durch eine gedachte senkrechte Linie, die vom hinteren Rand des inneren Knöchels, parallel zur Achillessehne, senkrecht zur Ferse gezogen wird.

9.3.3.2 Zonen des Thorax und Schultergürtels

Die Zonen des **Thorax** finden sich plantar und dorsal in dem Bereich, der sich etwa vom Metatarsale 1 bis an die mediale Begrenzung des Metatarsale 5 erstreckt. Gemäß der Brustkorbform in situ ragt der äußere untere Rand bis in das Keilbein 3 und Würfelbein, während der mediale Rand in das untere Drittel des Metatarsale 1 führt und dort an die Brustbeinzone anschließt.
Das Quergewölbe mit den Zehengrundgelenken ist dem **Schultergürtel** zugeordnet, der rechts segmentale Organverbindungen zu Leber und Gallenblase, links zum Herzen aufweist.
Die **Schultergelenke** mit dem Oberarmkopf als äußere Begrenzung des Schultergürtels haben, wie im Körper, auch am Fuß eine Gelenkfläche aufzuweisen: die Berührungsstelle vom medialen Köpfchen des Metatarsale 5 mit dem lateralen Köpfchen des Metatarsale 4.
Obwohl der Fuß, seiner Form entsprechend, im wesentlichen die Zonen von Kopf, Hals und Rumpf zur Darstellung bringt, kann, von der Schultergelenkszone ausgehend, im Verlauf des Metatarsale 5, der **Oberarm** bis zum **Ellenbogen** erfaßt werden. Die Formenähnlichkeit zwischen Oberarm und Metatarsale 5 fällt besonders auf.

Wirbelsäule, Thorax und Schultergürtel

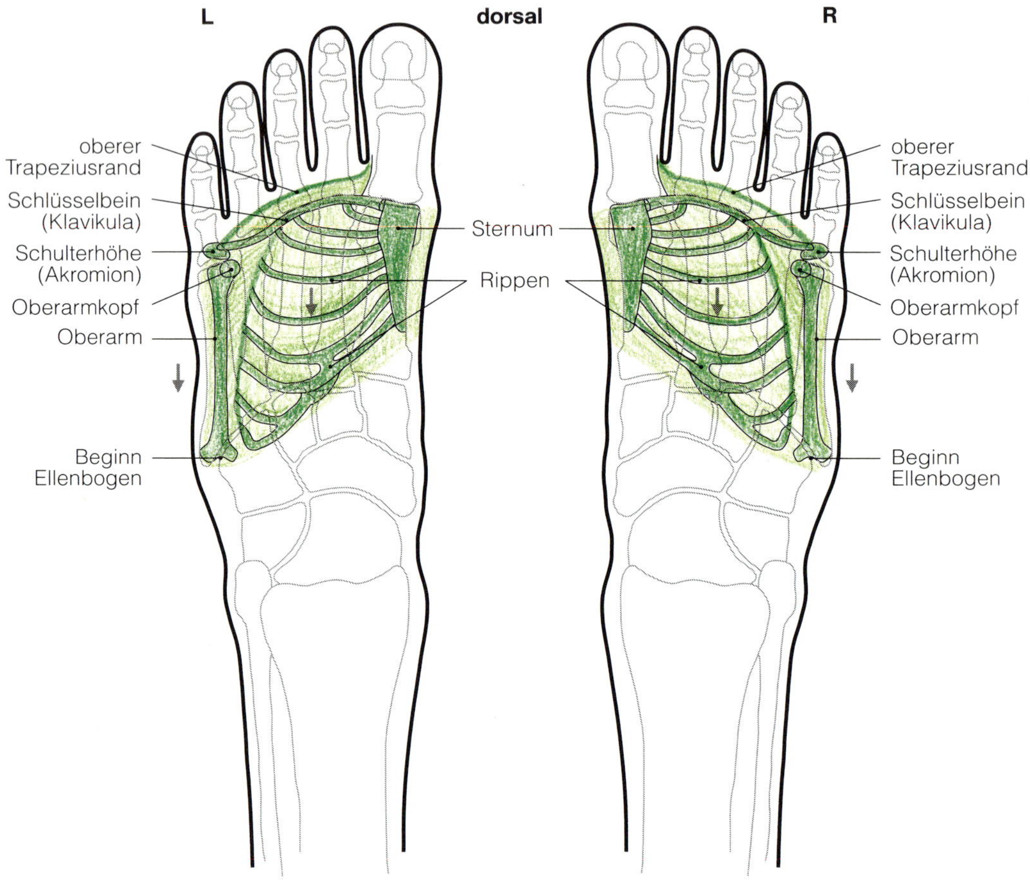

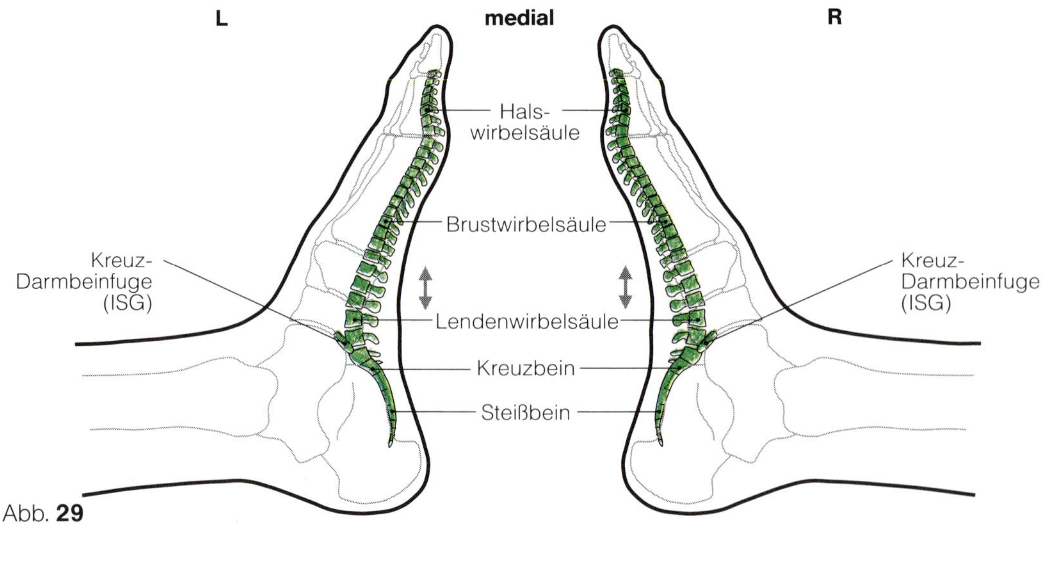

Abb. **29**

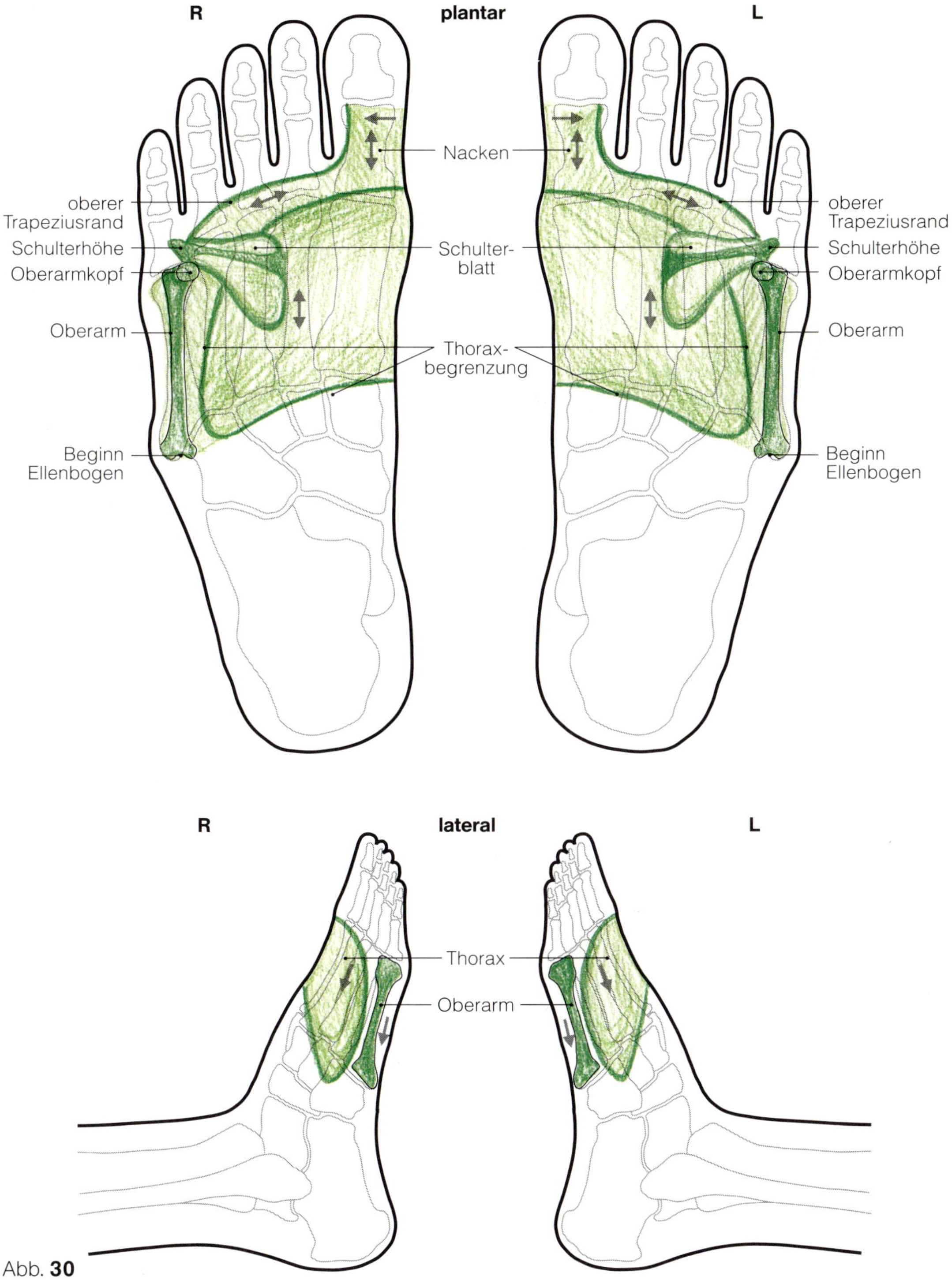
R
plantar
L
Nacken
oberer Trapeziusrand
Schulterhöhe
Oberarmkopf
Schulterblatt
Oberarm
Thoraxbegrenzung
Beginn Ellenbogen
oberer Trapeziusrand
Schulterhöhe
Oberarmkopf
Oberarm
Beginn Ellenbogen
R
lateral
L
Thorax
Oberarm

Abb. **30**

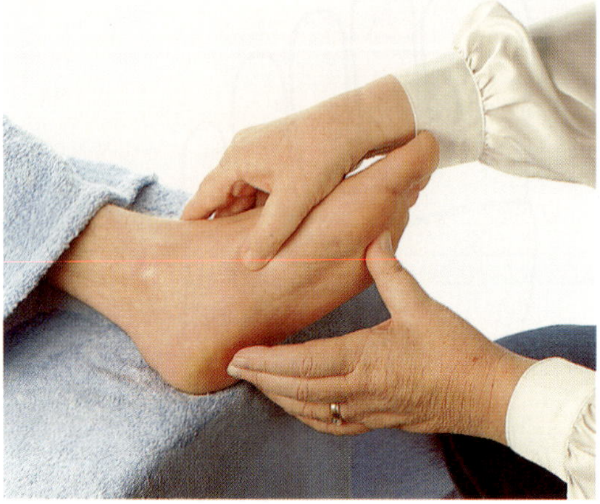

Abb. **31** Zonen der Wirbelsäule von kranial nach kaudal

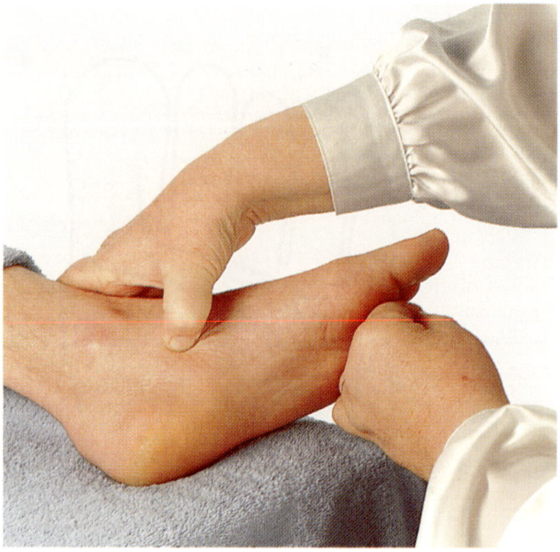

Abb. **32** Zone der Iliosakralfuge (ISG)

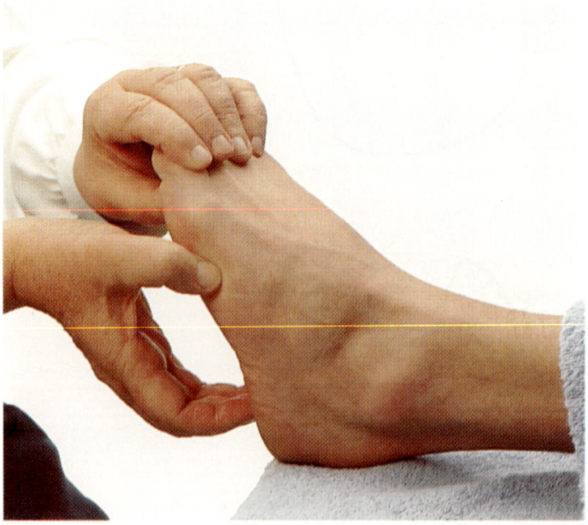

Abb. **33** Zone des Oberarms

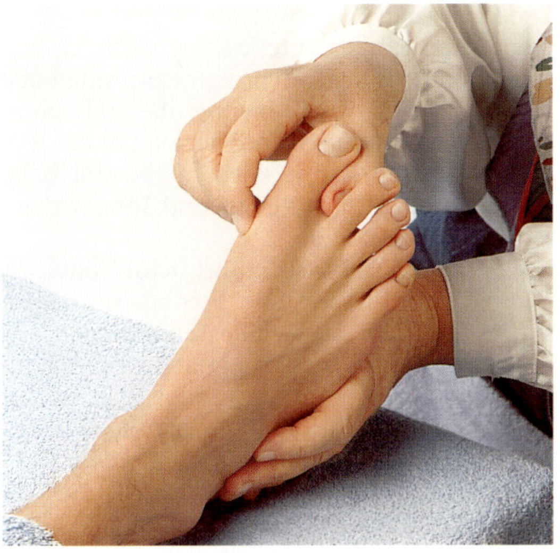

Abb. **34** Zone des Sternums

Das **Sternum** (**Brustbein**), auf der Medianlinie im Körper gelegen, ist an beiden Füßen am dorsalen Bereich des Metatarsale 1 zu finden. Die Zone umfaßt etwa zwei Drittel der Länge und Breite dieser Knochen.

9.3.4 Arbeitsweise

9.3.4.1 Zonen der Wirbelsäule *(Abb. 31)*

Die **Wirbelsäule** kann, je nach Indikation, mit dem Daumen sowohl von distal nach proximal als auch umgekehrt erfaßt werden.
Um das **Iliosakralgelenk (ISG)** *(Abb. 32)* als Zone gezielt erfassen zu können, wird der punktuelle Reiz von plantar mit dem Daumen an den Übergang vom Kahnbein zum Sprung- und Fersenbein gesetzt und in die mediale Berührungsfläche zwischen Kahnbein und Sprungbein fortgesetzt.

9.3.4.2 Zonen von Thorax und Schultergürtel

Sie lassen sich plantar gut von distal nach proximal in nebeneinander angeordneten Bahnen mit dem Daumen behandeln. Durch diese Arbeitsrichtung wird das bei vielen Patienten „durchgetretene" Quergewölbe wenigstens passiv wieder in seine anatomische Form gebracht. In Außenrotation gelagert, kann der Fuß im Metatarsalraum mit gleicher Wirkung auch von proximal nach distal durchgearbeitet werden.
Im dorsalen Bereich der Mittelfußknochen wird nur in deren Zwischenräumen behandelt, um einen zu starken und direkten Periostreiz zu vermeiden. Diese Zonen lassen sich gut mit dem Zeigefinger erfassen, während der Daumen der freien Hand den Vorfuß von plantar in der Mitte des Quergewölbes in seiner normalen Stellung hält und stützt. Bei der Zone des **Oberarmes** *(Abb. 33)* wird von dorsal, lateral und plantar auf der Knochenstruktur des Metatarsale 5 behandelt.

Die **Schultergelenke** werden im dorsalen Aspekt gut mit dem Zeigefinger erreicht, während sich für die plantare Fläche wieder mehr der Daumen anbietet.
Das **Brustbein** *(Abb. 34)* kann sowohl von distal nach proximal in mehreren Bahnen nebeneinander, als auch von medial nach lateral in mehreren Bahnen untereinander behandelt werden. Meist eignet sich der Zeigefinger am besten.

9.4 Zonen der harnableitenden Wege, der Knochen und Gewebe des Beckens bis zum Knie

9.4.1 Allgemeine Hinweise

Der Übersicht halber wird dieses umfangreiche Gebiet in seine beiden Hauptgruppen unterteilt: Die Zonen der **Harnwege** umfassen die der beiden Nieren, von Ureter (Harnleiter), Blase und Urethra (Harnröhre). Innerhalb der Zonen des **Beckengürtels** mit Oberschenkel bis zum Knie finden sich detailliert die Zonen von Os ilium (Darmbein) mit Gesäßmuskulatur, Symphyse (Schambeinfuge) und Symphysenbereich, Hüftgelenk von ventral, lateral und dorsal, Oberschenkel und Knie von medial, ventral, lateral und dorsal.

9.4.2 Zeichnung der Zonen
(Abb. 35 u. 36, S. 74 u. 75)

9.4.3 Anatomische Lage der Zonen
9.4.3.1 Zonen der Nieren, Harnleiter und Blase

Da Größe und/oder Lage aller Zonen, besonders aber auch die der **Nieren**, schon im physiologischen Bereich deutlich variieren können, ist um die Basis Metatarsale 3 bis in das Keilbein 3 ein Mittelwert der Lage der Zonen eingezeichnet. Von dort aus wird der tastende Daumen gut entscheiden können, wo im Falle der Erkrankung oder Senkung die Nierenzonen individuell liegen.
In natura ist bei gut aufgebautem Fußskelett die Basis des 2. Mittelfußknochens nur schwer zu tasten; auf der Zeichnung erscheinen aus Gründen der besseren Darstellung der Zonen die Knochen des Fußes mehr nebeneinander gestellt, als es der anatomischen Realität entspricht. Dies sollte nicht dazu verleiten, die Zone der Niere zu weit medial zu suchen.
Die **Harnleiterzonen** führen in Richtung Kreuzbeinzone und sind in ihrem unteren Drittel medial von der Beugersehne des M. hallucis longus zu finden. Sie verlaufen von ihrer plantaren Fläche nach medial an die beiden Innenseiten der Fersen weiter und gehen, in etwa parallel zum Kreuz-/Steißbein, in die Blasenzone über.

Die **Blasenzone** findet sich als Projektion eines Organs der Körpermitte jeweils hälftig an beiden Füßen. Sie liegt am proximalen Anteil des Fersenbeines und trifft in ihrer oberen Begrenzung auf das Sprungbein. Speziell bei der Blasenzone lassen sich je nach Inhalt und Belastung der Blase in situ Lage- und Tonusvarianten häufig feststellen.
Die Zone der **Harnröhre** führt beim Mann, direkt nach der Blase von der Prostata umschlossen, in der Nähe des Achillessehnen-Ansatzes durch den Penis etwas proximal des oberen inneren Fersenbeinrandes. Bei der Frau ist die Harnröhre auch als Zone wesentlich kürzer und mündet in die des Dammes. Auf der Zeichnung wird jeweils an der medialen Fersenansicht eines Fußes das weibliche bzw. das männliche Harnsystem dargestellt, obwohl beides an beiden Füßen behandelt wird.
Die Zonen des **Perineums (Damm)** verlaufen an beiden Füßen am proximalen Anteil des Fersenbeines und haben vor allem bei Frauen während und nach Geburten ihre therapeutische Bedeutung.

9.4.3.2 Zonen des Beckens und der Oberschenkel bis zu den Knien

Der plantare Anteil des Fersenbeines ist unspezifisch dem Gewebe des unteren **Bauchraumes** und des **Beckens** zugeordnet. Wirksamer sind diese Zonen an den medialen Bereichen der Fußwurzelknochen bis zu den inneren Malleolen zu erreichen.
Die Zone der **Symphyse (Schambeinfuge)** läßt sich am deutlichsten an der kleinen Knochenfuge ertasten, wo medial der obere Teil des Fersenbeines dem hinteren Teil des Sprungbeines begegnet.
Das Gewebe unterhalb des inneren Malleolus entlang des Talus (Sprungbein) wird als Symphysenbereich bezeichnet. Diese Bezeichnung resultiert aus der Tatsache, daß zwischen Fuß und sitzendem Menschen eine Formen**ähnlichkeit,** jedoch keine Formen**gleichheit** besteht: Die anatomische Strecke am Fuß zwischen den Zonen von unterer Bauchdecke und Symphyse – zwischen dorsalem Sprungbein und hinterer Berührungsstelle von Fersenbein und Sprungbein – ist wesentlich länger und

breiter als in situ, wo die untere Bauchdecke in der Medianlinie sofort in den Beginn der Symphyse übergeht.
Da diese Stelle am Fuß therapeutisch sehr wirksam ist, wird sie als Symphysenbereich ausgewiesen und grundsätzlich in die Behandlung der Kleinbeckenorgane einbezogen.
Die ventrale, laterale, mediale und dorsale **Muskulatur der Oberschenkel** ist ab der Malleolengabel bis etwa eine Handbreite über den Knöcheln zu finden und wird von den Zonen des Knies abgeschlossen. Die Handbreite des Patienten, nicht die der Therapeuten, ist verbindlich. Die Strecke entlang des Periosts des Wadenbeines entspricht dem Tractus iliotibialis.
Die **Kniezone** läßt sich wie folgt aufteilen: Der mediale Kniebereich ist an der ventralen Tibiafläche, der laterale an der ventral-lateralen Fläche der Fibula zu behandeln. Zwischen beiden liegt die Patella. Auf der dorsalen Unterschenkelseite befindet sich auf der Höhe der Kniezonen die der Kniekehle.
Das Gewebe auf dem äußeren Fersenbein stellt die **Gesäßmuskulatur** dar; etwas mehr distal bis in das Würfelbein, Keilbein 3 und den lateralen Teil des Kahnbeines reichend, ist die **seitliche Bauchmuskulatur** zu erfassen.
Die gesamte **Hüftgelenkszone** ist nur indirekt um den lateralen Malleolus zu erreichen; am ehesten läßt sich der Hüftkopf von dorsal an der knöchernen Verbindung zwischen Fibula und Talus erfassen; die am weitesten nach lateral herausragende Stelle des äußeren Knöchels entspricht dem **Trochanter major.**

9.4.4 Arbeitsweise

9.4.4.1 Zonen der Nieren, Harnleiter und Blase

Da die Zonen der **Nieren** meist kleiner sind als das Daumenendglied des Therapeuten, ergibt sich hier eine fast punktuelle Behandlung, die linear in die Harnleiterzone übergeht *(Abb. 37).*
Die **Harnleiterzone** wird üblicherweise in Harnflußrichtung behandelt. Lediglich bei einem Nierenstein, der in den Harnleiter gewandert ist, wird meist in entgegengesetzter Richtung von der Blase zur Niere mit dem Verweilgriff gearbeitet, um durch Tonusnormalisierung eine größtmögliche Entspannung im Harnleitervolumen zu erreichen.
Am Übergang von plantar nach medial führt die Harnleiterzone sehr nahe an der Zone des Kreuzbeins entlang. Etwas proximal davon, in Richtung des inneren Malleolus, wurde, seit *Ingham*, lange Zeit die **Blase** als Zone erfaßt. Heute können wir erkennen, daß diese früher gebräuchlichere Blasenzone dort in ihrer segmentalen Zuordnung aus dem unteren Kreuzbeinbereich verstanden wurde. Die Zone der Blase als Organ hinter der Symphyse entstand als Resultat vielfacher praktischer Überprüfungen. Beide Stellen haben ihre Wirkung und Bedeutung und werden in drei bis vier übereinandergelegten Bahnen behandelt.

9.4.4.2 Zonen des Beckengürtels und der unteren Extremitäten bis an die Knie

In der **Symphysenzone** ist der Reiz vorsichtig zu setzen, denn hier gibt es überraschend schnell Überreaktionen, vermutlich u.a. aufgrund der Tatsache, daß dieses Gebiet, zu den Kleinbekkenorganen gehörend, auch durch gefühlsmäßige Belastungen in der Partnerbeziehung funktionell gestört sein kann. Sie ist als kleines, längliches Areal mit etwas nach medial gestellter Zeigefingerbeere gut punktuell zu erfassen. Ich habe einige Frauen mit Symphysenlockerung während der Schwangerschaft - etwa vom 7. und 8. Monat an - mit RZF begleitet, wodurch sich die starken Beschwerden beim Sitzen, Stehen und Gehen bis zur Entbindung in erträglichen Grenzen hielten.
Für die Behandlung des Symphysen**bereiches** wird der Fuß deutlich zur Mitte der Massagebank geholt und mit der freien Hand gut in der Außenrotation gehalten. Der Therapeut beugt sich mit geordneter Wirbelsäule so weit vor, daß der Daumen weich eine fast halbrunde Arbeitsbahn entlang des Talus (Sprungbein) von distal nach proximal ziehen kann.
Wenn beispielsweise die linke Hand den linken Fuß in der Außenrotation stützt und hält, kann der rechte Daumen am Sprungbein bis fast an die Achillessehne arbeiten und vice versa.
Während die Ferse plantar als Zone des **Bauch-Becken-Raumes** recht kräftig mit dem Daumen durchgearbeitet werden kann, sollten an der

Harnwege, Gewebe Bauch/Becken, Oberschenkel/Knie

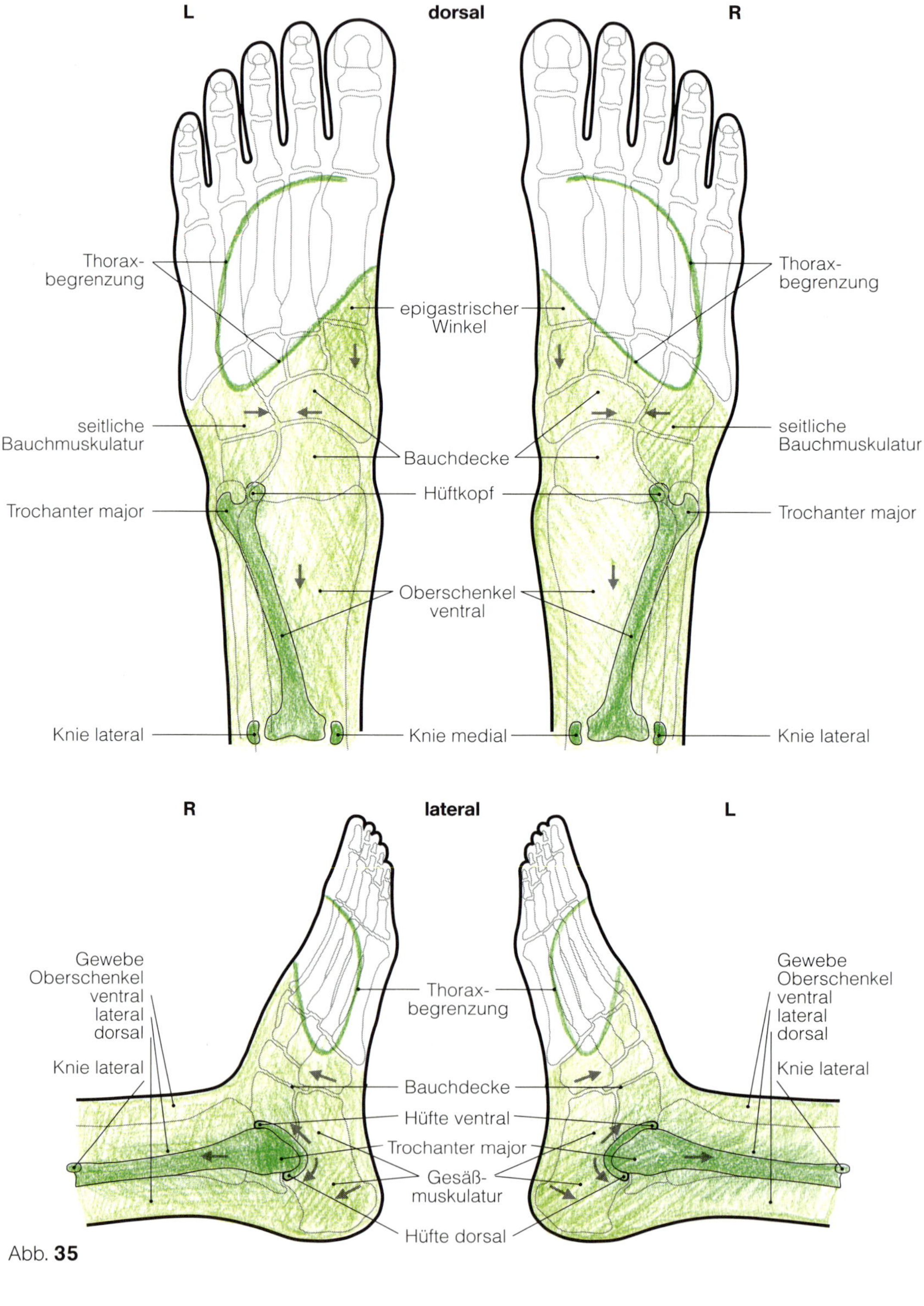

Abb. **35**

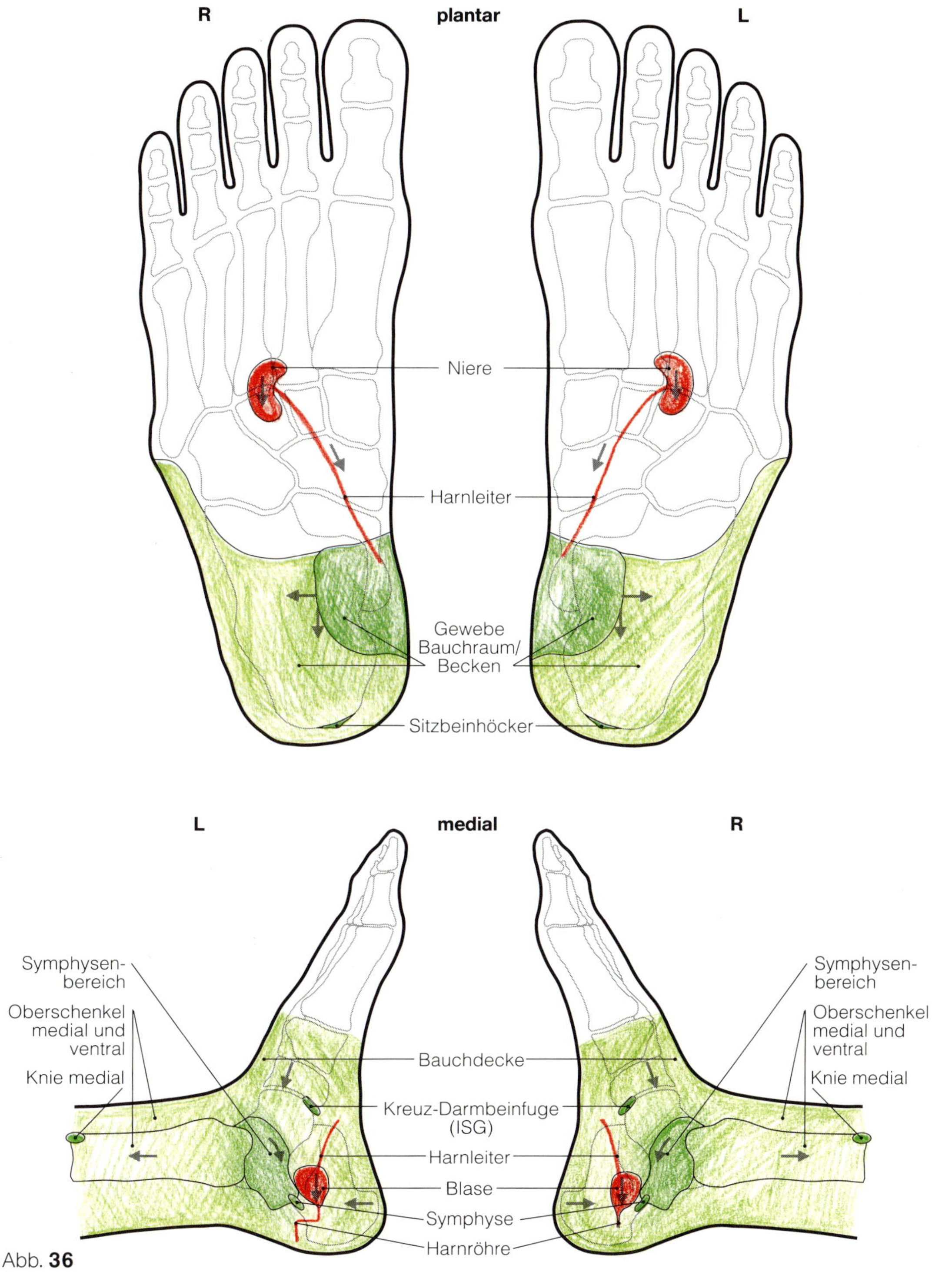
R
plantar
L
Niere
Harnleiter
Gewebe Bauchraum/ Becken
Sitzbeinhöcker
L
medial
R
Symphysen-bereich
Oberschenkel medial und ventral
Knie medial
Bauchdecke
Kreuz-Darmbeinfuge (ISG)
Harnleiter
Blase
Symphyse
Harnröhre
Symphysen-bereich
Oberschenkel medial und ventral
Knie medial

Abb. **36**

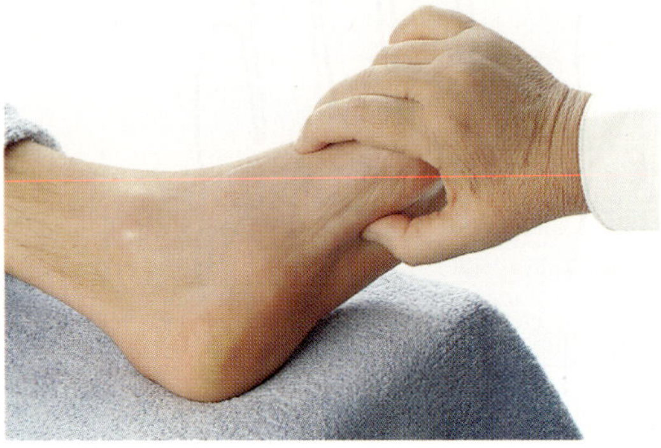

Abb. **37** Nierenzone

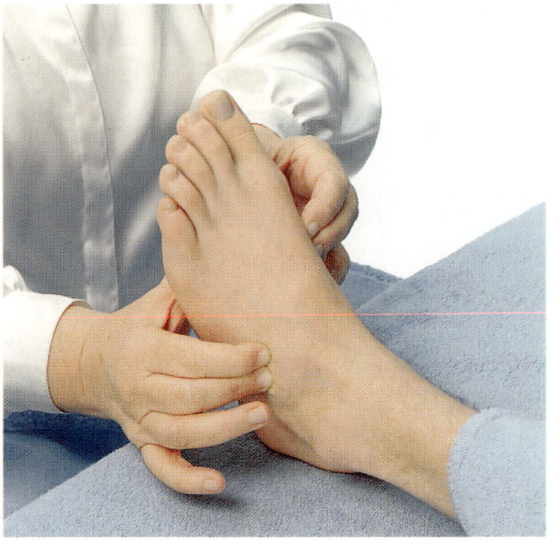

Abb. **38** Zone der seitlichen Bauchmuskulatur

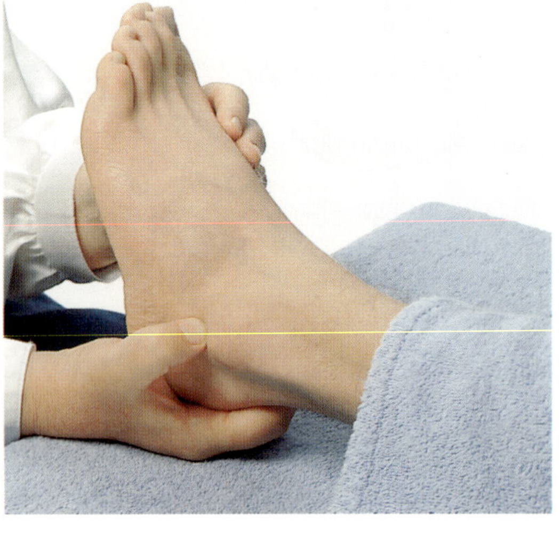

Abb. **39** Hüftzone

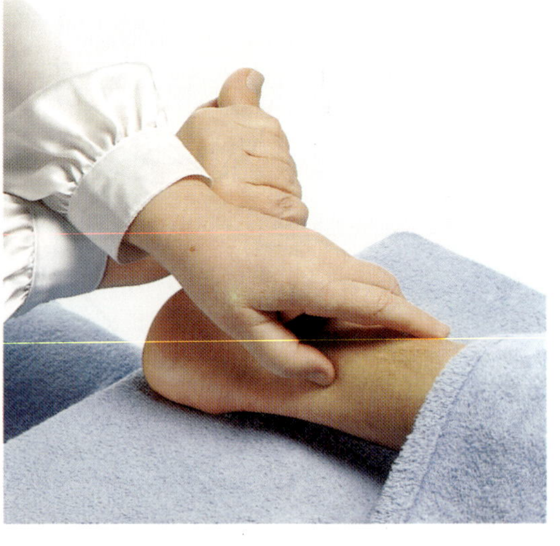

Abb. **40** Zone des medialen Oberschenkels

medialen Seite der Ferse weiche Fingerbeeren- oder Daumengriffe gewählt werden.
Am lateralen Fußrand werden vom Os cuboid (Würfelbein) bis zum proximalen Ende des Kalkaneus die Zonen der seitlichen **Bauch-** und **Gesäßmuskeln** *(Abb. 38)* mit einer oder zwei Fingerbeeren behandelt. Wenn eine gute Supination der Hand möglich ist, kann dort auch der Daumen arbeiten.
Die Zone des **Hüftgelenkes** *(Abb. 39)* um den äußeren Knöchel wird in ihrem vorderen Viertelkreis fast immer gut mit dem Daumen erreicht; beim hinteren Viertelkreis in Richtung Achillessehne bietet sich meist der Zeigefinger an.
Die **Oberschenkel** von medial und ventral *(Abb. 40)* werden mit dem Daumen, die von lateral und dorsal mit den Fingerbeeren erfaßt. Falls die Zone des Tractus iliotibialis eine spezielle Behandlung erfordert (etwa wegen einer am äußeren Oberschenkel vorhandenen Narbe), ist es sinnvoller, für diese Strecke den Daumen zu wählen. Hierzu ist eine gute Supinationsstellung der Hand und eine leichte Innenrotation des Fußes erforderlich. Vorsicht vor zuviel Druck auf den Fuß bei der Innenrotation!
Die **Kniezonen** werden punktuell mit Daumen oder Zeigefinger erfaßt. Sie können bei Belastung in einem Radius von etwa 1 - 2 cm schmerzhaft sein.

9.5 Die Zonen der Atmungsorgane und des Herzens

9.5.1 Allgemeine Hinweise

Die Zonen der Atmungsorgane beginnen im dorsalen Bereich der beiden Großzehen als Nasen-Rachen-Raum und überziehen mit den Zonen von Herz und Oberbauchorganen den ganzen Mittelfußraum bis zum Metatarsale 5. Von Herz und Lunge gehen die beiden am deutlichsten wahrnehmbaren Rhythmen, Herzschlag und Atemfrequenz, aus; miteinander sind sie durch den kleinen Kreislauf verbunden. Als drittes „Organ" gesellt sich der große Zwerchfellmuskel, das Diaphragma, zu dieser Funktionseinheit und stellt durch seine Bewegungsdynamik eine lebendige und wichtige Beziehung zwischen den Brustkorb- und Bauchraumorganen her.

9.5.2 Zeichnung der Zonen
(Abb. 41 u. 42, S. 78 u. 79)

9.5.3 Anatomische Lage der Zonen

9.5.3.1 Zonen der Organe der Atemwege

Der **Nasen-Rachen-Raum** nimmt den größten Teil der beiden Großzehen von dorsal ein. Beginnend im medialen Anteil neben den beiden Großzehennägeln als Stirnhöhle, enthält er nicht nur die Nase, sondern auch die Choanen (Öffnungen in den Nasen-Rachen-Raum) und die Kieferhöhlen . Er überschneidet sich partiell mit der Mundhöhle.
In der Nähe der Sehne des M. hallucis longus führt die **Luftröhre** als lineare Verbindung in die **Bronchien** weiter. Die Luftröhre, Bronchien und Lungen sind sowohl dorsal als auch plantar zu erreichen. Im dorsalen Fußbereich wird der ventrale Lungenanteil von den Rippen begrenzt; plantar erstreckt sich die Lunge über den ganzen Mittelfußraum bis hin zur Zone des Oberarmes.
Am unteren - proximalen - Rand des Quergewölbes bis zur Lisfranc-Linie und medial weiter in die Lendenwirbelsäule führend, befindet sich der große Muskel des **Diaphragmas (Zwerchfells)**.
Da Organüberlagerungen im Körper sich auch als Reflexzonenüberlagerungen zeigen, sind manche Bereiche im Mittelfuß gleichzeitig noch weiteren Organen zugeordnet, z.B. Leber, Milz, Magen, wie in den folgenden Kapiteln ausführlich besprochen.

9.5.3.2 Herzzone

Auch das **Herz** ist sowohl von dorsal als auch von plantar im distalen Teil der beiden Metatasale 1 zu erreichen. Nach links erweitert sich die Zone bis an den Rand des zweiten Mittelfußknochens, gemäß der Linksbetonung des Herzens im Thorax. Der distale Teil der Herzzone, direkt bis an den Großzehen- Grundgelenksspalt anschließend, ist den großen Zuführungsgefäßen aus dem Rumpf, der **Aorta** und der **oberen Hohlvene** , zugeordnet.

Atemorgane und Herz

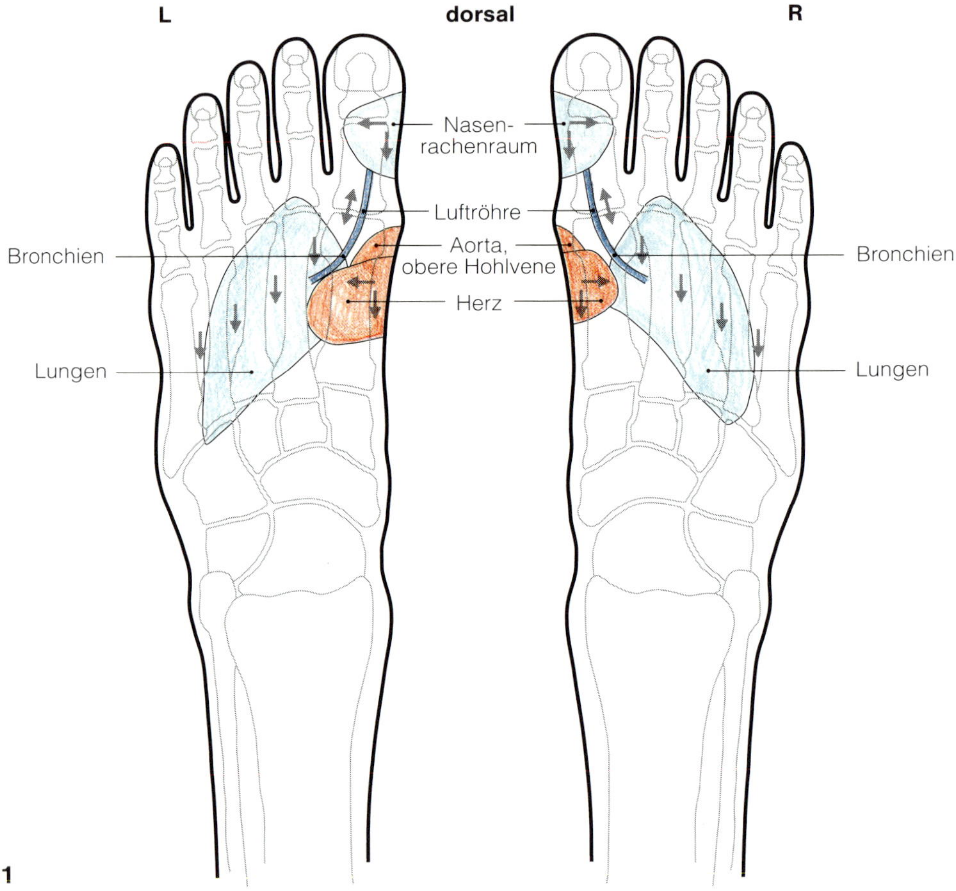

Abb. **41**

Die Herzzone endet sowohl plantar als auch dorsal, rechts und links, auf halber Länge der Mittelfußknochen 1 und liegt dort, plantar gut erkennbar, distal der Zone des Diaphragmas.

9.5.4 Arbeitsweise

9.5.4.1 Zonen der Atmungsorgane

An der Großzehe von dorsal, den Zonen des Nasen-Rachen-Raumes, wird der Zeigefinger, in Längs- oder Querbahnen arbeitend, eingesetzt.

Üblicherweise wird im Gebiet der Luftröhre und Bronchien die Arbeitsrichtung von distal nach proximal gewählt. Wenn die Expektoration (Abhusten) von Schleim aus den Atemwegen gefördert werden soll, kann in umgekehrter Richtung, auf den Nasen-Rachen-Raum zu, behandelt werden. Da die Längskörperzone 1 durch die anatomischen Gegebenheiten am Fuß besonders breit ist (der erste Strahl im Fußskelett ist mit der Großzehe und dem Mittelfußknochen 1 im Vergleich zu den vier anderen am umfangreichsten), ist es ratsam, die

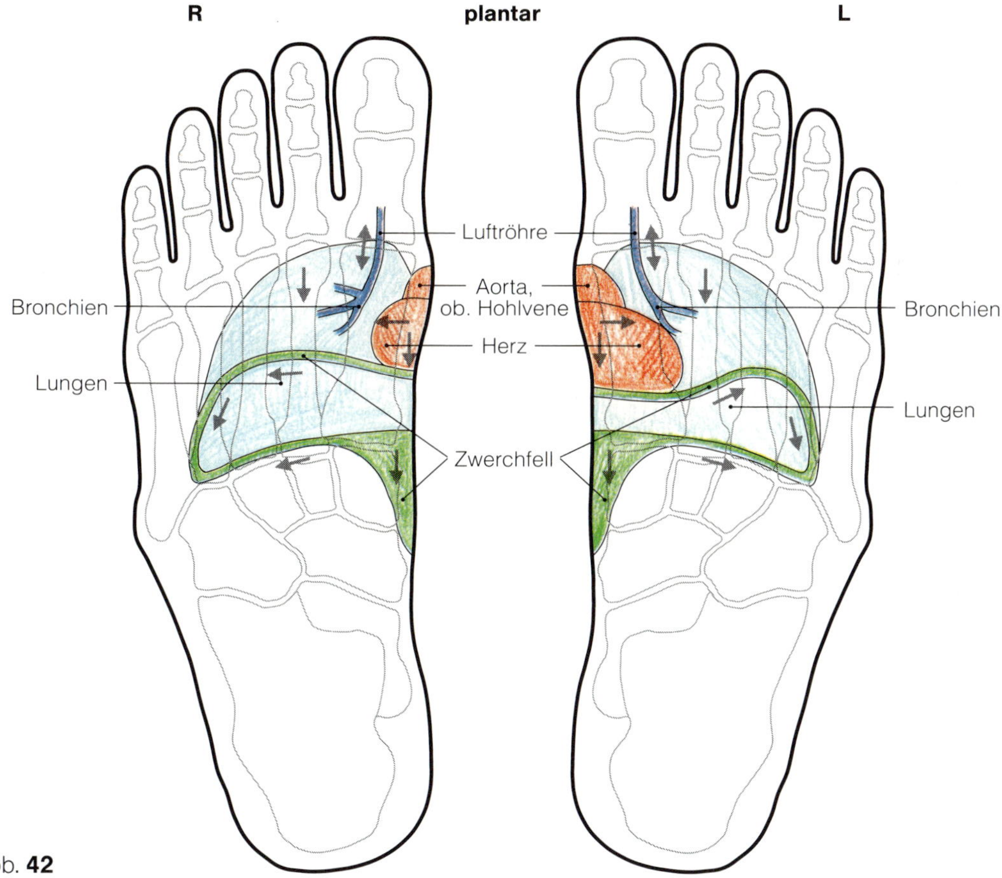

Abb. **42**

Überprüfung der Zonen von Luftröhre und Bronchien bis zur lateralen Begrenzung der Längskörperzone 1 auszudehnen, um den individuellen Behandlungsschwerpunkt zu finden. Die gleichen Überlegungen gelten für die Zone der Speiseröhre, deren anatomische Lage streckenweise mit der Lage von Luftröhre und Bronchien identisch ist.

Die Zonen der **Lungen** werden so erfaßt wie die des Thorax: Von dorsal mit dem Zeigefinger *(Abb. 43),* von plantar mit dem Daumen.

Wenn der Fuß entspannt in der Außenrotation gelagert ist, läßt sich das **Diaphragma** von medial nach lateral in untereinanderliegenden Bahnen vom unteren Quergewölberand bis zur Lisfranc-Linie gut erfassen. Bei Patienten mit starker Atemfehlfunktion hat es sich bewährt, am proximalen Rand des Quergewölbes, das der oberen Zwerchfellbegrenzung entspricht, mit senkrecht fersenwärts gestelltem Daumen tief in das Gewebe zu arbeiten. Meist wird die Atmung spontan ruhiger und tiefer. Der Zwerchfellzipfel als partieller Ursprung des Diaphragmas, der LWS etwa bis in Höhe des 3. Lumbalwirbels vorgelagert, kann etwas mehr plantar der LWS-Zone behandelt werden.

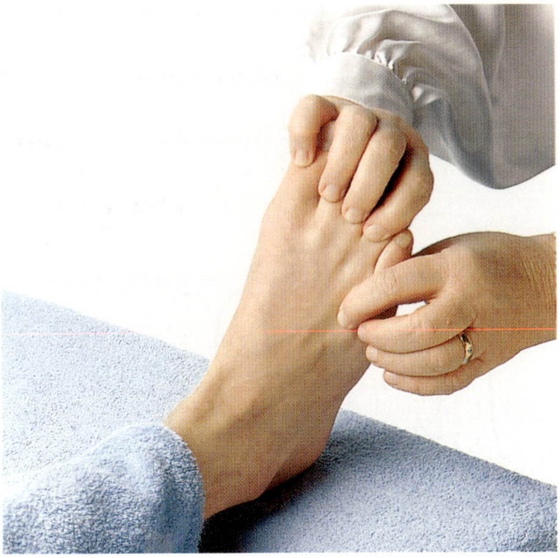

Abb. **43** Zone des lateralen Thorax und Lungen von dorsal

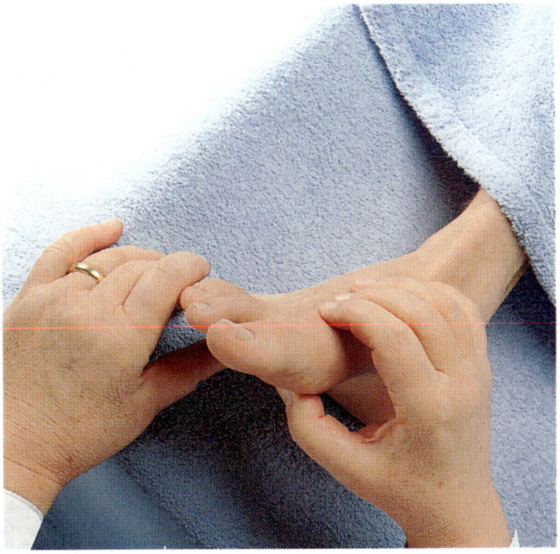

Abb. **44** Plantare Herzzone

9.5.4.2 Herzzone

Für das **Herz** bietet sich die gleiche Arbeitsweise wie beim Brustbein an: Dorsal mit dem Zeigefinger in Längs- oder Querbahnen, plantar mit dem Daumen. Bei der Behandlung der Herzzone von plantar, die auch die herznahen Anteile der zuführenden Gefäße Aorta und Vena cava beinhaltet, ist besonders darauf zu achten, daß sie nicht schon am Grundglied der Großzehe (=Nacken), sondern anatomisch exakt vom Großzehengrundgelenksspalt ausgehend behandelt wird *(Abb. 44)*.

9.6 Zonen des Verdauungstraktes

9.6.1 Allgemeine Hinweise

Dieses System stellt die umfangreichste Zonengruppe dar und wird in seinem physiologischen Verlauf der Nahrungsaufnahme, -verarbeitung und -ausscheidung besprochen, mit Ausnahme von Leber und Gallenblase, die am Schluß des Magen-Darm-Traktes hinzugefügt werden.

9.6.2 Zeichnung der Zonen
(Abb. 45 und 46, S. 82 u. 83)

9.6.3 Anatomische Lage der Zonen

Bereits zum dritten Mal tritt die Dorsalseite der Großzehe als Ausgangspunkt einer Zonengruppe in den Mittelpunkt, denn der Nasen-Rachen-Raum und die **Mundhöhle** überschneiden sich teilweise.
Der **Ösophagus (Speiseröhre)** verläuft rechts und links an der gleichen Stelle mit der Luftröhre bis zum Beginn der Bronchien, um dann am linken Fuß plantar bis in das untere Drittel des Metatarsale 1 zu führen. Dort, direkt auf der Höhe der oberen Zwerchfellbegrenzung am Quergewölbe, findet der erste Abschnitt der Zonen des Verdauungstraktes durch den Sphinktermuskel der **Kardia** (Mageneingang) seinen Abschluß.
Die Zone des **Magens** breitet sich am linken Fuß im unteren Drittel von Mittelfußknochen 1, 2, und 3 bis in die Keilbeine 1, 2, 3 aus, am rechten um die Basis von Mittelfußknochen 1 bis in das Keilbein 1. Je nach Größe, Lage und Volumen in situ findet die linksseitige Magen-

zone jedoch bereits mit dem Mittelfußknochen 2 und Keilbein 2 ihre laterale Begrenzung. Zwischen Basis Metatarsale 1 und 2 am rechten Fuß befindet sich der Übergang in den Dünndarm als Zone des **Pylorus** (Magenpförtner). Von dort aus erstreckt sich rechts und links am Fuß über die Keilbeine 1 bis 3, das Kahnbein und partiell auch das Würfelbein bis zum proximalen Anteil des Fersenbeines das umfangreiche Gebiet des **Dünndarmes** in seinen drei Abschnitten Duodenum, Jejunum und Ileum, die allerdings beim Behandeln nicht voneinander differenziert werden können.
Lediglich der Übergang vom Ileum (letzter Teil des Dünndarmes) zum Zökum (erster Teil des Dickdarmes) läßt sich am rechten Fuß deutlich erfassen als **Ileozökal-** oder **Bauhin-Klappe**. Sie bildet eine kleine punktuelle Stelle zwischen Os cuboid (Würfelbein) und Kalkaneus (Fersenbein), etwa am Übergang in das äußere Drittel des Fußes. Diese Zone läßt sich auch am Fußrücken, der plantaren gegenüber, gut erreichen.
Wo die Zone des Duodenums die des Pankreaskopfes bogenförmig umgibt, anatomisch etwa zwischen Keilbein 1 und 2, nahe der Lisfranc-Linie, findet sich eine kreisrund begrenzte Stelle, die die Zonen des **Oddi-Sphinkters** und der **Vater-Ampulle** kennzeichnet; sie erweist sich vor allem bei Patienten mit Hepatopathien bzw. Pankreas- und Gallenflußstörungen als auffällig.
Im lateralen Drittel des rechten Fußes beginnt am Fersenbein plantar die Zone des **aufsteigenden Dickdarms**, die in der Basis Metatarsale 4 als die sog. Leberflexur in die horizontale Zone des **Querkolons** übergeht. Diese nimmt, etwas nach proximal geschwungen, den Raum der drei Keilbeine, am rechten wie am linken Fuß, bis in die Zone der Milzflexur im proximalen Drittel des Metatarsale 4 ein. Von dort führt die Zone des absteigenden Dickdarms im plantaren äußeren Drittel des linken Fußes bis ins Fersenbein, wo sich die S-förmige Schlinge, das **Sigmoid,** anschließt. Das **Rektum (Mastdarm)** ist als Organ der Körpermitte wiederum an beiden Füßen, dem Kreuzbein vorgelagert, zu erfassen, an das sich im unteren Teil des medialen Fersenbeines der letzte Sphinkter im Verdauungstrakt, **Anus** oder **After** , anschließt.
Weitaus den größten Teil des proximalen Mittelflußraumes des rechten Fußes nimmt die **Leber** ein, an deren unterem Rand, etwa in der Basis Mittelfuß 3, manchmal auch auch etwas weiter nach lateral, sich die **Gallenblase** befindet. Auch die Gallenblase kann, wie die Bauhin-Klappe, am Fußrücken, ihrer plantaren Zone gegenüber, behandelt werden. Der linksseitige Anteil der Leber ist partiell identisch mit der Magenzone am linken Fuß.
Obwohl auch das Pankreas teilweise dem Verdauungstrakt zugehört, wird es erst in der Zonengruppe 7 (endokrine Drüsen) ausführlich besprochen *(s. S. 88 ff)*.

9.6.4 Arbeitsweise

Die **Mundhöhle** wird in der distalen Hälfte des Grundgliedes der Großzehe von dorsal mit dem Zeigefinger behandelt, ebenso der dorsal gelegene Beginn des Ösophagus (Speiseröhre). Zur plantaren Fortsetzung des Ösophagus eignet sich der Daumen.
Sowohl der **Magen** als auch der **Dünndarm** *(Abb. 47)* können am nach außen rotierten rechten und linken Fuß am leichtesten von medial nach lateral in untereinanderliegenden Querbahnen erfaßt werden.
Der aufsteigende, querverlaufende und absteigende **Dickdarm** bis in das **Sigmoid** werden in der Richtung des Transportes des Speisebreies behandelt. Lediglich am rechtsseitigen Querkolon kann auch in entgegengesetzter Richtung, also von medial nach lateral, gearbeitet werden, denn die peristaltischen Bewegungen gehen in diesem Teil des Dickdarmes noch in beide Richtungen.
Falls bei einem Patienten der letzte Teil des Dickdarmes, das **Rektum** (Mastdarm), in seinem Volumen deutlich ausgesackt und erschlafft und die Defäkation dadurch beeinträchtigt ist, kann diese Zone auch in entgegengesetzter Richtung der Nahrungsausscheidung behandelt werden, als Stimulans zur besseren Darmentleerung.
Von den Zonen Anus, Kardia, Pylorus, Ileozäkal-Klappe und Gallenblase werden die plantaren mit dem Daumen, die dorsalen mit dem Zeigefinger punktuell erfaßt.
Bei der **Leber** bietet sich an beiden Füßen so-

Verdauungstrakt

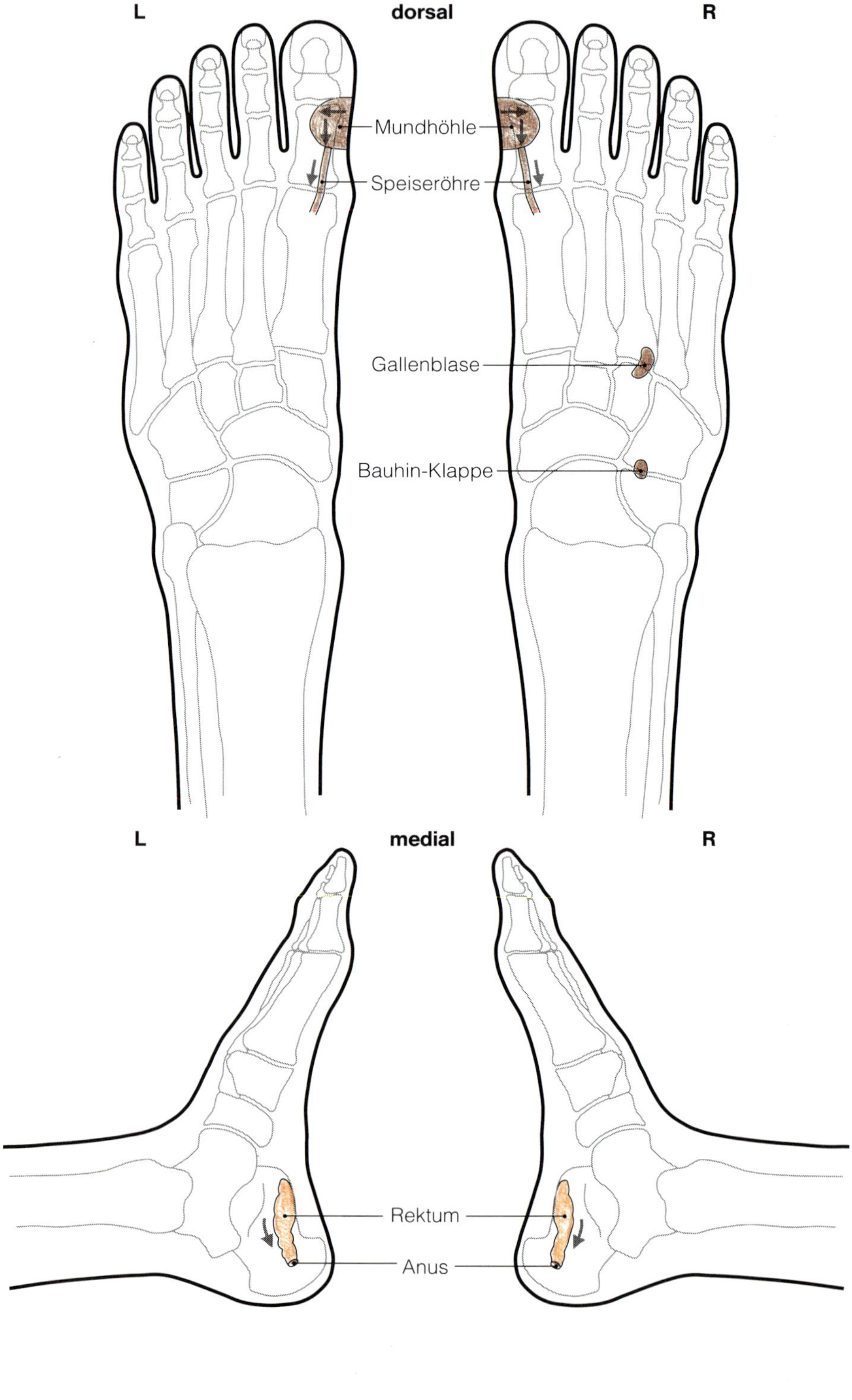

Abb. **45**

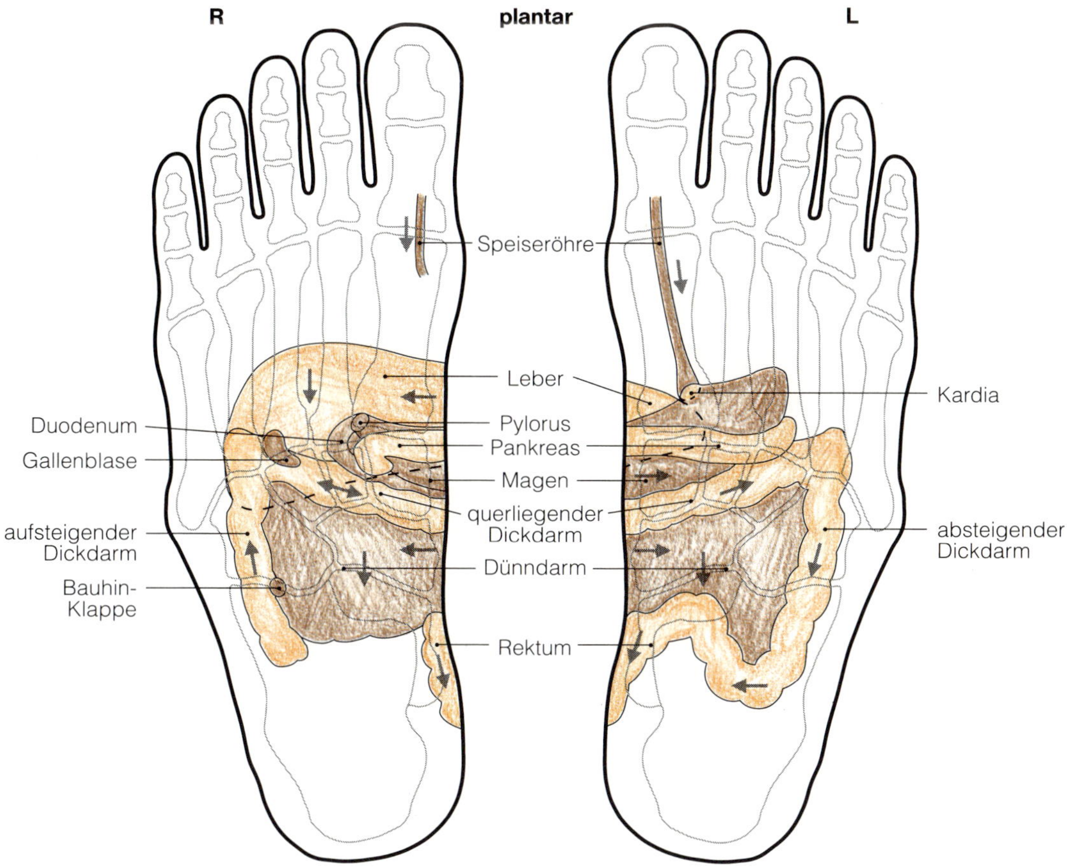
R
plantar
L
Speiseröhre
Leber
Kardia
Duodenum
Pylorus
Gallenblase
Pankreas
Magen
querliegender Dickdarm
aufsteigender Dickdarm
absteigender Dickdarm
Dünndarm
Bauhin-Klappe
Rektum

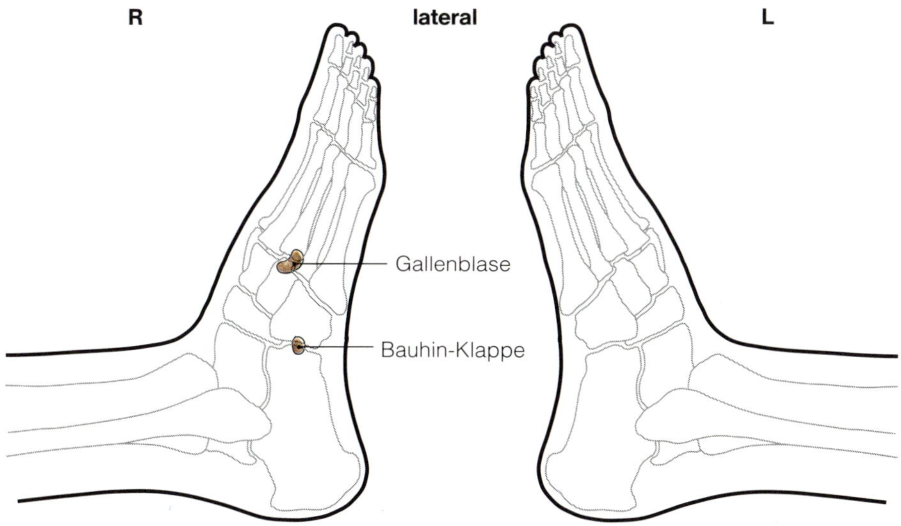
R
lateral
L
Gallenblase
Bauhin-Klappe

Abb. **46**

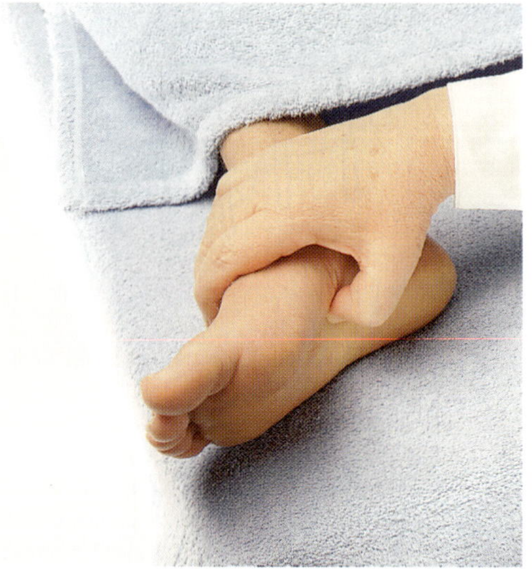

Abb. **47** Darmzone

wohl die Arbeitsweise von distal nach proximal als auch von medial nach lateral an. Die Zonen des unteren und äußeren Leberrandes plantar und dorsal sind erfahrungsgemäß am häufigsten belastet.

9.7 Zonen des Lymphsystems, Solarplexus

9.7.1 Allgemeine Hinweise

Im Rahmen des Lymphgefäßsystems werden die wichtigsten Bahnen mit ihren Lymphknoten und -organen besprochen. Wir sollten jedoch bedenken, daß das Lymphsystem genauso weit verzweigt ist wie das Blutsystem, so daß wir überall, wo wir behandeln, neutral sowohl mit den Blutbahnen als auch mit dem Lymphsystem in Verbindung sind. Allerdings ist das letztere nicht in sich geschlossen wie das venöse und arterielle System, sondern beginnt im Organismus in den Zellzwischenräumen der peripheren Gewebeschichten.
Die Zone des Plexus coeliacus, bekannter unter dem Synonym **Solarplexus,** ließe sich auch im Rahmen anderer Systeme besprechen. Daß sie hier den Lymphzonen zugeordnet wird, ist einerseits eine Frage der möglichst deutlichen Darstellung, andererseits bilden Vegetativum und Lymphsystem eine funktionelle Einheit.

9.7.2 Zeichnung der Zonen
(Abb. 48 u. 49, S. 86 u. 87)

9.7.3 Anatomische Lage der Zonen
9.7.3.1 Lymphsystem

Das Gebiet des Nasen-Rachen-Raumes, in der dorsalen Mitte der Großzehen dargestellt, ist besonders umfassend mit Lymphbahnen und -organen versorgt und schließt den **lymphatischen Rachenring** ein.
In situ wie in der Entsprechung am Fuß, finden sich die **seitlichen Lymphstränge** des Halses bis zur Klavikula, einerseits vom Proc. mastoideus, andererseits vom Kiefergelenk ausgehend. Im Mittelpunkt stehen die punktuellen Zonen der **Tonsillen,** die sich deutlich tasten lassen, wenn eine gedachte Linie das dorsale Grundglied der großen Zehen waagerecht nach lateral halbiert.
Das Lymphsystem von Kopf und Hals kann auch an den Interdigitalräumen erfaßt werden, so wie in früheren Jahren gebräuchlich, bevor die Zonen der seitlichen Lymphstränge in der Exaktheit, in der sie heute bekannt sind, erarbeitet wurden.
Die **Eustachi-Röhre** (Ohrtrompete) läßt sich am rechten wie am linken Fuß gut von plantar im Gelenkspalt zwischen Mittel- und Grundglied der Zehen 2, 3 und 4 erreichen.
Die Zone des **Thymus** ist von der des Brustbeines kaum unterscheidbar, zumal ihre Größe und Lage sehr variabel sein kann.
Ganz in der Nähe der Schultergelenke, an den medialen Köpfchen von Metatarsale 5, sind am rechten wie am linken Fuß dorsal und plantar die **Axillarlymphbahnen** angeordnet.
Die Zone der **weiblichen Brust** führt im mittleren Teil der dorsalen Mittelfußknochen vom lateralen Rand des Sternums bis zur Axilla.
Die Zone der **Milz** befindet sich am linken Fuß, sowohl plantar als auch dorsal im unteren Drittel des Metatarsale 4. Die dorsale Zone wurde neu in die Darstellung aufgenommen; damit möchte ich die Bedeutung der Milz hervorheben.

Am rechten Fuß läßt sich die Zone der **Appendix (sog. Blinddarm)** tasten, etwa an der gleichen Stelle wie die *Bauhin*-Klappe, also zwischen Würfel- und Fersenbein plantar und dorsal.
Das Lymphsystem des **Beckens** füllt fast den ganzen proximalen Zonenanteil des Fersenbeines von medial und lateral aus. Am Fußrücken stellt die Verbindung vom äußeren zum inneren Knöchel die **Lymphbahnen der Leistenbeuge** dar; sie zieht sich wie ein breites Band am Sprunggelenk entlang und breitet sich nach medial in die Lymphzonen von unterem Bauch und Oberschenkel aus.
Das ganze distale Gebiet des Unterschenkels umfaßt die Zonen der Lymphbahnen der **Oberschenkel** , therapeutisch am nutzbarsten allerdings medial und lateral entlang der Achillessehne bis an die Knochenstruktur von Tibia und Fibula.
Das Lymphgebiet um die **Knie** ist im erweiterten Radius um die Kniezonen zu erfassen, das der **Kniekehle** auf der gleichen Höhe wie die Kniezonen, dorsal am Unterschenkel.

9.7.3.2 Solarplexus

Die Zone des Solarplexus erstreckt sich am rechten wie am linken Fuß von der Basis der Mittelfußknochen 1 bis in die Keilbeine 1 und ist in seinen zentralen Anteilen mit Bereichen der Magenzone identisch.

9.7.4 Arbeitsweise

9.7.4.1 Lymphsystem

Der **lymphatische Rachenring,** soweit er den Nasen-Rachen-Raum betrifft, wird mit der Fingerbeere behandelt, die seitlichen Lymphstränge am Hals mit alternierenden Streichungen der beiden Zeigefingerbeeren *(vgl. S. 31, Alternierende Streichungen)*, insbesondere bei Patienten mit Lymphbelastungen im Kopf und Hals. Mit Aufmerksamkeit und etwas Übung ist gut zu unterscheiden, ob diese Streichungen fließend durchgeführt werden können oder ob der Arbeitsfluß stockt. Bei guter Durchlässigkeit im Gewebe sind die Streichungen länger; bei Stauungen sind sie kürzer und werden öfters wiederholt.

Die **Schwimmhäute** *(Abb. 50)* in den Zehenzwischenräumen können auch mit Daumen- und Zeigefingerbeeren in Richtung distal gedehnt werden *(vgl. S. 31)*. Dies bietet sich dann an, wenn keine spezielle und akute Indikation für das Lymphgebiet von Kopf und Hals vorliegt. Da der Interdigitalraum zwischen Großzehe und der 2. Zehe besonders weit ist, wird dort sowohl von der lateralen Großzehenseite als auch von der 2. Zehe aus an der Schwimmhaut gedehnt.
Bei deutlicher und akuter Lymphsymptomatik im Kopf und Hals, z.B. bei Zahnschmerzen, Otitis media, Sinusitis, ist es jedoch ratsam, auch in den Zehenzwischenräumen die Streichungen von distal nach proximal durchzuführen. Am einfachsten legen sich die alternierend arbeitenden Zeigefinger hierzu in die Gewebefalte zwischen den Zehen und streichen von dort in Richtung der Zehengrundgelenke. Es ist sinnvoll, sich je nach Krankheitsbild des Patienten für eine der beiden Arbeitsweisen zu entscheiden und sie nicht zu vermischen.
Die **Axillarlymphzonen** werden am medialen Köpfchen Metatarsale 5, dorsal sowie plantar, weich mit dem Zeigefinger bzw. Daumen erfaßt. Die Zonen der **weiblichen Brust** können, wenn keine besonderen Belastungen vorliegen, in den Zwischenräumen der Mittelfußknochen dorsal mit dem Zeigefinger behandelt werden, ähnlich wie Schultergürtel und Thorax *(s. S. 71)*.
Falls Stauungen, Schmerzen oder postoperative Versorgung eine eingehendere Behandlung erfordern, wählen wir den sog. **Samtpfötchengriff** : Zwei Fingerbeeren von jeder Hand stehen einander gegenüber, die beiden Daumen stützen von plantar das Quergewölbe. Während die Hände nacheinander weich aus der Dorsalflexion in die normale Stellung schwingen, gehen die Fingerbeeren auf ihre Kuppen und setzen sanft aber deutlich den therapeutischen Reiz im mittleren Drittel der dorsalen Mittelfußknochen. Die Handgelenke schwingen entspannt ebenfalls nacheinander wieder in die leichte Dorsalflexion zurück. Die Arbeitsrichtung führt aus der Nähe des Brustbeines in die Axilla. Während die beiden Fingerbeeren der einen Hand in kleinen Schritten vorwärtsgehen, gehen die der anderen Hand

Lymphsystem

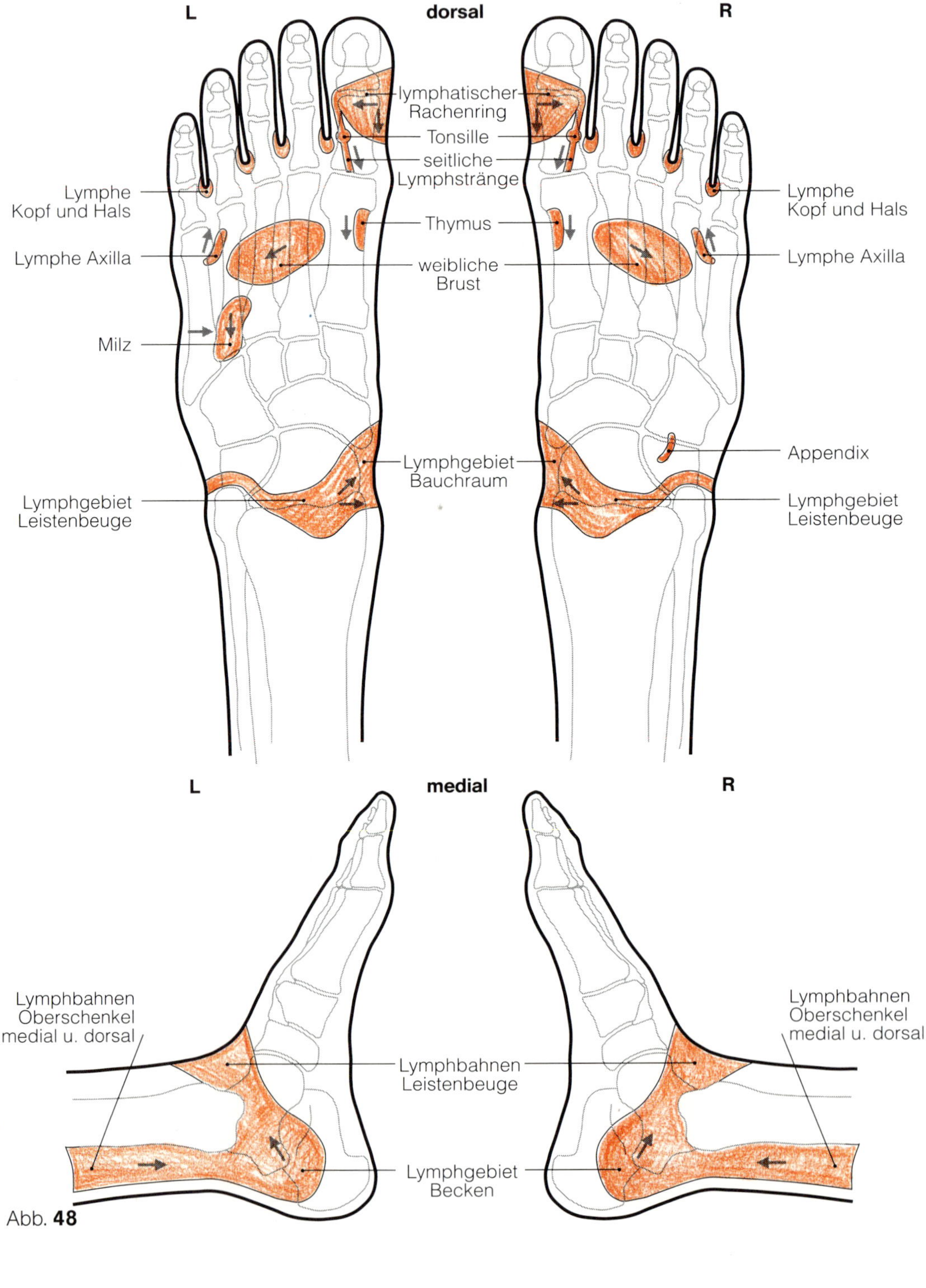

Abb. **48**

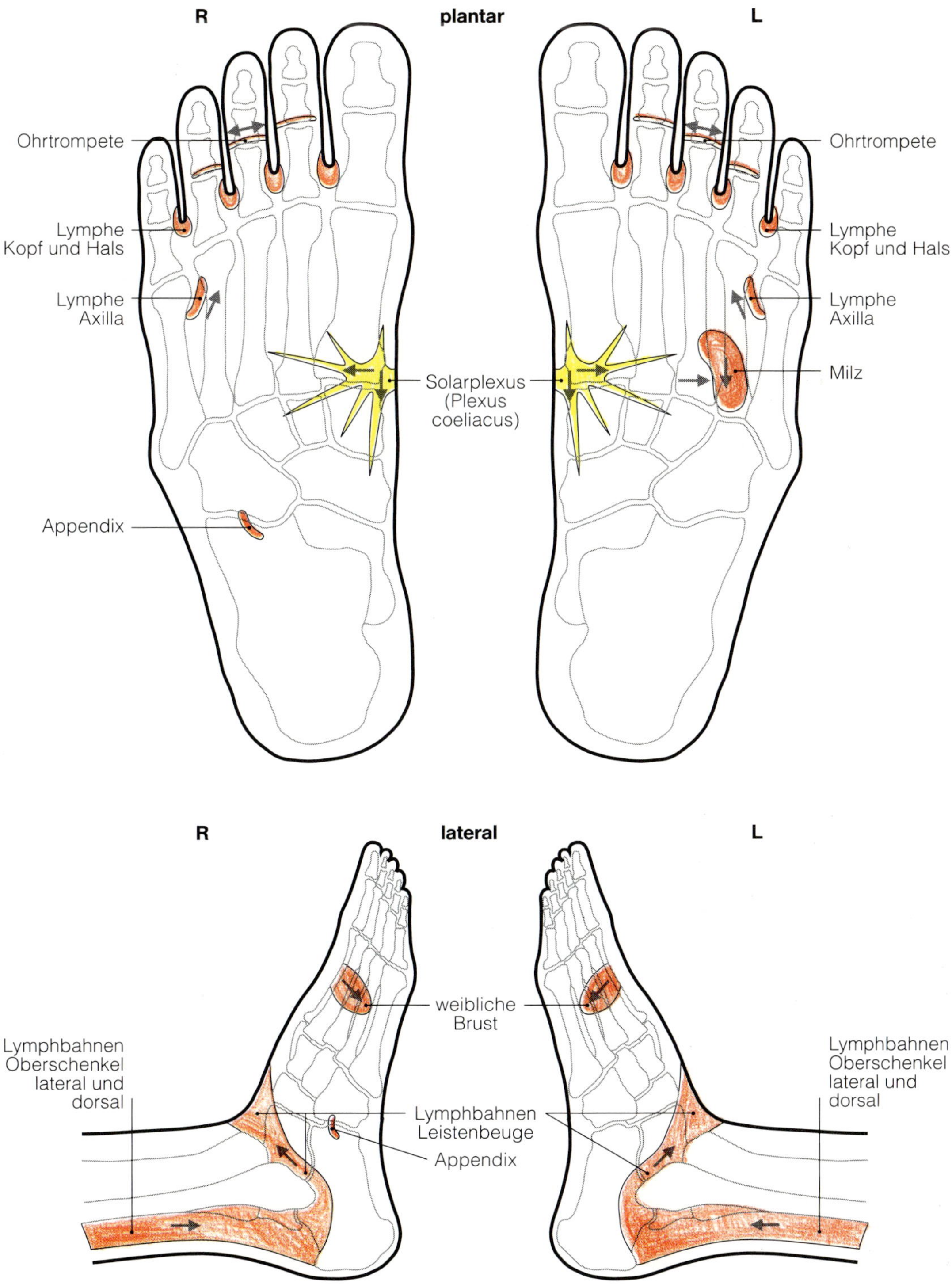
R
plantar
L
Ohrtrompete
Ohrtrompete
Lymphe Kopf und Hals
Lymphe Kopf und Hals
Lymphe Axilla
Lymphe Axilla
Solarplexus (Plexus coeliacus)
Milz
Appendix
R
lateral
L
weibliche Brust
Lymphbahnen Oberschenkel lateral und dorsal
Lymphbahnen Oberschenkel lateral und dorsal
Lymphbahnen Leistenbeuge
Appendix

Abb. **49**

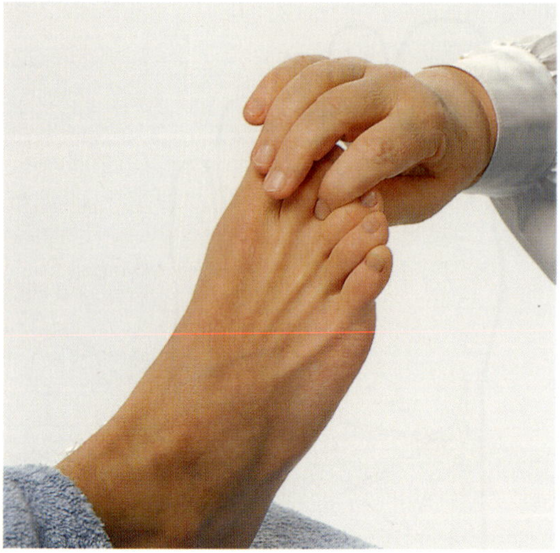

Abb. **50** Zonen des Lymphgebietes von Kopf und Hals

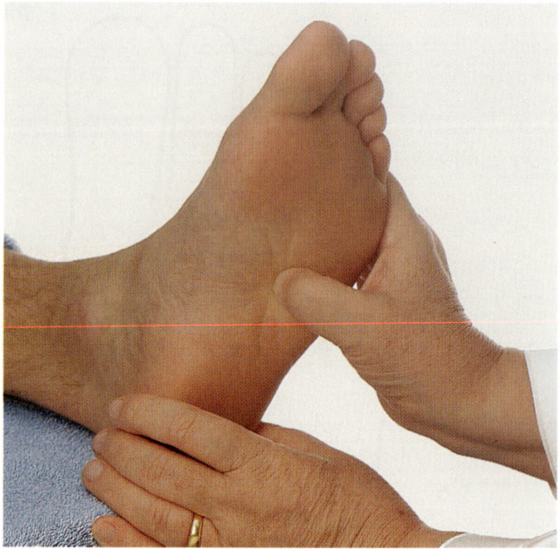

Abb. **51** Zone der Milz

rückwärts.
Die **plantare Milzzone** *(Abb. 51)*, im proximalen Drittel des vierten Mittelfußknochens, wird vom Daumen, die dorsale vom Zeigefinger gut erreicht. Für die Appendix gilt das gleiche: Plantar behandelt der Daumen punktuell, dorsal der Zeigefinger.
Im **medialen Lymphgebiet des Beckens** wird weich mit dem Daumen in mehreren Bahnen in Richtung Leistenbeuge gearbeitet; von lateral erreicht der Zeige- und Mittelfinger das Gebiet am Kalkaneus meist besser. Falls eine gute Supination der Hand möglich ist, kann auch der Daumen eingesetzt werden.
Der Daumen behandelt auch das **Lymphgebiet der Leistenbeuge** von lateral nach medial. Hierbei sind die vier Finger relativ weit unter die Ferse zu legen, damit die Daumenbeere flach unterhalb des äußeren Knöchels ansetzen kann. Während der Daumen weiter nach medial arbeitet, bewegt die stützende andere Hand den Fuß allmählich weich in die Außenrotation. Die Lymphbahnen der Leistenbeuge enden medial vor dem inneren Knöchel.
Das **mediale Lymphgebiet der Oberschenkel** wird mit den beiden flach anliegenden Daumenbeeren alternierend von proximal nach distal bis an den inneren Malleolus und den hinteren inneren Fersenbeinrand gestrichen. Von **lateral** besorgen die Fingerbeeren 3 und 4, ebenfalls von proximal nach distal an der Achillessehne entlangführend, die alternierenden Streichungen.

9.7.4.2 Solarplexus

Er wird am rechten wie am linken Fuß mit dem Daumen behandelt und kann genauso gut von medial nach lateral wie von distal nach proximal erfaßt werden.
Bei Patienten mit **spastischen** Zuständen wird der Verweilgriff gewählt, bei hypotonen und **vegetativ geschwächten** Patienten wird tonisierend gearbeitet.

9.8 Zonen der endokrinen Drüsen

9.8.1 Allgemeine Hinweise

Innerhalb dieses Systems liegen für die Zone der Hypophyse bisher am wenigsten therapeutische Erfahrungen vor. Ich hatte im Laufe meiner Praxistätigkeit nur einige Male die Gelegenheit, diese Zone bei Patienten mit Hypo-

physentumoren zu überprüfen, ohne daß ich daraus therapeutische Maßnahmen oder Rückschlüsse ableiten konnte.
Bei den übrigen Drüsen mit innerer Sekretion fällt das Auffinden und Therapieren der Zonen wesentlich leichter.

9.8.2 Zeichnung der Zonen
(Abb. 52 und 53, S. 90 u. 91)

9.8.3 Anatomische Lage der Zonen

Die **Hypophyse** ist erreichbar am medialen Periostrand der beiden Großzehenendglieder von plantar, wo sich deren Köpfchen in die Basis verbreitern.
Die **Thyreoidea** (Schilddrüse) weist sowohl dorsal als auch plantar eine Reflexzone auf. Die dorsale ist am proximalen Drittel der Grundglieder der Großzehen, etwa über zwei Drittel von deren Breite zu erfassen. Die plantare Stelle liegt um die beiden Großzehengrundgelenke angeordnet und ist umfangreicher als die dorsale. Sie bezieht sich auf die ganze Fläche um den 7. Halswirbel, der in situ der Thyroidea gegenüberliegt. Bei einer Belastung bzw. bindegeweblichen Verdickung dieses Gewebes wird die Stelle im Volksmund als „Hormonbuckel" bezeichnet.
Der **Thymus** könnte genausogut in die hormonellen Zonen eingegliedert werden, wurde jedoch in Zusammenhang mit dem Lymphsystem *(S. 84 ff)* besprochen.
Die Zonen der **Nebennieren** befinden sich am distalen Ende der Nieren und ragen z.T. etwas in den Zwischenraum zwischen Basis Metatarsale 2 und 3.
Die Zone des **Pankreas** ist als Pankreas**kopf** am rechten Fuß zwischen Mittelfußbasis 1 und Keilbein 1 zu finden. Mitte und kaudales Ende liegen am linken Fuß zwischen Mittelfußbasis 1, 2, 3 und Keilbein 1, 2, 3, wo sie lateral von der Milz begrenzt wird.
Die **Genitalzonen** sind vornehmlich medial angeordnet, etwa zwischen Mitte und proximalem Drittel des Fersenbeines. Bei der Frau ist dies der **Uterus,** der in der **Vagina** (Scheide) seine Fortsetzung nach proximal findet und am hinteren Fersenbeinrand in den Beckenboden, den sog. Damm, führt.
Da sich der Fuß in diesem Bereich sehr viel breiter und umfangreicher als das Becken in situ präsentiert, kann die Zone der **Eileiter** und **Ovarien** aufgrund ihrer Mittenlage sowohl von medial als auch von lateral am Fuß erfaßt werden.
Die **mediale** Stelle der Ovarien ist auf den Zeichnungen nicht angegeben; sie ist teilweise identisch mit der Uteruszone und schließt sich an deren Übergang an die Zone der Eileiter an, etwa bis zum Beginn des Talus. Von **lateral** läßt sich die Begrenzung des Ovars in der Mitte einer gedachten diagonalen Linie zwischen dem unteren Rand des äußeren Malleolus und der abgerundeten Rechteckspitze der Fersen finden und setzt sich von dort aus etwas nach distal fort.
Die Zone der **Eileiter** verbindet am rechten und linken Fuß, von unterhalb des lateralen Malleolus ausgehend, die Zone von Ovar mit der des Uterus.
Beim Mann schließt sich an die Zone der **Prostata** , die in etwa der Lage des Uterus im weiblichen Becken entspricht, auf dem oberen inneren Kalkaneusrand aufliegend, die der **Hoden** und des **Penis** an.
Für die männlichen Genitalzonen gilt wie für die weiblichen: Der **Leistenkanal** entspricht einerseits weitgehend dem von medial beschriebenen Eileiter; andererseits lassen sich, ähnlich der lateralen Lage des Ovars und des Eileiters auch die Zone des Leistenkanals und Samenstranges von lateral nach medial erreichen.

9.8.4 Arbeitsweise

In der **Hypophyse** wird nur von plantar (nicht von medial) punktuell mit senkrecht fersenwärts gestelltem Daumen behandelt (ähnliche Stellung wie bei den Zonen der Schädelbasis und Ohrtrompete; *s. S. 64).* Ich beziehe diese Zone als wesentlichen Teil des endokrinen Systems bei hormonellen Störungen und Insuffizienzen generell tonisierend ein.
Bei Patienten mit Kopf- und Schädeltraumen, Tumoren oder Operationen im Kopfbereich wird in der Hypophysenzone jedoch konsequenterweise nur mit dem sedierenden Verweilgriff gearbeitet bzw. diese Zone ganz ausgespart.

Endokrine Drüsen

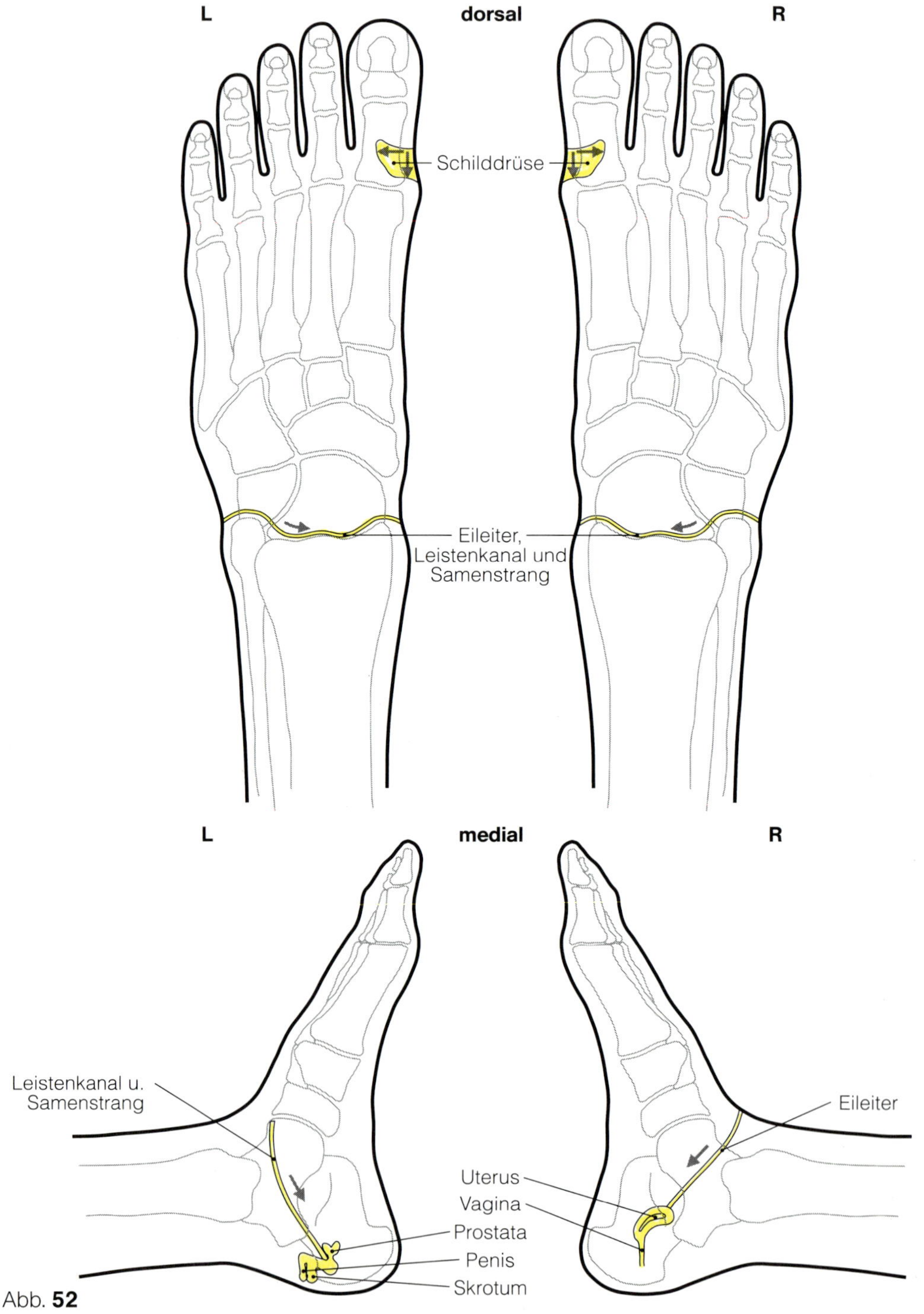

Abb. **52**

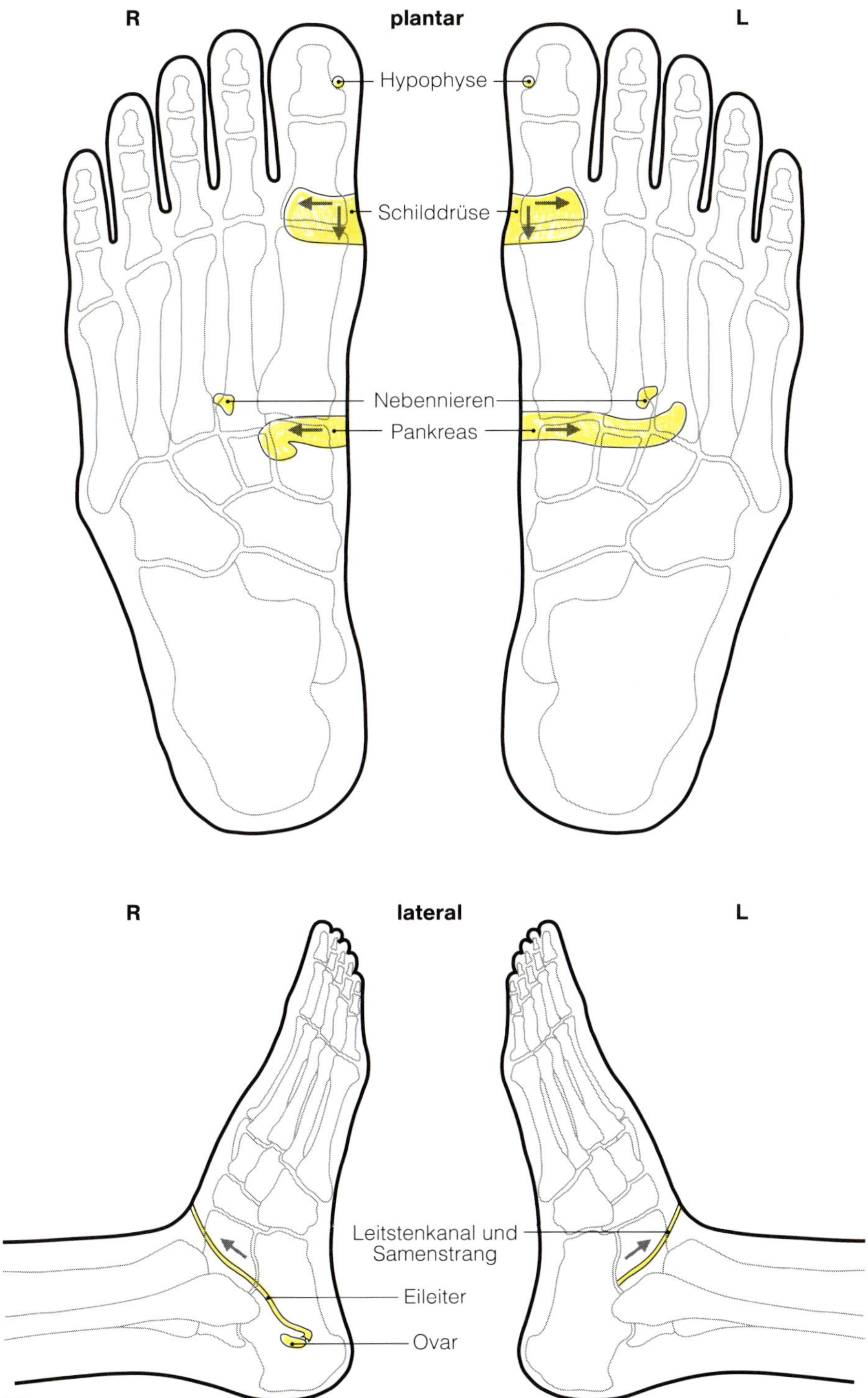
R
plantar
L
Hypophyse
Schilddrüse
Nebennieren
Pankreas
R
lateral
L
Leitstenkanal und
Samenstrang
Eileiter
Ovar

Abb. **53**

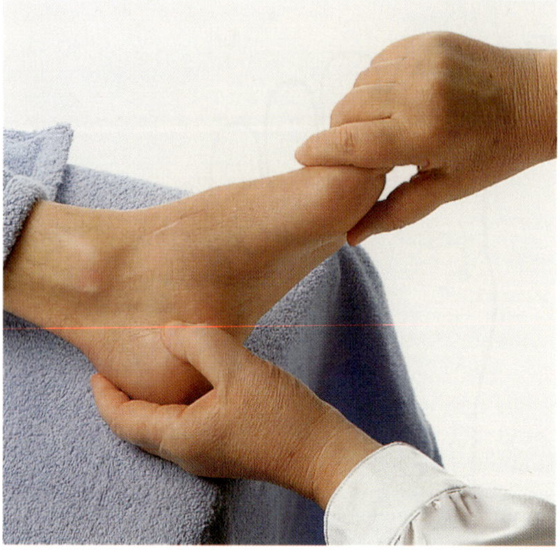

Abb. **54** Zonen des Beckens

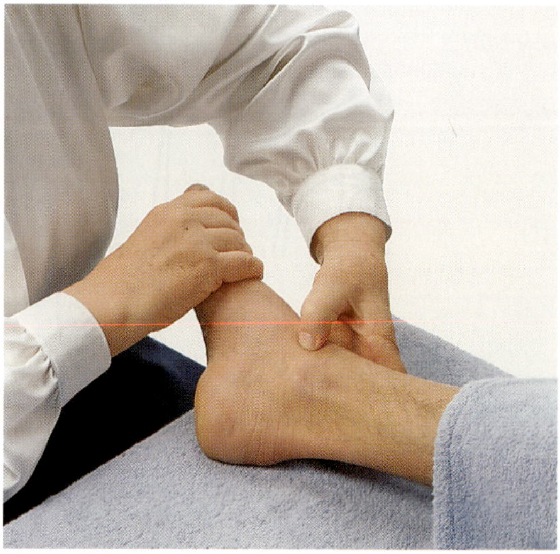

Abb. **55** Behandlung der Zonen Eileiter bzw. Leistenkanal

Der dorsale Anteil der **Thyreoidea** (Schilddrüse) kann mit dem Zeigefinger von medial nach lateral erfaßt werden, für den plantaren bietet sich der Daumen an. Da bei Patienten mit Schilddrüsenbelastungen häufig eine überstarke Lateralflexion der Großzehe im Grundgelenk und eine Stellungsveränderung des Mittelfußknochens 1 als sog. **Hallux valgus** zu beobachten ist, wird bei Störungen in diesem Organgebiet vorsichtig gearbeitet und auch das Manipulieren und Mobilisieren in den Großzehen-Grundgelenken weich gestaltet.

Die **Nebennieren** lassen sich schwer von den Nieren unterscheiden; sie werden punktuell in deren distalen Teil erfaßt, und zwar bei Insuffizienzen (z.B. bei Asthmatikern, Rheumatikern, Allergikern) im tonisierenden Sinne.

Das **Pankreas** wird am rechten Fuß (Pankreas-Kopf) von medial nach lateral behandelt, am linken (mittlerer und kaudaler Teil) ebenfalls von medial nach lateral in der Lisfranc-Gelenklinie bis an die Basis Metatarsale 4. Es liegt auf der Hand, daß bei Diabetikern der Blutzuckerspiegel während einer Behandlungsserie besonders gut überwacht werden muß. Zu näheren Therapiehinweisen *(vgl. S. 156)*.

Die **Genitalbereiche** werden medial und lateral punktuell behandelt, entweder mit dem Zeigefinger oder mit weich arbeitendem Daumen *(Abb. 54)*. Ähnlich der Arbeitsweise in der Lymphzone der Leistenbeuge *(vgl. S. 85)*, wird die Verbindung vom äußeren zum inneren Genitale, bei der Frau dem **Eileiter** entsprechend, beim Mann dem **Leistenkanal** und **Samenstrang,***(Abb. 55)* mit dem Daumen durchbehandelt. Auch hier bewegt die stützende Hand den Fuß langsam nach außen, sobald der arbeitende Daumen in der Hälfte des dorsalen Sprungbeines angekommen ist. Auf diese Weise läßt sich die Verbindung von den lateralen bis zu den medialen Genitalzonen gut vollziehen. Sowohl bei der Frau als auch beim Mann zeigen sich die medial angelegten Zonen meist als schmerzhafter.

Prostata und **Skrotum** mit **Hoden** liegen auch als Reflexzonen räumlich etwas nebeneinander. Die Zonen werden mit dem Zeigefinger bzw. Daumen erfaßt, Prostata am proximalen Rand der Blase, Testes (Hoden) in der Nähe des oberen inneren Fersenbeinrandes.

Sowohl bei der Frau als auch beim Mann sind die Genitalzonen am Fuß meist deutlich berührungsempfindlich, auch wenn keine chronischen oder akuten Krankheiten vorliegen. Da das Hormonsystem funktionell mit dem Vegetativum und beides mit Gemütslage zusammenhängt, können sich in diesen Zonen auch Probleme und Schwierigkeiten in der Partnerbeziehung oder Traumatisierungen aus früherer Zeit ausprägen. Im **Douglas-Raum** zwischen Rektum und Genitale speichern sich oft Toxine und Schadstoffe aus den Kleinbecken- und Verdauungsorganen.

Deshalb ist es ratsam, die Arbeit in diesen Zonen immer behutsam zu beginnen.

10 Die Erstbehandlung als Befunderstellung

10.1 Einspüren

Wir haben es bis zu einem gewissen Grad „in der Hand“, welches Niveau unsere Arbeit hat, denn die Qualität der ersten Berührung prägt die jeweilige Behandlungsatmosphäre.
Zu Beginn stellen wir uns auf den Patienten ein, indem wir unsere Hände ein paar Sekunden lang leicht auf den beiden Füßen ruhen lassen. Diese einfühlsame Kontaktaufnahme nennen wir 'Einspüren'. Die Wachheit der Hände läßt uns dabei erste feine Informationen über den Patienten und seine augenblickliche Befindlichkeit wahrnehmen.
Bei großer Befangenheit und Berührungsängsten oder auch bei sehr kitzeligen Patienten sollten die Füße beim Einspüren noch zugedeckt bleiben. Der erste Kontakt über die Hände kann, wenn er behutsam hergestellt wird, Vertrauen fördern und darf keinesfalls als drückende Last oder als persönliche Bedrängnis empfunden werden.
Wir unterscheiden bei der Erstbehandlung zwischen Sicht- und Tastbefund.

10.2 Sichtbefund

Wir sollten lernen, die Füße der Patienten zunächst ohne therapeutische oder diagnostische Rückschlüsse zu betrachten. Erst nach einiger Übung können aus dem Sichtbefund Zusammenhänge mit möglichen Belastungen abgeleitet werden. Grundsätzlich entscheidet erst der darauffolgende Tastbefund, ob eine Zone wirklich abnorm reagiert oder nicht.
Da Sichtbefunde allein keine genügende objektive Grundlage zum Therapieren bieten, sollten wir dem Patienten gegenüber **keine festlegenden Aussagen** über das Resultat des Sichtbefundes machen, denn wir würden ihn eher verunsichern und unsere Glaubwürdigkeit unnötig strapazieren.
Es deuten sich z.B. manche Störungen in den Reflexzonen bereits zu einem Zeitpunkt an, in dem für die Patienten selbst noch keinerlei Beschwerden spürbar sind (Vorfeldstörungen); einige weisen lediglich auf *generelle* Schwächen hin, ohne daß diese als Krankheit auftreten. Manchmal bleiben sichtbare Zeichen nach dem Abklingen einer Belastung oder Erkrankung vorhanden, vielleicht, weil deren Ursachen latent weiterbestehen und die Belastung der RZ als sekundäres Zeichen zu deuten ist. Auch Fußmuskeln bei Sportlern sollten wir auf ihren normalen Gewebetonus überprüfen, um besonders gut durchtrainierte, kräftig ausgeprägte Muskelgruppen nicht als belastete Zonen zu deuten.

Wir prüfen den Sichtbefund in dieser Reihenfolge:

○ **Statik des Fußes:** Längsgewölbe, Quergewölbe, Form und Stellung der Zehen;

○ **Gewebebeschaffenheit:** Venöse und lymphatische Stauungen und Quellungen im Gewebe, Einziehungen im Unterhautzellgewebe und Erschlaffungen bzw. Verkürzungen in der Muskulatur;

○ **Auffälligkeiten an Haut und Nägeln:** Verhornungen, Rhagaden, Warzen, Bläschen, Verletzungen, Mykosen an Nägeln und Schwimmhäuten, Leberflecken usw.

10.2.1 Statik des Fußes

Die Bedeutung des Fußes als tragendes Gewölbe für den ganzen Menschen ist bekannt. Dieser Gesichtspunkt findet seine Beachtung in der Orthopädie, der physikalischen und der manuellen Therapie, in denen der Fuß vorwiegend aus der Perspektive der statischen Zusammenhänge gesehen wird. Solch eine Betrachtung stellt keinen Widerspruch zur RZF dar, da zwischen Fehlstellungen im Knochengerüst des Fußes und Organbelastungen über RZ ein **wechselwirksamer Zusammenhang** besteht.

Beispiele

○ Da die Wirbelsäulenzonen dem Längsgewölbe zugeordnet sind, wird ein ausgeprägter **Senk- und Plattfuß** diese RZ beeinträchtigen.

○ Ein **durchgetretenes,** deutlich gespreiztes **Quergewölbe** kann die Zone des Schultergürtels, der Atmungsorgane und des Herzens störend beeinflussen.

○ Bei Menschen mit Fehlformen im Hals- und Nackengebiet und mit Schilddrüsenbelastungen wird oft ein **Hallux valgus** beobachtet. Eine pathologische Wirkung in diesen RZ kann sowohl durch die orthopädische Fehlform als auch durch eine Narbe nach einer Hallux-valgus-Operation entstehen.

○ Besonders häufig bildet sich als Folge des fehlbelasteten Längsgewölbes eine Einziehung und Tonusschwäche auf Höhe des ersten **Keilbeines** in Richtung **Kahnbein,** der Zone der Lendenwirbelsäule entsprechend.

○ **Hammerzehen** und andere Zehendeformierungen wirken auf die RZ des Kopfes. Manchmal kann bereits der visuelle Eindruck der Zehenstellungen Aufschluß über vorhandene Belastungen im Zahn-Kiefer-Gebiet und in den Nasennebenhöhlen geben. Ich habe oft beobachtet, daß sich nach einer ganzheitlich orientierten Zahnsanierung die zugeordneten Zehen besser bewegen und strecken lassen und weniger stark gestaut sind.
Das Argument der jeweiligen Schuhmode ist in diesem Zusammenhang natürlich auch zu berücksichtigen, letztendlich jedoch besteht die Wechselwirkung zwischen den Zehen und dem Kopfbereich unabhängig davon, ob die Belastung durch falsches Schuhwerk oder auf Grund von Beschwerden im Kopfgebiet (z.B. chronische Sinusitis, massive Zahnbelastungen, Migräne u.a.m.) ausgelöst wurde.

○ **Durchgetretene Keilbeine** wirken sich auf die Zonen des Darmes und der unteren Wirbelsäule aus. Diese Zusammenhänge fielen mir zu einer Zeit auf, als mir ein bekannter Arzt Patienten zur Nachbehandlung nach seinen chiropraktischen und manualtherapeutischen Reponierungen der Fußknochen schickte. Viele dieser Patienten berichteten, daß nach dem Reponieren der Keilbeine (u.a. auch die Zonen des Verdauungstraktes) nicht nur die Gesamtstatik der Wirbelsäule bis zum Kopf geordnet sei, sondern auch Verdauungsprobleme sich auffallend gebessert hätten *(22).*

○ **Verletzungen** der **Knöchel** und der **Ferse** stehen über die Reflexzonen mit den Organen des kleinen Beckens und den beiden Hüftgelenken in Verbindung.

[●] Aus meiner Praxis

Ich habe die Erfahrung gemacht, daß Sportler mit schlecht verheilten Traumatisierungen der Sprunggelenke oder mit Narben an den äußeren oder inneren Malleolen in der Folgezeit nicht selten zu Becken- und Hüftproblemen, teils statisch-muskulärer, teils funktioneller Art neigten, die sie vorher nicht kannten.
Ab und zu habe ich beobachtet, daß die für den Streckverband notwendige Nagelung durch den Kalkaneus bei Oberschenkelfraktur in direktem zeitlichem Zusammenhang mit dem Auftreten von Funktionsstörungen und Entzündungsprozessen der Kleinbeckenorgane des Unfallpatienten stand. Nach neuraltherapeutischer Versorgung dieser kleinen Narben an der medialen und lateralen Seite des Fersenbeines (eben den Zonen der Kleinbeckenorgane) und einigen Reflexzonenbehandlungen am Fuß verschwanden die Störungen meist so rasch, wie sie gekommen waren.

10.2.2 Gewebe des Fußes

Lymphatische und venöse **Stauungen** und ödematöse Verquellungen („Wassersäckchen") zeigen sich vor allem im Bereich der Knöchel, der Achillessehne und am Fußrücken in der Nähe der Zehengrundgelenke. Einziehungen oder Gewebeerschlaffungen ergeben sich sowohl an den plantaren als auch an den medialen Seiten der Füße, oft an deutlich begrenzten Stellen.

Beispiele

○ Viele Patienten mit **Verdauungsstörungen** haben in den Darmzonen (Keilbeine, Kahnbein und Anteile des Fersenbeines beider Füße) kissenartige Erhöhungen, die in dem Maße, zumindest teilweise, zurückgehen, wie sich die Darmstörungen durch eine Serie von Fußbehandlungen und/oder durch Änderung der Eßgewohnheiten und Verbesserung der Darmbakterienflora regulieren lassen.

○ Frauen mit starken Beschwerden im **Urogenital-Bereich** weisen Gewebeveränderungen, meist Schwellungen, bevorzugt um die inneren Malleolen bis hinab zum Fersenbereich auf.

○ Bei **Pseudokrupp-** und **Asthmakindern,** auch bei Kindern mit **Mukoviszidose,** sind Quellbereiche im dorsalen Mittelfußraum, als Reflexzonen dem Thorax zugehörig, keine Seltenheit.

○ Bei manchen Patienten nach **Endoprothesen-**Operationen der Hüfte ist zu beachten, daß Stauungen um die dem Hüftgelenk zugeordnete Stelle, dem äußeren Malleolus, sich direkt nach der Operation deutlich verstärken und in den folgenden Wochen, einhergehend mit der Verbesserung des Zustandes, ohne irgendeine spezielle Behandlung wieder zurückbilden.

○ Gewebestauungen um die **Achillessehne** bis an die medialen und lateralen Fersenanteile treten häufig bei Frauen auf, deren **Entwässerung** und/oder Funktion des Lymphsystems gestört ist. Allein die intensive - nicht unbedingt kräftige - Behandlung dieser Stellen kann eine gute Diurese auslösen.

○ Oft berichten Frauen, die die Reflexzonenzusammenhänge kennen, in der Endphase ihrer **Schwangerschaft,** daß sich die Innenseiten der Fersen, als dem kleinen Becken zugeordnet, in Gewebetonus, Form und Hautbeschaffenheit von Tag zu Tag verändern.

10.2.3 Haut und Nägel

10.2.3.1 Haut des Fußes

Sie wird einerseits strapaziert (ungeeignetes Schuhwerk, Kunststoffbekleidung) und andererseits häufig vernachlässigt. Daher ist sie für den Sichtbefund überaus aufschlußreich.

Bei den Hautveränderungen ist nicht ausschlaggebend, welcher **Art** sie sind, sondern **wo** sie sich zeigen. So kann ein Hühnerauge in der Nähe des Kleinzehen-Grundgelenkes für Schulterbeschwerden sprechen; ein Hühnerauge im Raum von Zehe 2 und 3 weist auf mögliche Störungen in den Augenzonen hin.
Ob sich in der Schulter- bzw. Augenzone ein Hühnerauge, eine Mykose oder eine Rhagade gebildet hat, ist zweitrangig; die sichtbaren Veränderungen sagen lediglich aus, daß die zugeordnete RZ belastet sein kann.
Folgende **Hautveränderungen** am Fuß sind für den Sichtbefund von Bedeutung:
Warzen, Risse in den Schwimmhäuten, Fußpilz, wunde Stellen, Hühneraugen, Bläschen, Pigmentstörungen, Rötungen, Blässe, Schuppen, Rhagaden, Fußschweiß, Geschwüre (z.B. Ulcus cruris), Verhornungen, Verfärbungen, Narben.

Beispiele

○ Bei Frauen, die schwierige Schwangerschaften und Geburten großer Kinder hinter sich haben, ist oft die Oberflächenhaut im Bereich der Zonen der Kleinbeckenorgane an der **medialen Fersenbeinseite** venös bzw. lymphatisch gestaut oder mit Besenreis-Varizen versehen.

○ Verhornte Hautplatten um die medialen Anteile der **Großzehengrundgelenke** sind bei Patienten mit Nacken-, Schilddrüsen- und/oder Herzproblemen zu beobachten.

○ Urlauber, die im Ausland ungewohnte bzw. unverträgliche Speisen und Getränke zu sich genommen haben, können in den Zonen des **Magen-Darm-Traktes** (Mitte der plantaren Fußfläche) noch Wochen später mit Lymphflüssigkeit gefüllte Bläschen aufweisen, die sich entleeren, vor dem Abheilen starken Juckreiz verursachen und sich solange neu bilden, wie die toxische Belastung des Darmes - obgleich oft symptomfrei - fortbesteht.

Der **Fußpilz**, meist als Interdigitalmykose auftretend, ist ein besonderes Phänomen, denn er erstreckt sich trotz Berührung beider Füße mit dem Infektionsherd (Schwimmbad, Sauna) sel-

ten über den ganzen Fuß, oft nicht einmal über sämtliche Schwimmhäute. Er wird an typischen Stellen beobachtet, die oft mit einer Störung oder Schwächung des zugeordneten Bereiches im Kopf/Hals einhergehen.
Der Interdigitalraum zwischen Zehe 4 und 5 ist einer Fußpilzinfektion auffallend häufig ausgesetzt. Die hier zugeordneten RZ beziehen sich auf die lateralen Bereiche von Kopf und Hals, auf Tonsillen und seitliche Lymphstränge, Mittel- und Innenohr, Kieferhöhlen, die hinteren Backenzähne und Weisheitszähne. Störungen dieser Organ- und Gewebegruppen schaffen in den zugeordneten RZ am Fuß ein entsprechend geschwächtes Hautklima, das besonders empfänglich für den Fußpilzbefall ist.
Der Fußpilz als Schmarotzer und Parasit braucht immer ein ihm gemäßes, d.h. ein **gestörtes** Hautmilieu, um sich anzusiedeln und kann deshalb über Wochen, Monate und sogar Jahre an bestimmten Stellen am Fuß bestehen bleiben. Sobald antimykotische Mittel, die den Fußpilz lediglich unterdrücken, abgesetzt werden, bricht die Infektion erneut auf, denn sie ist nur symptomatisch erfaßt worden.
Auf diesem Hintergrund wird verständlich, daß der Hinweis auf äußere Einflüsse (der zu enge Schuh, Ansteckungsherd in der Sauna und im Schwimmbad, ungeeignete Fußbekleidung, mangelnde Hautpflege, zu oberflächliches Abtrocknen zwischen den Zehen) lediglich ein Teilargument für das Auftreten einer Interdigitalmykose darstellt und daß die Zusammenhänge mit den Reflexzonen als wichtiger Aspekt mit betrachtet werden müssen.

[●] Aus meiner Praxis

Es war für mich vor Jahrzehnten ein sehr überzeugendes Erlebnis bezüglich der Wechselwirkung zwischen RZ und Organbelastungen, als bei einer Patientin nach der vierten Behandlung eine starke Gesichtsneuralgie erneut aufflackerte. Ich konnte die Patientin von Anfang an nur bedingt an den Zehen und deren Zwischenräumen behandeln, da sie seit vielen Jahren zwischen Zehe 4 und 5 einen ausgeprägten, therapieresistenten Fußpilz aufwies.
Ihr Zahnarzt extrahierte den 7. Zahn links oben, der seit langer Zeit wegen einer Wurzelbehandlung avital war. Die akuten Gesichtsschmerzen ließen bald nach. Was mich und die Patientin am nachhaltigsten verwunderte und beeindruckte, war das sofort beginnende sichtbare Abheilen des Fußpilzes, so daß sich innerhalb von drei Wochen dort eine gesunde, gut durchblutete neue Hautschicht bildete.

10.2.3.2 Zehennägel

Auch die Form, Beschaffenheit und Farbe der einzelnen Zehennägel ist in den Sichtbefund zu integrieren:
Eine deutliche Abweichung vom Gesunden (z.B. Holznägel), kann einerseits auf Kopfbelastungen hinweisen; andererseits sind im Bereich der Zehennägel die dort befindlichen Anfangs- bzw. Endpunkte verschiedener Meridiane in die Beurteilung einzubeziehen.
Beim Erstellen des Sichtbefundes an den Zehennägeln sollten wir deswegen besonders verantwortlich und zurückhaltend mit Informationen umgehen und uns an den Grundsatz halten, daß über den Sichtbefund **nicht** mit den Patienten gesprochen wird, um diese nicht unnötig zu verunsichern.

10.2.4 Temperatur der Füße

Als **Übergang vom Sicht- zum Tastbefund** streichen wir mit beiden Händen aufmerksam – vielleicht sogar mit geschlossenen Augen – von allen Seiten über die Füße, um uns über deren Temperatur zu informieren.

[●] Praktische Hinweise

- Ein hypotoner Mensch neigt auch im Sommer und in warmen Räumen eher zu kühlen oder kalten Füßen. Bei ihm zeigt sich häufig, daß seine Zehen die kältesten Bereiche der Füße darstellen, denn sie sind seinen Kopfzonen zugeordnet.

- Falls Entzündungsprozesse in den Beckenorganen vorliegen (dies betrifft meist Frauen), fühlen sich die Fersen als zugehörige Reflexzonen im Vergleich zur Temperatur des übrigen Fußes meist gestaut und unnatürlich warm an.

- Bei Patienten mit akuten Gelenksbelastungen können sich die umschriebenen Bereiche der entsprechenden Gelenkzonen deutlich wärmer als das umgebende Gewebe zeigen (z.B. Kleinzehengrundgelenk bei Schulterbeschwerden; äußerer Knöchel bei Hüftproblemen).

○ Bei chronisch degenerativen Prozessen hingegen ist der lokale Gewebetonus oft erschlafft und die Haut im umschriebenen Bereich zu kühl.

Hautveränderungen, die auf eine Störung im Wärmehaushalt des Fußes hinweisen, können wir sowohl **sehen** als auch **fühlen:**
Zu starke Rötung, Blässe oder Marmorierung, Kühle oder Hitze, Schweißabsonderungen am ganzen Fuß oder an bestimmten Stellen, wie z.B. an den Innenbereichen der Fersen und dem dorsalen Bereich der Großzehen.
Durch das beobachtende Überprüfen der Fußtemperatur während der überleitenden sanften Streichungen können wir Unterschiede zwischen rechtem und linkem Fuß, plantar und dorsal wahrnehmen lernen und unsere Feinfühligkeit weiter entwickeln.
Die Temperatur ist innerhalb der Füße und sogar innerhalb derselben Behandlung sehr wandelbar. Anfängliche deutliche Unterschiede zwischen Zehen und Fersen, Fußsohle und -rücken, rechtem und linkem Fuß gleichen sich oft schon nach wenigen Minuten aus.

Der **Zeitaufwand** zur Erstellung des Sichtbefundes in der Statik des Fußes, seiner Gewebebeschaffenheit, den Auffälligkeiten an Haut und Nägeln und in der Temperatur des Fußes beträgt zu Anfang etwa zwei Minuten, bei einiger Übung reichen 20 bis 30 Sekunden.
Das **Ergebnis des Sichtbefundes** wird mit Bleistift oder Kugelschreiber in die **Befundkarte** eingezeichnet *(Abb. 59).*

10.3 Tastbefund

Es hat sich bewährt, die Erstellung des Tastbefundes direkt an den Sichtbefund und die überleitenden Streichungen anzuschließen. Er wird bevorzugt mit dem Grundgriff des Daumens ausgeführt; je nach Lage der Zonen kann auch der Zeigefinger eingesetzt werden.

Die **spontane Antwort** des Patienten auf den in der Tiefe des Gewebes gesetzten therapeutischen Reiz - mimisch, akustisch oder über Signale aus dem Vegetativum - zeigt an, ob und wo abnorm reagierende Zonen vorhanden sind.

10.3.1 Feststellen eines Leitwertes

Um einen Leitwert für den ersten Tastbefund zu finden, wählen wir eine üblicherweise belastete Zone am Fuß, z.B. die der Wirbelsäule, des Dünndarms oder des Nackens. Dort wird etwa sechs- bis achtmal palpatorisch prüfend mit dem Grundgriff gearbeitet, um die augenblickliche Reaktionslage des Patienten zu erfahren.
Spürt der Patient kaum einen Schmerz, darf die Intensität des Griffes gesteigert werden. Zuckt er bereits bei der ersten Berührung zusammen und bekommt spontan feuchte Hände, nehmen wir die Stärke des Griffes etwas zurück. Auf diese Weise ermitteln wir einen brauchbaren Grund- und Leitwert, an dem wir uns während der ganzen ersten Befundung weitgehend orientieren können.

Da die gleiche Intensität des Griffes an verschiedenen Stellen des Fußes verschiedenartige Empfindungen und Reaktionen auslöst, ergeben sich Vergleichsmöglichkeiten zwischen einer gesunden und einer gestörten Reflexzone.

Durch die Unterschiedlichkeit des Gewebes innerhalb des Fußes können beim Erstbefund gewisse **Variationen** in der Stärke des Griffes angewandt werden:

○ An periostnahen Stellen (z.B. Zehen, Fersenbein von medial) wird der Reiz etwas geringer gesetzt.

○ An gut gepolsterten Gewebestellen kann kräftiger gearbeitet werden (Fersen von plantar, Quergewölbe ua.m.).

○ An Stellen, an denen alternierende Streichungen durchgeführt werden, ist immer weicher zu arbeiten (z.B. an den seitlichen Lymphsträngen am Hals). Unsere Fingerspitzen werden mit etwas Übung und Aufmerksamkeit bald unterscheiden lernen, ob sich das Gewebe gestaut oder durchlässig anfühlt.

10.3.2 Praktische Durchführung des Tastbefundes

Der erste Tastbefund am Fuß zeigt die faßbare Signatur des derzeitigen Zustandes des Patienten auf und wird wie folgt erstellt:
Die beiden Füße werden systematisch und gleichmäßig in Millimeterabständen mit dem rhythmischen Grundgriff **einmal** durchgetastet und auf abnorm reagierende Zonen überprüft.

Zonenbelastungen sind erkennbar

- durch den lokal empfundenen Schmerz,
- durch vegetative Überreaktionen und,
- mit einiger Erfahrung, durch Palpieren.

Erst bei den Folgebehandlungen, die im Gegensatz zur Erstbefundung die eigentliche **Therapie** darstellen, werden die belasteten Bereiche intensiver und wiederholt durchgearbeitet.
Während der ganzen Zeit der Behandlung befinden sich, wo immer möglich, beide Hände am Fuß, wechselweise als arbeitende und als stützende und kontaktgebende Hand. Es ergibt sich aus der Physiologie des Ablaufes, daß die Füße in einer bestimmten Ordnung, d.h. nach **zusammengehörenden Zonengruppen**, durchgearbeitet werden.
Auf diese Weise findet immer wieder ein Wechsel zwischen den beiden Seiten statt, und es dokumentiert sich von selbst, daß das ganze „Mikrosystem Mensch" im Fußpaar, ohne isolierende Teilung in rechten und linken Fuß, erfaßt werden kann.
Die sieben Zonengruppen sind in *Kapitel 9* ausführlich beschrieben *(S. 61 ff).*

10.3.3 Unterscheidung zwischen Symptom- und Hintergrundzonen

Im Rahmen der Erstellung des Tastbefundes finden wir meist eine Vielzahl belasteter Stellen am Fuß. Wir treffen dabei die Unterscheidung zwischen Symptomzonen und Hintergrundzonen, die auch bei allen Folgebehandlungen beibehalten wird.
Symptomzonen sind diejenigen Zonen, die der augenblicklichen Symptomatik des Patienten entsprechen, z.B. Magenzone bei Gastritis, Schultergelenkszone bei Periarthritis humeroscapularis, Zonen der unteren Wirbelsäule bei Lumbalbeschwerden.
Hintergrundzonen kennzeichnen alle Bereiche am Fuß, die sich beim Tastbefund zusätzlich zu den Symptomzonen als schmerzhaft oder behandlungsbedürftig erweisen. Oft entsprechen sie organisch-funktionellen, statischen oder gewebemäßigen Zusammenhängen, die uns geläufig sind. Wir berühren jedoch bei den Hintergrundzonen auch unbekanntere Aspekte, denn hier treffen wir auf die Nahtstelle, wo sich das Vordergründige des Symptoms mit inneren, seelischen Zusammenhängen verbinden kann.
Bei den Hintergrundzonen bekommen wir als „Momentaufnahmen" vielfach Einblick in Lebensvorgänge, die nicht immer in unser betont körperorientiertes Vorstellungsbild passen, denn sie können z.T. weit in das Wesen und Schicksal des Menschen hineinreichen, z.B. als Belastung der

- Darmzonen, wenn schwierige Situationen nicht gut „verdaut" werden können;
- Pankreaszonen bei Mangel an „Lebens-Süße";
- Ohrenzonen, wenn schwierige Ereignisse das Gleichgewicht stören,

und vieles mehr.

> Jeder Lebensprozeß, auch der gestörte, steht spezifisch oder latent als differenzierte Vernetzung mit dem ganzen Menschen und seinem näheren und weiteren Umfeld in wechselwirksamer Beziehung. Dies sollte bei jeder Behandlung berücksichtigt werden.

Aufgrund dieser komplexen Zusammenhänge lassen sich die Hintergrundzonen nicht ohne

weiteres im voraus festlegen oder schematisch „lernen“.
Für die Praxis bedeutet dies: Bei Patienten mit ähnlicher und sogar gleicher Symptomatik ergeben sich häufig unterschiedliche Hintergrundzonen , gemäß der individuellen Zusammenhänge, die zur Krankheit geführt haben. Da bei der heute verbreiteten Symptomüberbetonung das belastete Milieu, die tieferen Grundlagen, oft rasch vernachlässigt werden, möchte ich mit besonderem Nachdruck auf die Bedeutung der Hintergrundzonen hinweisen. Symptom- und Hintergrundzonen sollten in ihrer gegenseitigen Ergänzung begriffen werden. Nur das Erfassen und Behandeln von beiden kann eine ganzheitliche Umstimmung im Patienten bewirken. Das Beispiel von der verhältnismäßig kleinen Eisbergspitze und der verborgenen, wesentlich größeren Basis des Eisberges trifft etwa die Relation zwischen den Symptom- und den Hintergrundzonen.

10.3.4 Beispiele für gleiche Symptomzonen bei verschiedenen Hintergrundzonen

Bei Patienten mit rechtsseitigen **Hüftbeschwerden** kennzeichnet während des Erstbefundes das Gewebe um den rechten äußeren Knöchel (Hüftgelenkszone) immer die Symptomatik. Beim weiteren, exakten Durchtasten aller Zonen stellen sich jedoch die **Hintergrundzonen** von Patient zu Patient **unterschiedlich** dar, wie es die drei Beispiele von Seite 101 bis 103 zeigen. *(Abb. 56, 57, 58).*

10.3.5 Zusammenfassung

Die praktische Konsequenz der Gedankengänge zum Tastbefund ist einfach:
Wir können uns, frei von theoretischen Überlegungen, ob und wie einzelne Zonen benannt werden müssen, beim Tastbefund schlicht an die Füße des Patienten setzen und alle Zonen in der Ordnung der sieben Arbeitsgruppen mit dem Grundgriff durcharbeiten.
Dabei begegnen wir konsequenterweise sowohl den belasteten Symptom- als auch den Hintergrundzonen, denn sie geben sich beide auf die gleiche Art zu erkennen:

Durch **Schmerzhaftigkeit** und/oder durch **vegetative Irritationen.**

> Die Unterteilung in die beiden von mir geprägten Begriffe Symptom- und Hintergrundzonen ist, genau genommen, eine Hilfskonstruktion mit dem Ziel, von einer einseitigen versachlichten und oberflächlichen An-Sicht der Krankheit wieder in die staunenswerte Vielfältigkeit des Menschen vorzudringen, denn auch der **kranke** Mensch ist ein **ganzer** Mensch.

Diese Wirklichkeit ist nicht nur gedanklich-abstrakt für möglich zu halten, sondern mit jedem Menschen in jeder Behandlung wieder neu erlebbar durch die selbstverständliche Verbindung vom vordergründigen Symptom mit seinem Hintergrund.

10.4 Einzeichnen der Zonen in die Befundkarte

Beispiel einer Befundkarte ist auf S. 104 angegeben *(Abb. 59).*
Wir wählen für die belasteten Zonen verschiedene Farben:

- **Schwarz** für den Sichtbefund
- **Rot** für die Symptomzonen
- **Grün** für die Hintergrundzonen

Dies erfolgt unabhängig vom Gebrauch der unterschiedlichen Farben bei den detaillierten Darstellungen der Zonengruppen, wo die Farbe Rot den Harnwegen und die Farbe Grün den Knochen und der Muskulatur zugeordnet werden.
Jede der **sieben Zonengruppen**

- Kopf und Hals
- Wirbelsäule, Thorax und Schultergürtel
- Harnableitende Wege, Knochen und Gewebe des Beckens bis zum Knie
- Atmungsorgane und Herz

Hüftbeschwerden – statisch-muskuläre Zusammenhänge

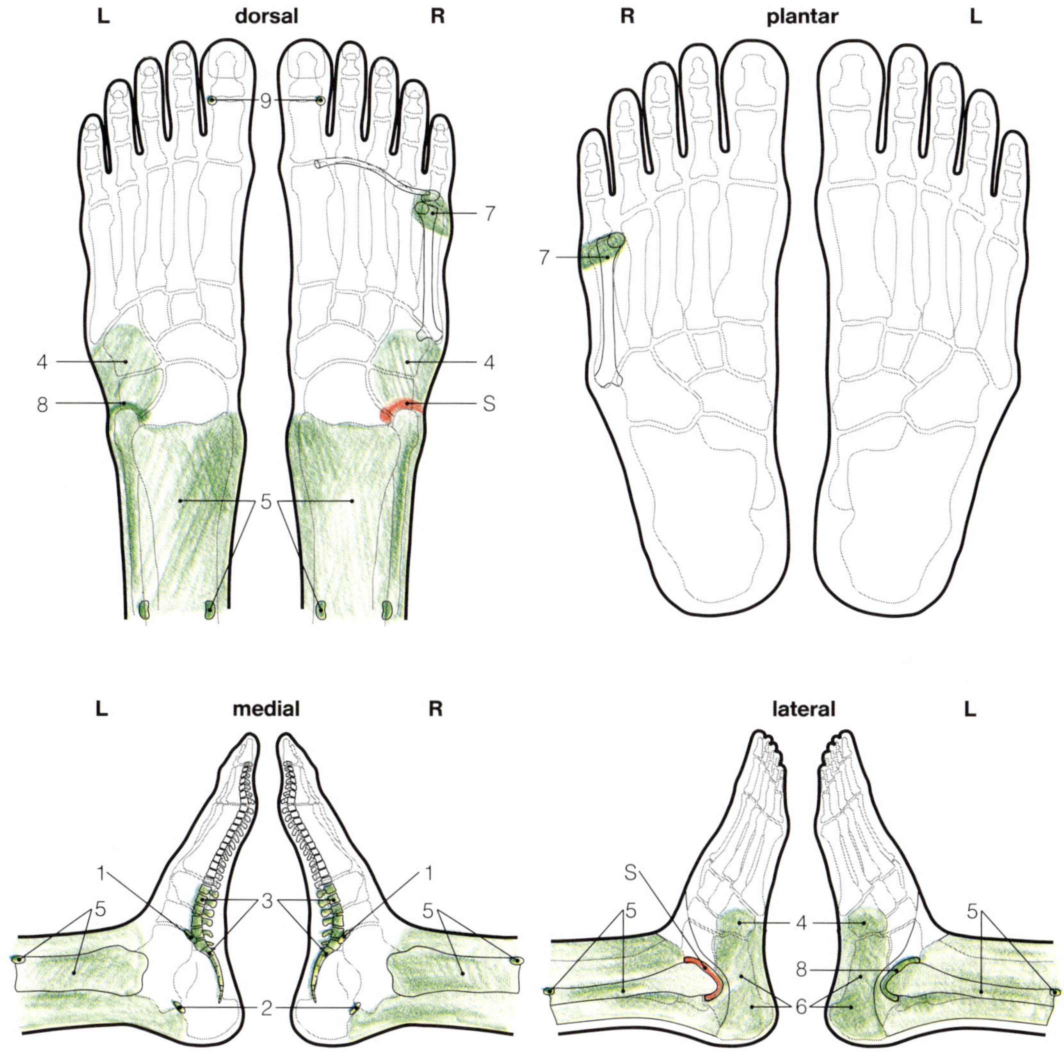

Symptomzone (S):
Rechtes Hüftgelenk

Hintergrundzonen
ISG (1)
Symphyse (2)
untere Wirbelsäule (3)
seitliche Bauchmuskulatur (4)
Oberschenkel und Knie (5)
Glutäen (6)
kollateral: rechte Schulter (7)
kontralateral: linkes Hüftgelenk (8)
Kiefergelenk - gestörte Okklusion (Aufbiß) (9)

Abb. **56**

Hüftbeschwerden – stoffwechselbedingte Zusammenhänge

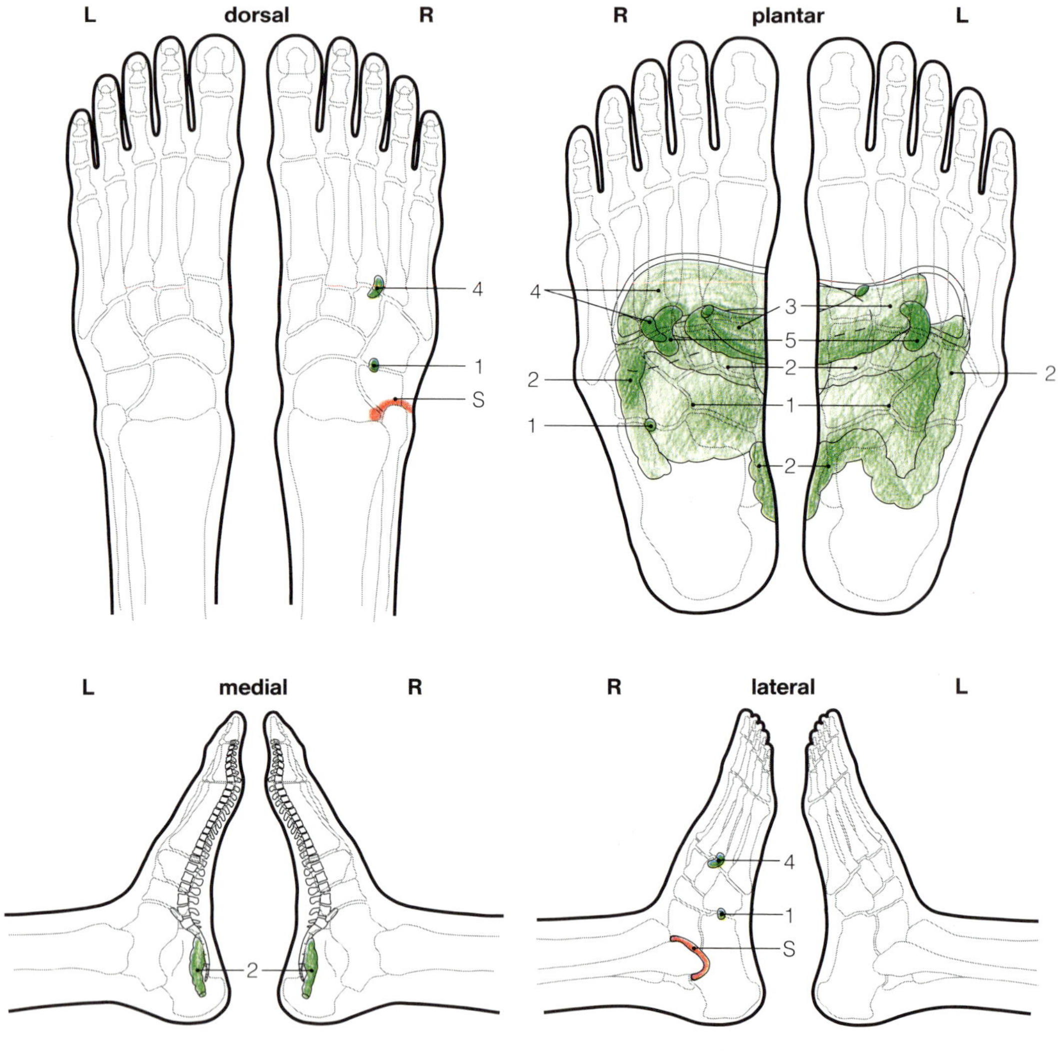

Symptomzone (S):
Rechtes Hüftgelenk

Hintergrundzonen:
Dünndarm mit Bauhin-Klappe (1)
Dickdarm (2)
Magen (3)
Leber, Gallenblase (4)
Nieren (5)

Abb. **57**

Hüftbeschwerden – Zusammenhänge mit chronischen Entzündungen und Narben

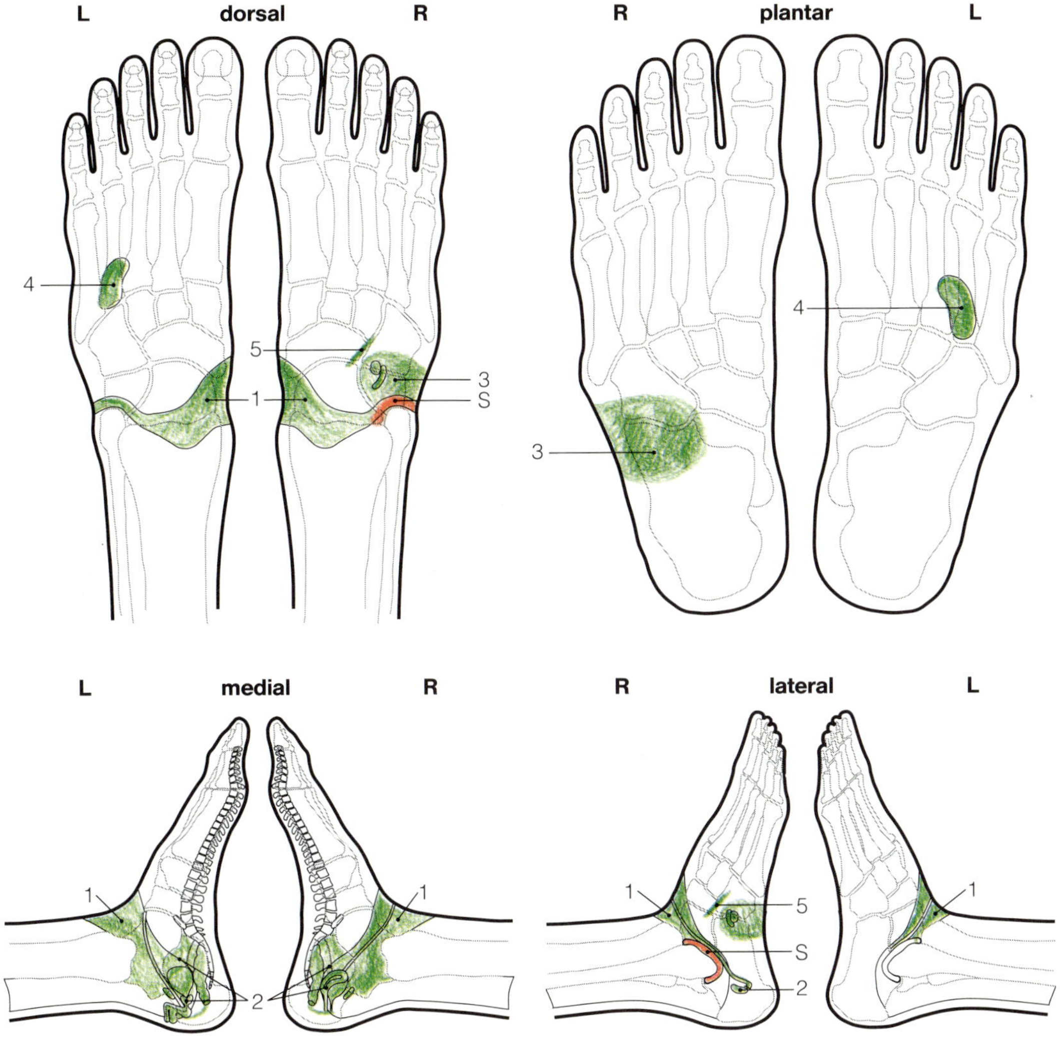

Symptomzone (S):
Rechtes Hüftgelenk

Hintergrundzonen:
Lymphbahnen der Leistenbeuge (1)
Kleinbeckenorgane (2)
Rechter Unterbauch (3)
Milz (4)
Appendixnarbe (5)

Abb. **58**

Patientenkarte Reflexzonentherapie am Fuß

Angaben z. Patient/in:

Name: m / w, Alter:

Krankheitsbild d. Pat., bzw. Diagnose auf der Verordnung:

Wichtige Medikamente:

Andere Behandlungen:

Frühere Erkrankungen, Operationen, Unfälle, Narben:

Zähne: Silber-Amalgam, Wurzelbehandlungen

Für Erstbefund: Symptomzone - **rot**, Hintergrundzonen - **grün**, Sichtbefund - **schwarz**

Für Schlußbefund: Zonen noch deutlich belastet - **blau einkreisen**, nicht mehr vorhandene Zonen - **blau durchstreichen**, neu entstandene Zonen - **blau**

Intensität der Zonen: sehr stark belastete Zonen - **kräftig**, stark belastete Zonen - **mittel**, wenig belastete Zonen - **fein**

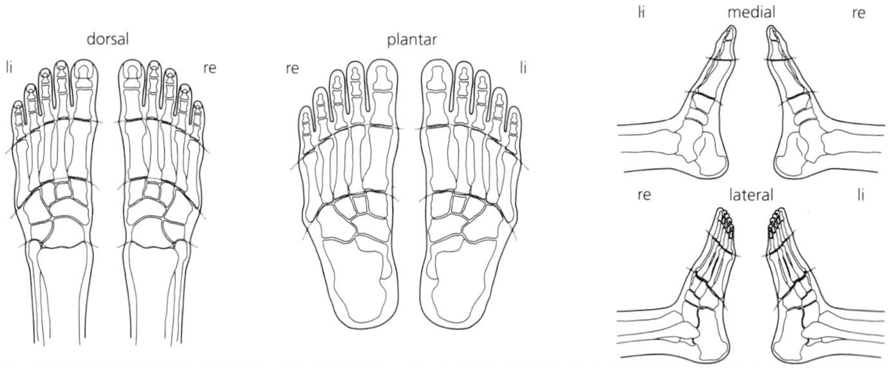

Behandlungen:

Datum	Reaktionen **während** der Behandlungen	Reaktionen in den Behandlungs**intervallen**

Endergebnis:

Nach wievielen Behandlungen änderte sich der Zustand deutlich?

Welche Beschwerden haben sich wie verändert? Aus Therapeutensicht (objektiv):

Aus Patientensicht (subjektiv):

Weitere Beobachtungen und Bemerkungen (z.B. Einschränkung von Medikamenteneinnahme, Gewichtsveränderung etc.):

Behandlungen wurden durchgeführt von (bitte deutlich schreiben):

Abb. **59**

- Verdauungstrakt
- Lymphsystem
- Endokrine Drüsen

wird einzeln durchgetastet. Direkt anschließend werden die gestörten Zonen in die Befundkarte eingezeichnet, bevor die nächste Zonengruppe überprüft wird.
Um die jeweilige **Intensität** der Zonenbelastung deutlich unterscheidbar zu machen, nehmen wir zum Einzeichnen drei verschiedene Druckstärken :

- sehr stark belastete Zonen: **kräftig**
- stark belastete Zonen: **mittel**
- wenig belastete Zonen: **fein**

Manche Stellen an den Füßen weisen mehrere Zonenzuordnungen auf. Sie müssen deswegen nicht mehrere Male durchgetastet werden, denn dies entspricht Organüberlagerungen, wie sie auch im Körper vorhanden sind.
Es ist deshalb für den Befund von untergeordneter Bedeutung, wie ein belasteter Punkt am Fuß benannt wird; wichtiger ist die Beobachtung der Signale:
Der spontan empfundene Schmerz und/oder Zeichen von starker vegetativer Irritation zeigen eine Schwächung der Regenerationskraft – *Paracelsus* nennt sie den „Inneren Arzt“ – an.

10.5 Ausnahmesituationen für den Erstbefund

Üblicherweise gilt die erste Behandlung der Befunderstellung. Manchmal gibt es gute Gründe, die Erstbefundung auf einen späteren Zeitpunkt zu verlegen oder sie ganz außer acht zu lassen:

- Falls der Patient bereits vor oder zu Anfang der Befunderstellung **auffallend wenig belastbar** ist (kalte, feuchte Hände und Füße, besonders schmerzempfindlich, extrem erschöpft, sehr nervös), kann ein ausführlicher und aussagekräftiger Zonenbefund erst nach einigen reizunspezifischen Behandlungen, die das Allgemeinbefinden kräftigen sollen, erstellt werden. Für diese Behandlungen werden bevorzugt Ausgleichsgriffe gewählt, eventuell kombiniert mit einigen behutsamen und leicht rhythmisch tonisierenden Griffen in den Zonen Verdauungstrakt, Lymphsystem, Wirbelsäule, endokrines System, Solarplexus.

- Bei **Schwerstkranken** im Terminalstadium steht nicht die exakte Befundung im Mittelpunkt, sondern die zwischenmenschliche Begleitung über die Berührung der Füße mit Ausgleichsgriffen, feinen Streichungen, ruhigem Halten der Füße. Bei starken Schmerzzuständen kann eine Akutbehandlung angeboten werden.

- Bei Patienten mit **neurologischen Erkrankungen** ist die nervale Reizübermittlung partiell oder ganz gestört. Die vegetativen Zeichen *(vgl. S. 36 f)* sind zwar Hinweis für die Dosierungsgrenze und -möglichkeit, das Augenmerk wird jedoch gezielt auf die Symptomzonen gerichtet und beide Füße werden insgesamt reizunspezifisch durchbehandelt.

- Auch bei **Säuglingen** und **Kleinkindern** werden wegen der kleinen Arbeitsfläche meist beide Füße ganz behandelt und die Symptomzonen entsprechend der augenblicklichen Erkrankung oder Belastung betont.

- Bei **Mehrfachbehinderten** wird ähnlich wie bei Kindern verfahren. Sie genießen diese Art der Zuwendung besonders und reagieren gut mit Verbesserung der Tätigkeit der Ausscheidungs- und Atemorgane, soweit ihre Regenerationskraft dies zuläßt. Die taktilen Wahrnehmungen dieser Patienten können durch die Zielstrebigkeit des Griffes deutlich gefördert werden. Mehrfachbehinderte Kinder „behandeln“ sich mit großem Eifer und Interesse auch gegenseitig die Füße, wenn sie dazu angeleitet werden, und schulen so ihre feinmotorischen Bewegungen. Zudem pflegen sie auf diese Weise den zwischenmenschlichen Berührungskontakt und sollten darin sehr unterstützt und bestätigt werden.

10.6 Abschluß der Behandlung

10.6.1 Nachruhe

Den Patienten, die am Ende der Behandlung immer noch kühle bzw. kalte Füße haben, sollte die fehlende Wärme durch ein warmes Fußbad, Lichtbogen oder einer Wärmeflasche zugeführt werden. Häufig wird die Temperatur der Füße schon dadurch normalisiert, daß ihnen die inzwischen vorgewärmten Socken oder Strümpfe wieder angezogen werden.
Je irritierter oder geschwächter ein Patient ist, desto wichtiger wird für ihn die Ruhephase sein, damit der gesetzte Reiz gut verarbeitet werden kann. Zur Nachruhe sollten die Patienten warm zugedeckt und ungestört für etwa 20 bis 30 Minuten liegen können.
In der Ruhephase werden manche einschlafen, andere wach die Gelegenheit wahrnehmen, Veränderungen an sich und in sich zu beobachten, vor allem dann, wenn wir sie vorher darauf hinweisen.
Viele unserer Patienten haben allerdings, wie wir selbst auch, oft eine gestörte Beziehung zur Zeit der Muße und Ruhe; sie mißverstehen sie leicht als Nichtstun und lassen sie oft nur mit schlechtem Gewissen über sich ergehen. „Wie lange *muß* ich nachruhen?" lautet eine bezeichnende Frage.
Die kleine Zeitspanne direkt nach der Anstrengung der Behandlung könnte für die Patienten stattdessen ein erster Schritt sein - sogar legitimiert durch Verordnung -, das Loslassen von Verspannungen körperlicher und seelischer Art und dessen heilsame Wirkung in seiner ganzen Tiefe zu erleben.
Aus dieser Überlegung sollten wir uns dafür einsetzen, daß die Nachruhe für die Patienten eine kleine Oase der Erholung wird, die sie schätzen und auch zu Hause wieder in ihren Tagesablauf einbeziehen lernen.

10.6.2 Anregungen zur Mitarbeit der Patienten

Bevor sich die Patienten auf den Heimweg begeben, sollten sie klar zur guten Beobachtung ihrer Befindensveränderungen bis zur nächsten Behandlung aufgefordert werden. Diese sind als **Reaktionen in den Behandlungsintervallen** zu bewerten und bedeuten persönliche Antworten auf den therapeutischen Reiz der RZF.
Reaktionen können bereits in der Ruhephase einsetzen und beziehen sich auf die Stunden und Tage bis zur nächsten Behandlung. Derartige therapeutische „Hausaufgaben" wie die Selbstbeobachtung aktivieren zudem das Interesse an der Wirkung der RZF und an der eigenen Gesundheit.

10.6.2.1 Systeme, in denen Patienten Reaktionen beobachten können

Wenn wir gut informieren, welche Art von Rückmeldungen wir erwarten, bekommen wir brauchbare Aussagen von unseren Patienten. Die im folgenden aufgeführten Beispiele sind nur ein Ausschnitt der großen Skala möglicher Reaktionen in den Behandlungsintervallen. (Zur ausführlicheren Beschreibung *vgl. Kap. 14, S. 113 ff*).

Beispiele

○ Zur **Symptomatik:**
„Ich kann den Arm etwas höher heben."
„ Die Halsschmerzen sind geringer geworden."

○ **Zum Kopf/Hals-Gebiet:**
„Gestern abend habe ich einen starken Druck in der Stirne verspürt; seit heute kommt wäßriger Schnupfen dazu."

○ Zur **Wirbelsäule** und den **Gelenken:**
„Ich kann morgens ohne Kreuzschmerzen aufstehen."
„Das rechte Knie war kurze Zeit beim Gehen in der Beweglichkeit eingeschränkt, das hat sich jetzt gelöst."

○ Zu **Niere und Blase**:
„Gestern Nacht mußte ich zweimal aufstehen und Wasser lassen, der Urin war ganz hell, und ich habe jetzt, wie früher schon häufiger, wieder vermehrt Harndrang."

○ Zu **Atmung und Herz/Kreislauf:**
„Mein Atem geht manchmal ganz von selbst bis tief ins Becken, das tut gut."

„In der letzten Nacht bin ich an starkem Herzklopfen aufgewacht. Nach einer halben Stunde ließ es nach und ich habe gut weitergeschlafen."

○ Zum **Verdauungstrakt:**
„Der Stuhlgang riecht übler als sonst, ich habe jedoch eine weitere Darmentleerung gehabt und fühle mich wohler im Bauch."

○ Zum **Lymphsystem:**
„Meine Beine sind seit der Behandlung abends um die Knöchel weniger geschwollen."
„Die Narbe im rechten Brustkorb schmerzt nicht mehr so stark, ich kann den Arm etwas leichter nach hinten drehen."

○ Zum **hormonellen** und **vegetativen** System:
„Ich habe am gleichen Abend der Behandlung einen stärkeren Ausfluß gehabt, aber meine Regel kam fast ohne Schmerzen."
„Ich fühle mich ruhiger und habe wesentlich weniger feuchte Hände als früher."

○ Zur **Haut:**
„Der Juckreiz war am ersten Tag nach der Behandlung stärker, jetzt ist er wieder abgeklungen und die Haut sieht besser aus."

○ Zum **Schlafverhalten:**
„Ich habe weniger geschlafen, bin aber recht munter aufgestanden."
„Heute Morgen habe ich mich an einen ganz eigenartigen Traum erinnert, der mich noch beschäftigt."

○ Zur **Gemütslage:**
„Am Abend nach der Behandlung habe ich unvermittelt geweint, es ist mir seither wohler."

Von Bedeutung sind oft auch **sonstige Veränderungen** , die unabhängig von der Wirkung der RZF eintreten, z.B. Veränderungen

- im Eßverhalten,
- durch Reisen,
- im familiären und beruflichen Bereich,
- oder klimatischer Art.
- Auch das Eintreten der Menstruation oder
- unvorhergesehene Ereignisse wie Verletzungen oder Nachricht von erfreulichen oder bedrückenden Begebenheiten können Befindensveränderungen bewirken.

10.6.2.2 Bedeutung der Rückmeldungen

Für die **Therapeuten** sind die geschilderten Reaktionen der Patienten erste Hinweise, daß sich Zonen verändert haben oder neue Störungen entstanden sind, die in die jetzige Behandlung einbezogen werden müssen.
Die **Patienten** lernen, Vorgänge zu beobachten und zu berichten und mehr Verantwortung für sich selbst zu übernehmen.
Wenn Lebensabläufe wieder normal funktionieren und Schmerzen und Beschwerden abgeklungen sind, liegt das Vergessen näher als das Erinnern. Deshalb sollten wir unsere Patienten vor allem auch nach **Verbesserungen** ihres Zustandes fragen, denn Reaktionen in den Behandlungsintervallen beziehen sich nicht nur auf störende Veränderungen und unliebsame Akutisierungen der Krankheitserscheinungen, sondern genauso auf Nachlassen der Schmerzen und Verschwinden der Symptome.

10.7 Zusammenfassung

Das Resultat einer Behandlung hängt nach meiner Erfahrung von mehreren Faktoren ab, die von einem zum anderen Menschen variieren können:

1. Von der Qualität der gewählten **Methode.** Die RZF zählt zu den Ordnungstherapien, d.h. zu den Behandlungen, bei denen mit der persönlichen Regenerationskraft und ohne einseitige Überbewertung bzw. Unterdrückung der Symptomatik gearbeitet wird.

2. Von der **fachlichen** Qualität der Therapeuten. Mit der Komplexität der Krankheiten wächst der Anspruch an das Fachwissen und die Notwendigkeit einer guten Ausbildung.

3. Von der **menschlichen** Qualität der Therapeutin bzw. des Therapeuten, die bei jeder manuellen Arbeit eine Rolle spielt im Sinne von per-sonare („hindurch-tönen"). Sensible Patienten fühlen, ob wir „bei der Sache" sind oder von äußeren und inneren Störungen abgelenkt werden.

4. Von der im Patienten vorhandenen **Vitalität** und seinem **Heilwillen.** Zwischen Krankheit, Regenerationskraft und Gesundheit bestehen sehr subtile und sich ständig verändernde Beziehungen. *Du Bois* , ein französischer Physiologe, kleidet diese Aspekte in folgende Formulierung: „Jeder Mensch reagiert auf sämtliche Faktoren seiner Umwelt, und die Art seiner Antwort ist das Maß seiner Gesundheit!"

5. Von dem **Krankheitshintergrund** des Menschen und der daraus resultierenden Summierung seiner erworbenen und ererbten Belastungen und Erfahrungen.

6. Von der konsequenten Bemühung des Patienten, seinen Heilungsprozeß aktiv zu unterstützen, indem er Vorschläge, die seine **Lebensführung** verändern und verbessern können, bestmöglich umsetzt.

7. Von seinem **Lebens- und Schicksalsauftrag,** der durch das Erlebnis einer Krankheit ganz bestimmte Konstellationen anbietet als Chance zu einem inneren Reifungs- und Entwicklungsprozeß.

Regeneration als Antwort auf eine RZF findet im allgemeinen in drei Phasen statt:

- in der **Nachruhe** im Anschluß an die Behandlung,

- in den **Behandlungsintervallen** in Form von Reaktionen,

- nach einer abgeschlossenen **Behandlungsserie,** vor allem wenn der Patient bereit ist, manches in seinem Lebenswandel zu tun oder, falls erforderlich, auch zu lassen.

11 Aufbau der Folgebehandlungen

11.1 Einleitende Maßnahmen

Nur die Erstbehandlung, die als Befunderstellung durchgeführt wird, läßt sich im vorhinein festlegen, denn dabei werden immer, gleich wie das Krankheitsbild des Patienten heißt, **alle** Zonen systematisch in den angegebenen Arbeitsgruppen auf abnorm reagierende Stellen überprüft.
Bei allen **Folgebehandlungen** werden verschiedene Gesichtspunkte einbezogen, die sich erst vor und während der Behandlung ergeben. Vor jeder neuerlichen Behandlung sind die im folgenden angeführten Aspekte zu berücksichtigen:

1. Erfragen von Veränderungen in der Symptomatik. Die Frage nach Veränderungen ihrer Beschwerden ist für die Patienten die wichtigste und wird deshalb als erste gestellt, z.B.: „Wie geht es Ihrem Nacken?", „Hat sich die Empfindlichkeit des Magens verändert?" oder „Wie fühlt sich das rechte Knie heute beim Gehen an?"
Da viele Menschen verlernt haben, auf die Informationen ihres Körpers zu achten, wissen sie manchmal nicht so recht, was sie antworten sollen. Um zu einer therapeutisch brauchbaren Antwort zu kommen, können wir die Fragestellung präzisieren:
„Sind Ihre Beschwerden seit der letzten Behandlung besser, sind sie schlechter, sind sie gleich geblieben?"

2. Blick auf den eingezeichneten Sicht- und Tastbefund. Da bis zum Schlußbefund keine weiteren Einzeichnungen, sondern schriftliche Notizen über die erlebten Reaktionen gemacht werden, verhilft der rot, grün und schwarz notierte Erstbefund jedesmal wieder zu einem Überblick über die Anfangssituation.

3. Nachlesen der früher notierten Reaktionen. Wir lesen auf der Rückseite der Patientenkarte nach, welche Reaktionen wir in den vorhergegangenen Behandlungsintervallen notiert haben. Dadurch können wir uns ins Gedächtnis rufen, wie und in welchen Systemen der Patient bereits reagiert hat.

4. Durchtasten der eingezeichneten Erstbefundzonen. Um die persönliche Schilderung des Patienten über sein Befinden und seine Reaktionen zu objektivieren, überprüfen wir kurz mit dem Grundgriff alle Zonen, die beim ersten Mal eingezeichnet wurden. So wissen wir, welche Zonen erneut einer Behandlung bedürfen oder wo sie entfallen kann.
Manche der eingezeichneten Zonen werden weniger empfindlich sein, andere ganz stumm, manche, vielleicht wegen einer augenblicklichen heftigen Reaktionsphase über die Ausscheidungsorgane, belasteter sein.

5. Erfragen von Reaktionen seit der letzten Behandlung. Wegen seines Umfangs ist diesem Thema ein Kapitel „Reaktionen in den Behandlungsintervallen" zugeordnet *(Kap. 14, S. 113 ff).*

11.1.1 Zusammenfassung

Aus dem Resultat der fünf aufgezählten Fragegruppen bekommen wir verwendbare Hinweise, welche Zonen bei der jeweiligen Folgebehandlung im Vordergrund stehen. Ob wir die Symptomzone als erstes erfassen oder sie im späteren Verlauf der Behandlung einbeziehen, kann je nach Patient und Krankheit individuell entschieden werden.

> Das Behandlungsergebnis hängt weniger von einer starr eingehaltenen Reihenfolge der zu therapierenden Zonengruppen ab, sondern vom kompetenten, menschenorientierten Umgang mit den belasteten Stellen am Fuß und der situationsgerechten Dosierung.

Gerade bei den Folgebehandlungen könnte sich die persönliche Kreativität und lebendige Spontaneität des Therapeuten im Umgang mit den laufend veränderten Gegebenheiten gut entwickeln, zum Nutzen der Patienten und zur eigenen Freude.

11.2 Arbeitsweise in den Folgebehandlungen

11.2.1 Behandlung der belasteten Zonen

Während der Folgebehandlung werden die in Frage kommenden Zonen mehrmals einige Sekunden lang in kurzen Intervallen von etwa zwei bis drei Minuten mit dem therapeutischen Griff erfaßt, meist zwei-, drei- oder viermal. Durch die kleinen Behandlungspausen kann sich die Wirkung des Griffes entfalten und das Gewebe wird bis zum neuerlich gesetzten Impuls bereits besser durchblutet und dadurch weniger schmerzempfindlich sein.

Eine Zone ist dann normalisiert, wenn sie

- weniger schmerzhaft ist und/oder
- keine vegetativen Überreaktionen mehr auslöst,
- sich beim Palpieren weich und warm anfühlt und
- das Gewebe einen rosigen Schimmer zeigt.

Falls sich einzelne Zonen auch nach mehrmals wiederholten Sekundenreizen noch als außergewöhnlich schmerzhaft zeigen, kann ein betont langsames **„Einschleichen"** in die Tiefe des Gewebes erfolgen: Unter Berücksichtigung der Schmerzgrenze des Patienten wird der Griff jedesmal mit behutsam gesteigerter Intensität durchgeführt und abgewartet, bis der Schmerz abebbt. Erst dann folgt der nächste Schritt. Diese Variation ähnelt dem sedierenden Verweilgriff. Auch bei diesem Vorgehen sollte nicht zu lange in einer Zone gearbeitet werden.

11.2.2 Setzen von Schwerpunkten

Es ist nicht notwendig, daß wir jedesmal sämtliche gestörten Zonen gleichwertig erfassen, wir sollten jedoch mit der Zeit durch Übung und Beobachtung aus der Befragung vor der Behandlung Schwerpunkte erkennen.
Therapie als dynamischer Prozeß teilt sich, ähnlich dem Steinwurf im Wasser, in ihrer Wirkung immer auch weiteren, funktionell zugeordneten Zonenbereichen mit und wirkt als **Umstimmung immer auf das Ganze**.

Aus meinen Kursen

Im ersten Jahr meiner Unterrichtstätigkeit erkannte ich die organfern wirkende Dynamik einer Behandlung sehr deutlich durch die Rückmeldung einer Kursteilnehmerin. Sie berichtete am zweiten Kurstag, daß sie ihre Menstruation eine Woche verfrüht bekommen habe, „obwohl wir gestern doch erst die Zonen des Kopfes und des Halses behandelt hatten".
Beim Hinweis, daß innerhalb der praktischen Übungen im Kopf-Hals-Gebiet bereits die Hypophysen- und Schilddrüsenzonen miterfaßt wurden, war ihr die Reaktion verständlich, zumal sie auch sonst bei Orts- und Arbeitsveränderungen ähnlich reagierte.

12 Schlußbehandlung

In der Regel findet nach einer Serie von RZF eine abschließende Behandlung statt. Sie dient der objektiven Überprüfung aller Zonen und gibt Patienten und Therapeuten die Möglichkeit, sich einen Überblick über das Behandlungsresultat zu verschaffen.

12.1 Durchführung des Schlußbefundes

Wie beim Beginn der Behandlungsserie wird ein **Sichtbefund** erstellt, um vergleichend zu beobachten, welche Veränderungen in der Statik des Fußes, im Gewebe und an Haut und Nägeln stattgefunden haben.
Dann werden alle Zonen im Sinne des **Tastbefundes** nochmals in den sieben Arbeitsgruppen kurz mit dem Grundgriff überprüft, um die Schilderungen der Patienten über Veränderung ihrer Beschwerden zu objektivieren.

Einzeichnen des Schlußbefundes

Aus praktischen Gründen verwenden wir die gleiche Patientenkarte wie beim ersten Befund und notieren das Resultat mit der Farbe **Blau** :

- Nach wie vor deutlich belastete Zonen blau **einkreisen.**
- Nicht mehr belastete Zonen blau **durchstreichen.**
- Neu entstandene Zonen blau **hinzufügen.**

In der gleichen graduellen Unterscheidung wie beim Erstbefund werden mit der Farbe Blau sehr stark belastete Zonen **kräftig** eingezeichnet, stark belastete **weniger kräftig** und wenig belastete mit **feinem** Strich.

12.2 Zusammenfassung

Es ist nicht das erste und einzige Ziel einer Behandlungsserie, daß am Ende keinerlei schmerzhafte Fußpunkte mehr vorhanden sind, sondern daß es dem Patienten so weit wie möglich besser geht.
Eine deutliche Verbesserung bis hin zur völligen Ausheilung der Beschwerden ist bei Patienten mit **akuten,** kurzfristig aufgetretenen Krankheiten zu erwarten, vor allem, wenn sie über ein gutes Maß an körperlicher und innerer Regenerationskraft verfügen. Auch wenn nach sechs oder zehn Behandlungen weiterhin etwas belastete Zonen zu tasten sind, kann die Behandlung abgeschlossen werden, denn manches reguliert die Zeit von selbst.

Chronisch Kranke weisen immer wieder einen so starken Heilwillen auf, daß sich vieles an belastender Symptomatik **mildern** läßt oder gravierende Schmerzen leichter zu ertragen werden, weil die Gesamtvitalität durch die RZF mobilisiert worden ist.
Bei chronisch Kranken können sich viele Zonen qualitativ verändern und über einen bestimmten Zeitraum sogar deutlich verbessern. Diese Patienten brauchen jedoch immer wieder erneute Therapieangebote und sollten, zusätzlich zu anderen regenerierenden Anwendungen, jedes Jahr zwei, drei Serien von Reflexzonenbehandlungen bekommen.

13 Dauer und Intervalle der Behandlungen

13.1 Dauer des Erstbefundes und der Folgebehandlungen

Für die **Erstbefundung** sollten wir uns, vor allem als Anfänger, ausreichend Zeit lassen, denn das Neue braucht Ruhe und Übung. Ich habe zu Beginn meiner Praxistätigkeit neue Patienten oft als letzte abends bestellt oder mir eine doppelte Behandlungszeit eingeräumt. Für den Anfänger ist eine **volle Stunde** ein gutes Maß für die Befunderstellung; es gibt zudem Gelegenheit, einander etwas näher kennenzulernen. Mit mehr Erfahrung reichen für den Erstbefund schon etwa 45 Minuten.

Die Folgebehandlungen sind wesentlich kürzer, etwa 20 bis 30 Minuten . Bei den Folgebehandlungen entsteht jedoch durch die stattgefundenen Reaktionen fast immer eine veränderte Auswahl der neuerlich zu behandelnden Zonen. Daraus ergibt sich die Notwendigkeit einer zeitlichen Flexibilität, denn

○ in einer akuten Reaktionsphase können 15 Minuten schon genug sein,

○ bei der nächsten Behandlung ist vielleicht zusätzlich Zeit für ein kleines Gespräch notwendig,

○ ein weiteres Mal kommen, z.B. durch eine beginnende Erkältung, möglicherweise neue Zonen hinzu.

13.2 Behandlungsintervalle

Üblicherweise wird die RZF wie andere Methoden aus der physikalischen Therapie angeboten, d.h. zwei- bis dreimal wöchentlich.
Manchmal ist der Umstimmungsreiz deutlicher, wenn 4 bis 5 Tage hintereinander behandelt wird, vor allem, wenn die Reaktionslage stabil ist und die Nachruhe konsequent eingehalten wird.
Bei **akuten** Schmerzzuständen wird täglich oder sogar mehrmals täglich im Sinne einer Akutbehandlung gearbeitet *(vgl. S. 165).*
Bei **chronisch** Kranken und Langzeitpatienten, deren Krankheitsbild dies erlaubt, kann nach einer anfänglichen Bündelung der Behandlungen von drei- bis fünfmal wöchentlich, die Häufigkeit langsam herabgesetzt werden bis zu einmal wöchentlich, einmal 14tägig oder sogar einmal monatlich.
Einige konzentrierte **Serien** im Jahr mit dazwischenliegenden längeren Pausen, in denen andere Behandlungen angeboten werden, sind meist wirksamer als kontinuierliches Therapieren mit derselben Methode.

13.3 Dauer einer Behandlungsserie

Eine Serie sollte so lange dauern, wie der Patient auf die therapeutischen Maßnahmen mit einer **Veränderung** bzw. **Verbesserung** seines Zustandes reagiert. Das sind üblicherweise sechs bis zwölf Behandlungen.
Bei gut ausgeprägter Regenerationskraft genügt auch eine geringere Anzahl; bei reaktionsträgen Patienten können bis zu fünfzehn, zwanzig oder auch mehr Behandlungen in Frage kommen.
Aus Respekt vor der Selbständigkeit und Eigenverantwortung lasse ich gern die Patienten entscheiden, wann sie den Zeitpunkt für eine weitere Serie für richtig und wichtig halten und gebe lediglich fachlich-therapeutische Empfehlungen, die sich am vorliegenden Krankheitsbild orientieren.
Die Erfahrung zeigt, daß durch die erste Behandlungsserie bereits eine gute Grundlage für weitere Serien gelegt wurde, so daß diese meist kürzer gehalten werden können.

14 Reaktionen in den Behandlungsintervallen

14.1 Allgemeines

Reaktionen in den Zeiten zwischen zwei Behandlungen sind Antworten auf den Reiz der Therapie und zeigen sich als Veränderungen im Befinden der Patienten. Häufig treten sie zwischen der zweiten und sechsten Behandlung auf, dauern meist einige Stunden, manchmal auch Tage und zeichnen sich durch große Vielfalt aus. Das Prinzip, daß eine Kette so stark ist wie ihr schwächstes Glied, bestätigt sich in der Weise, daß besonders betroffene und geschwächte Organe oft zuerst reagieren.

Reaktionen sind ein wichtiges Durchgangsstadium in Richtung Gesundheit und können alle Organe und Systeme des Menschen betreffen. Es sind vielfach jedoch die **Ausscheidungsorgane,** die das probate Vehikel zur Ausleitung vorhandener Toxine, Schadstoffe, Stoffwechselrückstände und -endprodukte aus dem Körperinneren darstellen.
Die Regel nach *Hering*, einem homöopathisch arbeitenden Arzt vom Anfang dieses Jahrhunderts, trifft auch auf die Reaktionsphasen innerhalb der RZF zu: „Heilung findet von innen nach außen statt...“. Da die Begriffe „Innen – Außen“ freibleibend formuliert werden, sind sie anwendbar für körperorientierte und für seelisch-mentale Bereiche.

Unter **therapeutischem** Gesichtspunkt sind Reaktionen grundsätzlich sinnvoll und notwendig, denn ohne Reaktionen sind keine Veränderungen des jetzigen Zustandes zu erreichen.
Für die **Patienten** können Reaktionen in angenehmer oder in störender Weise verlaufen, sie sind jedoch in jedem Fall positiv zu werten, selbst wenn sie aus Unkenntnis der inneren Zusammenhänge von ihnen häufig als „schlecht“ und „negativ“ bezeichnet werden.
Der Vergleich mit einem etwas turbulenten Frühjahrsputz im „Haus Mensch“ hilft manchen gut durch die akute Phase der Reaktionen und fördert das Verständnis dafür, daß gerade die unliebsamen Begleiterscheinungen im Regenerationsprozeß wichtige Chancen zur Verbesserung in sich tragen.

Die **spezielle Art der Reaktionen** beim einzelnen Patienten

- ist an seinen inneren und äußeren Krankheitshintergrund gebunden,
- vermittelt einen Überblick über frühere und jetzige Belastungen und
- weist auf verfügbare und aktivierbare Möglichkeiten hin, sich mit der augenblicklichen Phase seines Befindens auseinanderzusetzen.

14.2 Die häufigsten Reaktionen

Bei der folgenden Auflistung ist mir bewußt, daß biologische Vorgänge keiner schematisch-linearen Abgrenzung unterstehen, sondern sich immer

- vernetzt,
- systemübergreifend und
- rhythmisch-lebendig

zeigen.

> Das Resultat einer jeden Behandlung hängt auch in Bezug auf Reaktionen und deren Auswirkungen primär von der gesamten Regenerationsfähigkeit des Menschen ab und nicht vom Namen seiner Krankheit.

Die Reaktionen werden der Überschaubarkeit halber in die gleichen Gruppen eingeteilt wie beim Erstbefund:

- Kopf und Hals
- Wirbelsäule, Thorax und Schultergürtel
- Harnableitende Wege
- Atmung, Herz, Kreislauf
- Verdauungstrakt
- Lymphsystem
- Schleimhäute und Haut
- Hormonelles System und Vegetativum
- Schlaf, Regeneration, Träume
- Gemütsebene und seelische Befindlichkeit.

Wenn hier Reaktionen innerhalb von Organgruppen besprochen werden, bedeutet dies nicht, daß sie allein durch die Behandlung dieser Organgruppen entstehen. Die Art der Reaktionen und die Auswahl der Transportwege, über die sie stattfinden, lassen sich zwar unterstützen, jedoch nicht grundlegend von außen beeinflussen.

Kopf und Hals
Kopfschmerzen verschiedener Art und Herkunft klingen manchmal nach einer kurzen Phase der Reaktivierung ab. Stirn- und Kieferhöhlen scheiden Sekrete aus, wäßrig oder zäh in ihrer Konsistenz.
Blutdruckwerte und ihre Amplitude können sich sowohl bei Hyper- als auch Hypotonikern verändern.
Die Bindehaut der Augen reagiert bei Allergikern häufig mit Abklingen des Exsudates und verminderter Rötung und Schwellung.
Chronische Entzündungsneigungen im Nasen/Rachen-Raum und Hals heilen aus.

Wirbelsäule, Thorax, Gelenke und Muskelgruppen
Funktionelle Beschwerden in der Wirbelsäule (z.B. Schmerzen nach Unfällen, Ischialgien) und Bewegungseinschränkungen der großen und kleinen Gelenke verbessern sich, manchmal einhergehend mit einer kurzen, akuten Schmerzphase.
Die Qualität der Aufrichtung und Haltung verändert sich.
Myogelosen, vor allem im Bereich des Schultergürtels und Rückens, werden weniger schmerzhaft, da sich der Muskeltonus normalisiert.

Harnableitende Wege
Oft scheiden Niere und Blase mehr Harn aus. Er wird trüber oder auch klarer, riecht zum Teil auffällig und kann bei der Harnuntersuchung vermehrt harnpflichtige Substanzen aufweisen.
Bei Patienten, die durch eine Reizblase tagsüber oder auch nachts häufig gestört werden, läßt bei guter Reaktionslage die Überreizung meist mit wenigen Behandlungen deutlich nach.

Praktischer Hinweis

Falls sich die Blasenreizung in eine **Entzündung** verändert, sind die Grenzen des Berufes und der Methode zu respektieren und die Patienten ggfs. zum Arzt zurückzuverweisen. Bei solchen Entscheidungen ist für den weiteren Verlauf bedeutsam, daß die Symptomatik nicht unterdrückt wird, sondern durch Arzneimittel, die die Heilkraft unterstützen, eine tiefergreifende Umstimmung in den belasteten Hintergrundsystemen stattfinden kann.

Atmung, Herz und Kreislauf
Eine der häufigsten Beobachtungen ist die einer Atemregulierung im Sinne der vertieften und ruhigeren Atmung. Asthmatiker, Patienten mit Bronchitis oder Bronchiektasen husten leichter ab, der Schleim kann vielfältig in Farbe, Konsistenz und Geruch sein.
Funktionelle Herzbeschwerden wie Tachykardien und leichtere pektanginöse Beschwerden lassen in ihren störenden Auswirkungen nach.
Viele Patienten schildern schon nach einigen Behandlungen, daß die chronisch kalten Füße sich in der Durchblutung normalisiert bzw. venöse Stauungen sich funktionell verbessert hätten.

Praktischer Hinweis

Bei Patienten mit schwerwiegenden Funktions- oder Organerkrankungen des Herzens darf die Herzzone als Symptomzone nicht in den Mittelpunkt des therapeutischen Interesses gestellt werden, da sich sonst die Beschwerden verstärken können *(vgl. Kap. 17, S. 163 f)*.

Verdauungstrakt
Die Darmausscheidungen werden meist voluminöser und häufiger, vorübergehend auch übelriechend, schleimig und mißfarben. Flatulenz wird vermehrt oder auch vermindert.
Selten ist spontanes Erbrechen oder ein, zwei Tage lang Durchfall. Bei länger anhaltender Diarrhö ist eine genauere diagnostische Untersuchung angezeigt.
Aphthen und Soor im Mundbereich können abklingen, Hämorrhoidenschmerzen nachlassen.

Praktischer Hinweis

Bei Patienten mit chronischen Darmleiden (Colitis ulcerosa, Colitis mucosa, M. Crohn) sollte die Darmzone **nie** kräftig tonisierend behandelt werden, da durch die zu starke Irritation ein vermehrter Flüssigkeitsverlust und eine weitere Störung im Elekrolythaushalt entstehen kann.

Lymphsystem

Patienten, die primär oder sekundär im Lymphbereich belastet sind, reagieren auf die RZF oft mit deutlich vermehrter Diurese. Frauen nach einer Mamma-Amputation können eine meßbare Verringerung des Umfanges der gestauten Arme beobachten. Dies schon durch die hier beschriebene RZF, gezielter noch mit der speziellen Lymphbehandlung der Reflexzonen am Fuß *(s. Kap. 26, S. 206 f)*.
Tagsüber entstehende Aufquellungen in Füßen und Beinen lassen nach. Die Neigung zu chronischen Erkältungskrankheiten im Kopf und Halsgebiet nimmt ab, besonders bei Kindern, die von klein auf lymphatisch belastet sind. *(Vgl. dazu Kap. 25, S. 204 f)*.

Haut

Sie wird aktiver in ihrer Ausscheidungs- und Aufnahmebereitschaft und wirkt dadurch gesünder. Die Schweißbildung kann sich je nach Ausgangslage des Patienten zunächst verstärken oder auch abschwächen. Ab und zu zeigen sich kurzfristig Eiterbläschen oder Nesselausschlag.
Immer wieder tritt ein störender und unangenehmer Körpergeruch auf, der keinesfalls mit künstlichen Deodorantien unterdrückt werden sollte.
Bestehende akute oder chronische Hautirritationen und -erkrankungen, z.B. Ekzeme, lassen in der Symptomatik nach; manchmal verstärkt sich die Symptomatik kurzfristig.

Praktischer Hinweis

Wenn die akuten Hautreaktionen länger anhalten oder sich deutlich verschlimmern, ist zu einer Zwischenkonsultation beim Arzt zu raten, um diesen Prozeß mit entsprechenden Arzneimitteln zu verkürzen, am besten mit solchen, die die Regenerationskraft unterstützen und nicht nur oberflächlich Symptome unterdrükken. Eine konsequente Ernährungsordnung ist unerläßlich.

Schleimhäute

Die Nasen-Rachen- und Bronchialschleimhäute reinigen und erholen sich, indem sie Sekrete vermehrt oder vermindert ausscheiden. Bei Frauen und Männern kann sich Ausfluß aus Scheide und Harnröhre einstellen, manchmal so konzentriert, daß das Schleimhaut- und Hautgewebe der Unterleibsorgane gereizt wird. Häufiger jedoch läßt, vor allem bei Frauen, ein bestehender Fluor deutlich nach, verändert sich in Geruch und Farbe bzw. verschwindet ganz.
Bei Frauen sind häufiger als bei Männern die Auskleidungen der Genitalorgane chronisch rezidivierend mit Pilzbefall belastet. Die Behandlung über RZ sollte von einer gezielten Nahrungsumstellung begleitet werden, um das gesamte Schleimhautmilieu auch vom Darm her zu verbessern.

Hormonelles System und Vegetativum

Bei vielen Patienten, deren endokrine Funktionen gestört sind, wird die RZF eine unterstützende Begleittherapie darstellen. Auch bei Einnahme von Medikamenten muß und kann mit zusätzlichen Reaktionen durch die Behandlung gerechnet werden.
Da die Menstruation eine hormonell bedingte Schleimhautreaktion darstellt, können sich die Ausscheidungen während der Menses verändern; es fließt mehr bzw. weniger menstruelles Blut, die starken Schmerzen vor oder während der Regel lassen deutlich nach. Gynäkologische funktionelle Störungen stellen eine der besten Indikationen für RZF dar!
Immer wieder verschiebt sich auch der Zyklus in seiner Länge und in seinen Intervallen bei vegetativ und hormonell geschwächten Frauen, meist so, daß die nächste Menstruation zu früh kommt. Sehr selten wurde auch eine Verschiebung des menstruellen Zyklus

trotz Einnahme eines Antikonzeptivums beobachtet. Sorgfaltspflicht der Information!
Bei Diabetikern ist eine häufigere Kontrolle des Blutzuckerspiegels besonders wichtig, da sich die Blutzuckerwerte schon durch die erste Behandlung deutlich verändern können.
Patienten mit Hyperthyreose reagieren auf eine gut dosierte Behandlung mit größerer Ausgeglichenheit und Ruhe. Solche Patienten sollten, wenn möglich, vormittags behandelt werden, da sie bei etwas zu starker Dosierung im Nachtschlaf gestört werden können.

Erhöhte Temperatur und Fieber
Ein kurzfristiger Fieberschub und erhöhte Temperatur als Reaktion auf die RZF sind meist der offensichtliche Versuch, Belastungs- und Schadstoffe körperintern zu verarbeiten. Fieber ist in diesem Fall das Zeichen eines gesunden Abwehrsystems und sollte nicht mit Antibiotika bekämpft werden, denn dies verschleiert den Verlauf der Krankheit, da lediglich die Symptome unterdrückt werden. Ob und wann die Verabreichung von Antibiotika für einen speziellen Krankheitsverlauf unerläßlich sind, entscheidet der Arzt in Absprache mit dem Patienten.

Praktischer Hinweis

Außer den bekannten Wadenwickeln wirken bei Fieber Einläufe als häusliche Maßnahme sehr entlastend und temperaturregulierend *(26).*

Akutisierung früherer Erkrankungen
Nicht ausgeheilte, unterdrückte frühere Erkrankungen können kurzfristig und meist abgeschwächt wieder aufflackern. Diese Reaktion ist nicht im Sinne einer Verschlimmerung zu werten, sondern zeigt an, daß eine Ordnungstherapie chronische, verborgene Prozesse über eine akute Phase in Richtung Heilung führen kann.

Praktischer Hinweis

Bei guter Vitalität des Patienten gelingt es, eine ganze Reihe früherer Krankheiten kurzfristig zu reaktivieren und zum Ausheilen anzuregen, im Sinne einer „regressiven Vikariation zum Abbau der in den Depositionsphasen angehäuften Noxen“ *(28).* Dies ist keinesfalls bedenklich, erfordert aber eine gute Zusammenarbeit zwischen Therapeut und Arzt und eine klare psychologische Führung des Patienten.

Schlaf und Träume
Hinsichtlich Schlafqualität und -quantität reagieren manche Patienten mit wesentlich intensiverem Schlafbedürfnis, dem dringend nachgegeben werden sollte; andere sind besonders unruhig oder brauchen weniger Schlaf als sonst und sind am nächsten Tag trotzdem frischer und leistungsfähiger.
Träume , sowohl angenehme als auch beängstigende, sind bedeutsame Signale aus dem Unbewußten und leisten wichtige seelische „Aufräumungsarbeit“. Mitunter wäre es auch hier angezeigt, auf begleitende Hilfe eines guten Psychotherapeuten oder verantwortlich geleitete Selbsterfahrungsgruppen zu verweisen, damit alte, bislang unbewußte oder verdrängte Probleme leichter verarbeitet werden können. Wenn Patienten zur Aufarbeitung der anstehenden Lebensthematik ihr Inneres einer professionellen Person anvertrauen, ist deren absolute Integrität und Glaubwürdigkeit von entscheidender Bedeutung.

Gemütsebene und seelische Befindlichkeit
Unruhe und Angstzustände können ab und zu als kurze Erstreaktion einige Stunden lang zunehmen, oft jedoch stellt sich durch die Berührung der Füße das Gefühl ein, „nicht mehr so in der Luft zu hängen“ und weniger nervös, unentschlossen und ängstlich zu sein.
Zunehmende innere Wachheit und Ausgewogenheit kann sich zeigen in

- der offeneren Begegnung mit anderen Menschen,
- der freieren Äußerung von Gefühlen wie Lachen, Weinen, Zuwendung, Freude, Zorn,
- größerer Bereitschaft zu eigenen Unternehmungen und Veränderungen und
- tatkräftigem Bemühen, im Familien- und Freundeskreis den eigenen Platz zu finden.

Es ist allgemein viel zu wenig bekannt, daß uns in der **klassischen Homöopathie** seit *Samuel Hahnemann* Mittel und Wege zur Verfügung stehen, die in die ererbten Belastungen und Tiefenschichten des Patienten, und damit auch in sein Wesen und seine Gefühlswelt, klärend, reinigend und stärkend eingreifen können.

14.3 Der Umgang mit heftigen Reaktionen

14.3.1 Allgemeines

Falls Reaktionsschübe unvermittelt stark auftreten (selten!), können wir uns für verschiedene Varianten der Versorgung und Betreuung der Patienten entscheiden. Sie brauchen jedoch immer die Bestätigung, daß wir in solchen Zeiten verläßliche Ansprechpartner sind, die ggfs. auch den Arzt über den Verlauf der Reaktionen unterrichten und sich mit ihm absprechen.

14.3.2 Betreuung während starker Reaktionsabläufe

Es gibt eine Auswahl verschiedener Möglichkeiten:

○ Wir bieten eine **Zwischenbehandlung** an, in der die akuten Symptome im Mittelpunkt stehen *(vgl. S. 165)*.

○ Eine Behandlung kann **übersprungen** werden, damit die Intensität der Reaktionen in Ruhe abklingt.

○ Wenn Patienten überängstlich sind, werden sie evtl. täglich, ab und zu auch **mehrmals täglich kurz** behandelt und betreut. Wir wählen dabei bevorzugt Ausgleichsgriffe, durch die sich das Vegetativum erholen kann. Die Behandlungszeit ist meist auf zehn bis 15 Minuten beschränkt.

○ Bei der nächsten Behandlung steht nicht die Symptomatik im Vordergrund, sondern die zugeordneten Organ- oder Systemgruppen, durch deren Behandlung die heftigen Reaktionen im symptomatischen Bereich gemildert werden. Dabei haben die **Hintergrundzonen** eine besondere Bedeutung, da sie die Basis betreffen, auf der die Symptomatik entstehen konnte.

Beispiele

- **Heftige Kopfschmerzen:**
  Hier werden die Darm-, Oberbauch- oder Genitalzonen tonisierend behandelt. (Bei sehr vielen liegen die Ursachen für Kopfschmerzen im Verdauungstrakt bzw. bei Frauen auch im Unterleibsbereich).
- **Starke Erkältungen im Kopf-Hals-Bereich:**
  Wir setzen den tonisierenden Reiz in den Kleinbeckenorganen und im Lymphsystem. (Zuordnung zum gegenüberliegenden Pol, Entwicklung aus dem gleichen Keimblatt).
- **Akutes Asthma:**
  Die Patienten reagieren in der Regel gut auf Tonisieren der Zonen Nebennieren, Dünndarm (starke Übersäuerung), Leber und Gallenblase, Beckenboden mit Anus und auf Ausgleichsgriffe.

In sehr seltenen Fällen können so heftige Reaktionen auftreten, daß wir die Patienten an ihre Verordner bzw. zu ihrem Facharzt zurückverweisen müssen. Wir sollten es dann selbst übernehmen, den Arzt zu informieren, daß es sich dabei um Reaktionen auf den Behandlungsreiz handelt. Damit helfen wir unter günstigen Umständen vermeiden, daß Arzneimittel gegeben werden, die die Symptomatik lediglich wieder verdecken.

14.3.3 Beispiele für besonders heftige Reaktionen

Es kommt ab und zu vor, daß

- ein latenter Kopfschmerz sich zur **Migräne** entwickelt,
- am ganzen Körper ein starker **Nesselausschlag** auftritt, der meist nach wenigen Tagen ohne eine spezielle Behandlung wieder abklingt,
- wir eine **Nieren-** oder **Gallenkolik** auslösen können,
- eine starke **Durchfallphase** eine sehr intensive Reinigung des Darmes anzeigt,

- die Patienten akute **Zahnschmerzen** bekommen,
- bei einer Frau im Klimakterium eine unerwartet heftige **Unterleibsblutung** auftritt.

Aus meiner Praxis

Im Verlauf von vielen Jahren habe ich dreimal erlebt - zweimal bei Kindern, einmal bei einer jungen Frau -, daß sich eine chronische lymphatische Grundbelastung durch die RZF über Fieber, Übelkeit und Schmerzen in eine **akute Appendizitis** verändert hat, die eine Operation erforderlich machte. Die Patienten wurden postoperativ mit RZF weiterbehandelt und zeigten sich im Endergebnis wesentlich stabiler und leistungsfähiger als früher.
Viel häufiger haben sich jedoch die chronisch rezidivierenden Beschwerden im rechten Unterbauch, vor allem bei Kindern - manchmal auch über eine leichte Akutisierung -, mit einer oder mehreren Serien von RZF normalisiert.

Wir sollten bei sehr heftigen Reaktionen den behandelnden Arzt so bald wie möglich informieren, damit er nicht aus Unkenntnis der Zusammenhänge die Reaktionsphasen als neue Krankheit wertet. Ebenso müßten Reaktionen, die den Verdacht auf schwerwiegendere, bislang unerkannte Krankheiten nahelegen, unverzüglich dem Arzt mitgeteilt werden.

14.4 Negative Reaktionen

Wirklich negative Reaktionen, die die vorhandene Situation offensichtlich und längerfristig verschlimmern, können dann entstehen, wenn

- zu lang behandelt und zu stark dosiert wurde,

- die Symptomatik überbetont und einseitig im Mittelpunkt der Behandlung stand und/ oder

- die Kontraindikationen nicht beachtet wurden.

14.5 Neu entstehende Erkrankungen

Die Menschen sind heutzutage differenzierter und dadurch oft auch schneller belastet als früher. Die Reizüberflutung auf vielen Ebenen und die Medikamenteneinnahme haben deutlich zugenommen.
Wir sollten deshalb bei auffällig geschwächten und von einer Vielzahl von Medikamenten belasteten Patienten die Reaktionen in den Behandlungsintervallen besonders gut beobachten, um zu erkennen, wann eine Reaktionsphase **zu lange dauert** oder sich **verselbständigt** und sich unter ungünstigen Umständen daraus eine neue oder andere Krankheit entwickelt.

Üblicherweise klingen Reaktionen als direkte Antwort auf den gesetzten Therapiereiz bereits nach Stunden, manchmal auch erst nach drei bis sechs oder acht Tagen ab. Dauern sie länger an, sollte der Hintergrund der verzögerten Reaktionslage gründlich eruiert werden.

Bei der heutigen Vielzahl von Behandlungsangeboten und in Anbetracht der Tatsache, daß diese nicht immer gesundheitsorientierten Motiven entspringen, sollten Verordner und Therapeuten ihren fachlichen Einfluß geltend machen, daß Patienten nicht **zu viele verschiedene** Anwendungen zu kurz aufeinanderfolgend verabreicht bekommen.
Vor allem sollten reizspezifische Behandlungen ihre Wirkung mindestens einige Stunden, wenn nicht sogar einen ganzen Tag, von anderen Therapieformen ungestört, entfalten können. Dies setzt einen guten professionellen Ein- und Überblick in die heute gängigen Therapieformen und deren Wirkungsweise voraus.

15 Behandlungsbeispiele

Da es nicht möglich und auch nicht sinnvoll ist, Behandlungsvorschläge für einzelne Krankheitsbilder zu machen, habe ich mich entschieden, aus jeder Zonengruppe zwei oder drei Beispiele auszuwählen.
Die Behandlungsvorschläge sind im Rahmen der bekannten sieben Zonengruppen aufgeführt und jeweils in folgende Abschnitte eingeteilt:

- Zeichnung der Zonen
- Vorschläge zur Behandlung
- Als Zusammenfassung nach zwei oder drei Beispielen: Weitere Therapieerfahrungen aus diesem Indikationsgebiet.

Die in den Zeichnungen und im Text angegebenen Anregungen sollen die große Variationsbreite von Einstiegsmöglichkeiten und Zusammenhängen aufzeigen und sind **nicht zum ungeprüften Nachahmen** gedacht.
Wie in *Kapitel 10* erläutert, verwende ich auch bei den Behandlungsbeispielen die Farben

- **Rot** für die Symptomzone und
- **Grün** für die Hintergrundzonen *(vgl. S. 100)*.

Dem **Plexus coeliacus (Solarplexus)** kommt bei vielen Behandlungen eine zentrale Bedeutung zu. Seine Besprechung wird deshalb den 7 Zonengruppen vorgeschaltet.

Er bildet ein wichtiges Zentrum des vegetativen (autonomen) Nervensystems, und zwar aus dem Grenzstranggebiet der mittleren und unteren BWS, und ist vor allem für innere, nicht vom Willen gesteuerten Funktionen des Körpers zuständig.
Das vegetative Nervensystem arbeitet eng mit den endokrinen Drüsen zusammen. Da beide stark mit unserer Gefühlsebene verbunden sind, lassen sich viele funktionelle Störungen der Patienten besser verstehen und bereits in einem Stadium erfassen, in dem sie noch nicht organisch manifest sind.

Die Behandlung des Solarplexus mit dem **Verweilgriff** löst spastische Zustände z.B. bei Gallen- und Nierenkoliken, Trigeminus- und anderen Neuralgien, Magen- und Darmspasmen, akutem Asthma, ebenso bei Patienten mit Hypertonie, Tachykardie und anderen Erregungszuständen.
Wenn eine Anregung der endokrinen Drüsen angezeigt oder ausgeprägte Hypotonie vorhanden ist, wird die Zone **tonisierend** behandelt, auch bei sehr geschwächten, kreislauflabilen und erschöpften Patienten.

15.1 Zonengruppe Kopf und Hals

15.1.1 Patient mit rechtsseitigem Kopfschmerz

Vorschläge zur Behandlung *(Abb. 60)*

○ Bei Patienten mit chronischen Kopfschmerzen können im relativ **beschwerdefreien** Stadium sowohl die Symptom- als auch die Hintergrundzonen tonisierend behandelt werden. Es ist ratsam, bei den Kopf- (= Symptom-)Zonen etwas weicher zu beginnen.

○ Wenn die Beschwerden **akut** sind, wird in den Symptomzonen mit dem Verweilgriff gearbeitet. Die Zonen der linken Seite des Kopfes werden immer in die Behandlung einbezogen und, falls schmerzhaft, ebenfalls mit dem Verweilgriff behandelt.

○ Vor allem bei Frauen erweist sich die Stelle der **Gallenblase** oft als „Schlüsselzone“, durch deren kräftig tonisierende Behandlung, im Zusammenspiel mit anderen aktuellen Zonen, die Beschwerden nachhaltig gebessert werden können.

○ Es gibt selten eine Indikation, bei der die Hintergrundzonen so vielfältig und oft auch so eindeutig auftreten können, wie beim **Kopfschmerz** mit dessen verschiedenen spezifischen Varianten, wie Migräne, Okzipital- oder Trigeminusneuralgie, Hypertonie.
Beim ersten Befund sind die **Hintergrundzonen** meist aus folgenden Bereichen, einzeln oder gekoppelt, zu finden:

Patient mit rechtsseitigem Kopfschmerz

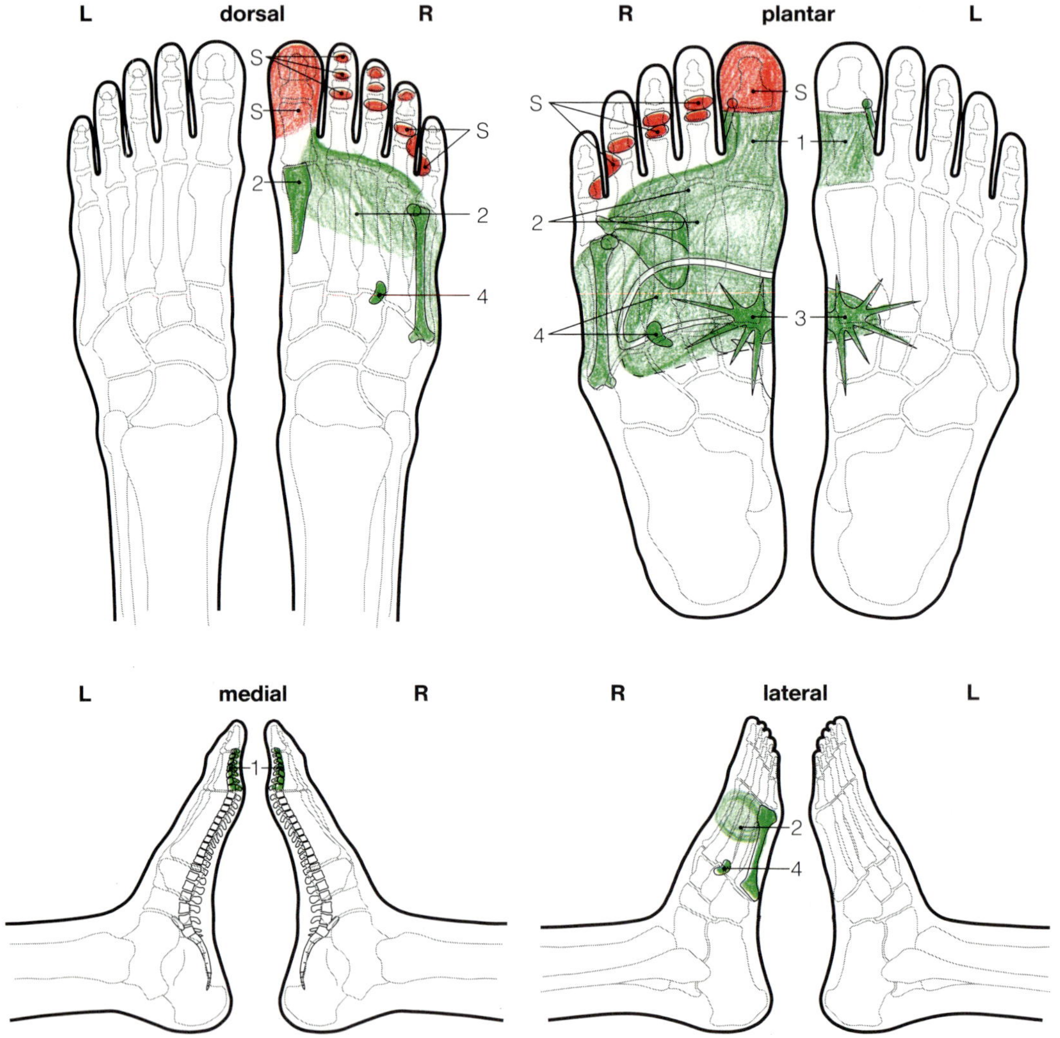

Symptomzonen (S):
Rechtsseitiger Kopf mit Auge, Ohr, Nasennebenhöhlen, Schädelbasis mit Proc. mastoideus

Hintergrundzonen:
Nacken rechts und links (1)
Schultergürtel mit Brustbein (2)
Solarplexus (3)
Leber / Gallenblase (4)
(Rechtsseitiger Kopfschmerz deutet auf gestörte segmentale und Meridian-Zusammenhänge mit Leber und Gallenblase hin.)

Abb. **60**

Patient mit chronischer Sinusitis

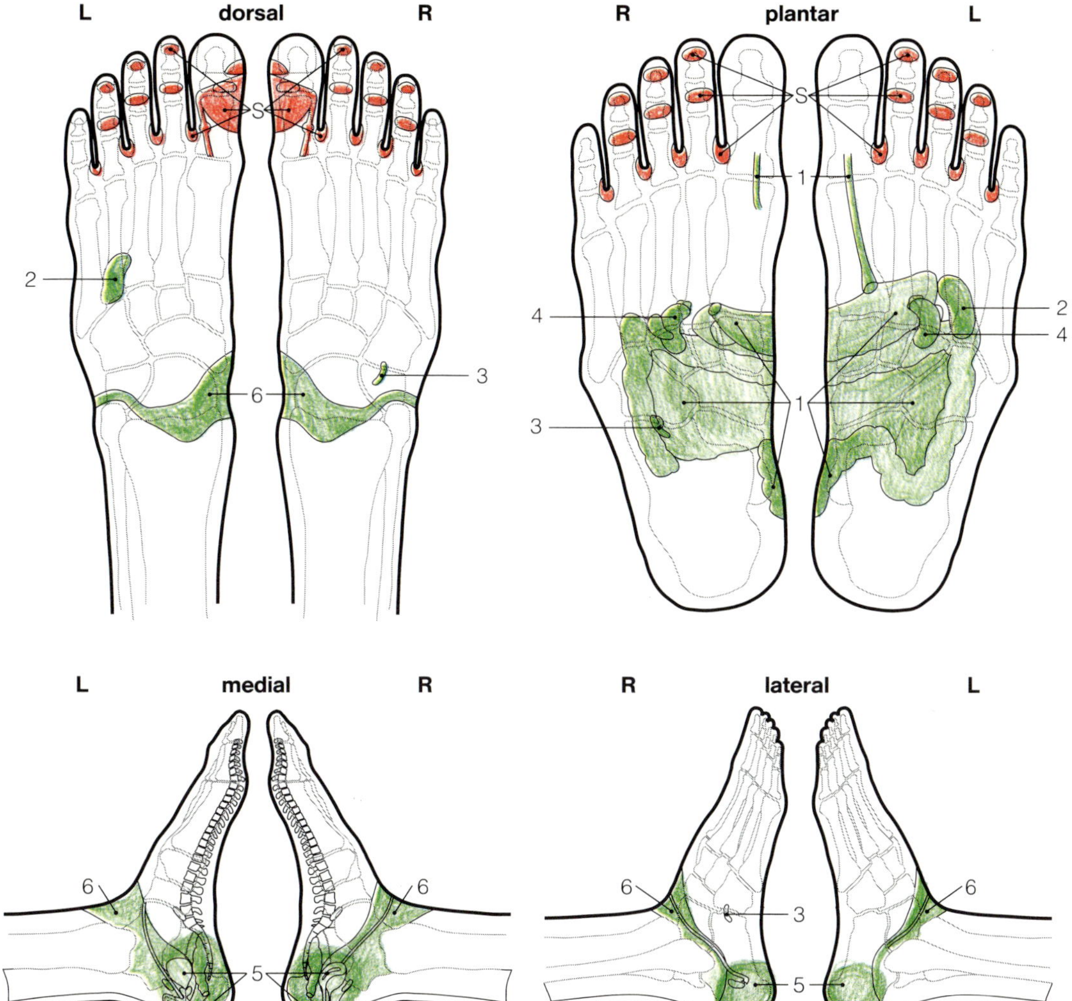

Symptomzonen (S):
Nasennebenhöhlen
Lymphgebiet Kopf und Hals
Nasen / Rachenraum

Hintergrundzonen:
Magen / Darmtrakt (1)
Milz (2)
Appendix (3)
(2+3: Aktivierung des Lymphsystems)
Nieren und Nebennieren (4)
(Anregung der Ausscheidung)
Kleinbeckenorgane (5)
(Beziehung zu den Kopfhöhlen)
Lymphgebiet Leiste (6)

Abb. **61**

- Darm vor allem Dünndarm,
- Leber/Gallenblase mit Magen und Pankreas,
- Genitale, besonders bei Frauen,
- Nieren bei Hypertonikern, deren Kopfschmerz über den ganzen Kopf bis in die Augen zieht (Beginn des Blasen-Meridians),
- Wirbelsäule und Schultergürtel,
- Zähne mit Nasennebenhöhlen.

15.1.2 Patient mit chronischer Sinusitis

Vorschläge zur Behandlung *(Abb. 61)*

○ Bei **chronischer** Sinusitis werden alle Zonen tonisierend behandelt. Die Schwimmhäute zwischen den Zehen - dem Lymphbereich von Kopf und Hals zugeordnet - werden mehrere Male gedehnt, bis sie gut durchblutet sind. Da die Patienten dort häufig mit starken, schneidenden Schmerzen reagieren, ist auf die Dosierungsgrenze gut zu achten.

○ Die Interdigitalräume werden bei **akuter** Sinusitis, wie die Zonen der seitlichen Halslymphstränge, ebenfalls von distal nach proximal alternierend mit zwei Fingern gestrichen, um provokative Reize zu vermeiden und den Lymphabfluß zu unterstützen, beginnend in der Schwimmhaut, endend auf der Zehengrundgelenkslinie.

○ Im **akuten** Zustand hat sich das Vorschalten der Dünndarm- und Nebennierenzonen vor die Symptomzonen bewährt. Hierbei kann bei guter Reaktionslage der Patienten kräftig tonisiert werden.
In den Symptomzonen, vor allem im Nasen-Rachen-Raum ist der Verweilgriff anzuwenden. In den seitlichen Lymphsträngen am Hals werden alternierende Streichungen etwa sechs- bis achtmal wiederholt, um eine gute Ableitung der akuten Kopfbelastungen über die Lymphbahnen zu erreichen.

○ Bei **Fußpilzbefall** werden die Dehnungen an den zugeordneten Schwimmhäuten der Hand durchgeführt bzw. dies dem Patienten als „Therapie-Hausaufgabe“ übertragen.

○ Bei **chronisch rezidivierenden** Entzündungen in den Stirn- und Kieferhöhlen sollte der Zahnstatus von einem ganzheitlich arbeitenden Zahnarzt auf Foci überprüft werden. Häufig gehört zur Änderung des Milieus in den Schleimhäuten auch eine grundlegende Ernährungsumstellung. Allergische Reaktionen auf Milch und deren Produkte und Getreide (auch Vollkorngetreide) sind weit verbreitet *(6)*.

○ Die punktuelle Behandlung der proximalen Hälften der Zehennägel 2 bis 4 - Zonen der Stirnhöhlen - mit dem eigenen Fingernagel löst manchmal schon nach der ersten Behandlung eine kräftige **Reinigung der Sinushöhlen** in Form von wässrigen oder zähflüssigen Sekreten aus, ab und zu begleitet von erhöhter Temperatur. Die Patienten sollten unterstützt werden, die entstandene akute Phase nicht künstlich zu unterdrücken *(vgl. S. 117 f)*. Meist werden sie beobachten, daß sie sich in ihrem Gesamtbefinden nicht so schlecht fühlen wie sonst bei Infekten und können dies als ein ermutigendes Zeichen werten.

15.1.3 Patient mit linksseitigem Hörsturz

Vorschläge zur Behandlung *(Abb. 62)*

○ Die Symptomzonen werden **immer**, auch im beschwerdefreien Stadium, mit dem Verweilgriff behandelt (bei Tonisieren Gefahr der akuten Verschlechterung). Genauso wird mit den Zonen der gegenüberliegenden Kopfseite und allen, die sich in der Nähe der Symptomzone befinden, verfahren.
Seitliche Lymphstränge am Hals immer wieder alternierend streichen, bis sich das Gewebe „durchlässig“ anfühlt. Auch der Solarplexus wird mit dem Verweilgriff behandelt und sollte häufiger dazwischengeschaltet werden.
Alle anderen Zonen können tonisierend erfaßt werden.

○ In den ersten Behandlungen keine zu starken Reize setzen, um die Reaktionslage richtig einzuschätzen. Sehr häufig Ausgleichsgriffe anwenden. Ausführliche Nachruhe ist wichtig.

○ Es ist immer auch zu eruieren, ob **Störfelder** als Narben, Zahnherde oder Wirbelblockaden

Patient mit linksseitigem Hörsturz (Menière'sches Syndrom)

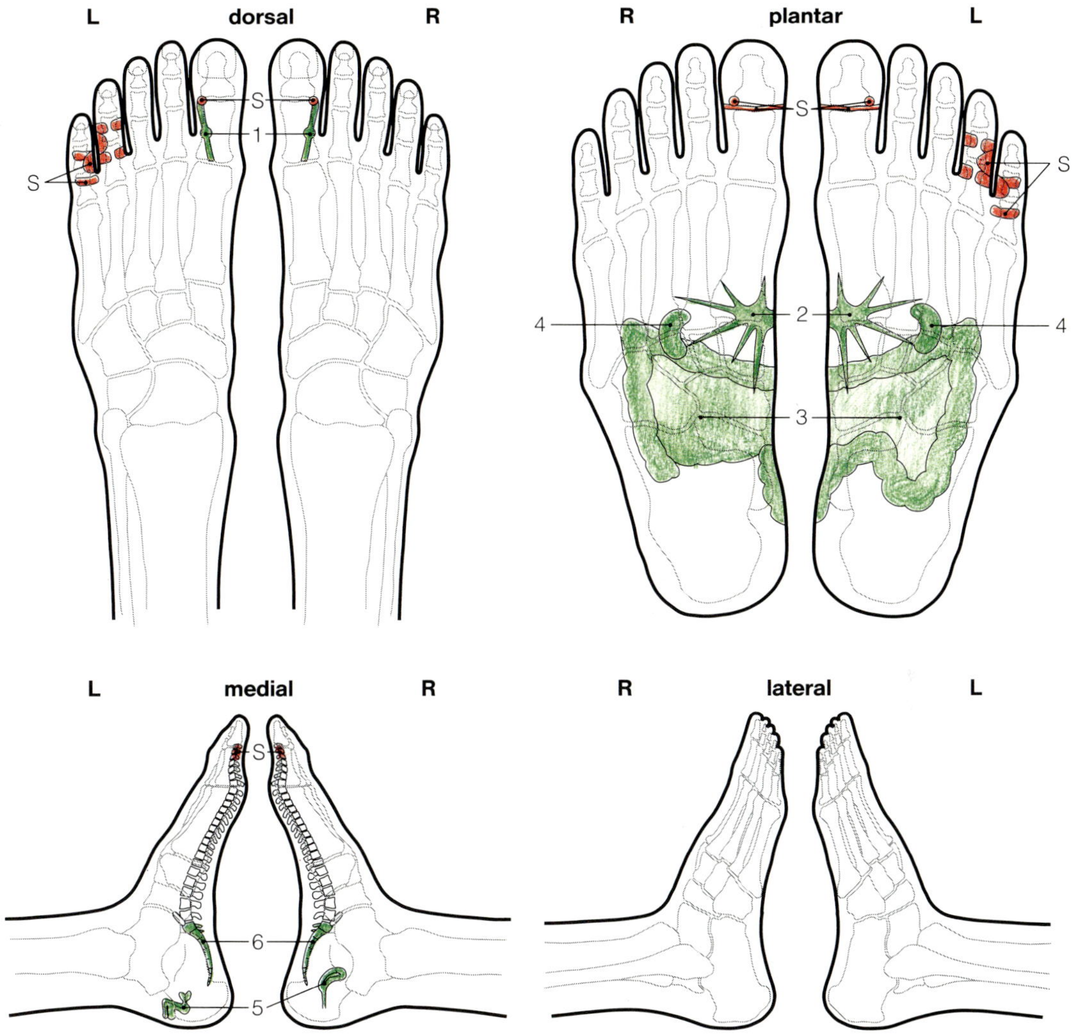

Symptomzonen (S):
Linkes Ohr
Proc. mastoideus
Kiefergelenk
Hinterhaupt
Obere HWS
Hintere Backenzähne mit Weisheitszähnen

Hintergrundzonen
Seitl. Lymphstränge am Hals (1)
Solarplexus (2)
Darm (3) (Dünndarm-Meridian versorgt u.a.die Ohren)
Nieren (4)
Genitale (5) (gleiche Keimblattentwicklung wie Ohren)
Kreuz / Steißbein (6)
(kraniosakrale Beziehungen)

Abb. **62**

in der HWS vorhanden sind. Gute manualtherapeutische oder chiropraktische Maßnahmen sind dann oft sehr hilfreich.

○ Bei Patienten mit Folgen von Hörsturz und seinen Begleiterscheinungen ist eine **Atemregulierung** von großer Hilfe, denn ein geordneter Atem wirkt sich harmonisierend auf das Vegetativum aus, das immer stark in Mitleidenschaft gezogen ist.

○ Häufiger als auf den ersten Blick vermutet, sind ein **Schockerlebnis** oder andere schwerwiegende psychische Belastungen mit dem Entstehen der Schwindelzustände verbunden, auch wenn sie länger zurückliegen. Dies läßt sich auch an Formulierungen wie „aus dem Gleichgewicht geraten" oder „schwindeln" (ein üblicher Begriff für Flucht aus der Wahrheit) erkennen. Beim Ansprechen dieser Thematik ist viel „Fingerspitzengefühl" notwendig.

Insgesamt ist dieses Krankheitsbild für Patienten und Behandler eine Crux, deren Therapie viel Geduld und Können erfordert. Alle hiervon betroffenen Patienten sollten Streßfaktoren in Beruf und Familie so weit wie möglich verringern.

15.1.4 Weitere Therapieerfahrungen

Bei Patienten mit **Glaukom** („Grüner Star"), vor allem mit primärem Glaukom im höheren Alter, dem Überanstrengung, allgemeine Labilität oder psychische Belastungen zugrundeliegen, ist zu beobachten, daß sich der Augeninnendruck durch eine oder zwei Serien von RZF weitgehend und über längere Zeit normalisieren kann. Die Symptomzonen sowohl des Auges als auch des Sehzentrums werden mit dem Verweilgriff erfaßt.
Hintergrundzonen (häufig Nieren, Lymphgebiet am seitlichen Hals, Pankreas, LWS, Schilddrüse) lassen sich durch den ersten Befund ermitteln und können tonisiert werden. Meist spielt die Harmonisierung des Vegetativums durch Ausgleichsgriffe und ausführliche Nachruhe eine wichtige Rolle.

○ Bei Patienten mit akuten **Ohrenschmerzen**, vor allem auch bei Kindern, wirkt der sedierende Verweilgriff *(s. S. 32)* in den Zonen der Ohren und des Proc. mastoideus sehr überzeugend, verbunden mit alternierenden Streichungen der seitlichen Lymphstränge am Hals *(s. S. 31)*, um die Stauungen abzuleiten.

○ Bei Patienten mit akuten **Zahnschmerzen** wird der Verweilgriff in den entsprechenden Zahnzonen eingesetzt. Oft kann die Zeit bis zum Zahnarztbesuch relativ schmerzfrei überbrückt werden. Der Patient kann den Verweilgriff zuhause täglich mehrere Male selbst durchführen. Er wirkt auch in den Handzonen der Zähne, die in gleicher Weise an den Fingern angeordnet sind wie an den Zehen.

- Patienten mit **Zahnfleisch-** und **Zahnbetterkrankungen** wie Gingivitis und Parodontopathien sind dankbare Patienten für RZF, als Vorbereitung oder Begleittherapie zu einer ganzheitlich ausgerichteten Zahnsanierung. In den Hintergrundzonen finden sich meist starke Belastungen im Magen-Darm-Trakt und Lymphsystem.
- Falls Zähne mühsam durchbrechen, z.B. im Säuglingsalter, während des kindlichen **Zahnwechsels** oder auch beim Durchbruch der Weisheitszähne, haben sich tonisierendes Behandeln dieser Zonen und alternierende Streichungen der Lymphbereiche von Kopf und Hals gut bewährt.
- Bei Kindern und Jugendlichen, die **Zahnspangen** tragen, ist die RZF eine bewährte Hilfe zur Gewöhnung und Umstellung.
- Es ist möglich, daß innerhalb einer Serie von RZF ein **chronischer Zahnherd akut** wird. Dies nicht im Sinne einer Verschlechterung des Zustandes, sondern als Klärung des Terrains, die eine gezielte Fokusbehandlung durch den Zahnarzt möglich macht.

15.2 Zonengruppe Wirbelsäule, Thorax und Schultergürtel

15.2.1 Patient mit Lumbalbeschwerden

Vorschläge zur Behandlung im akuten Zustand *(Abb. 63)*

○ Es ist anzuraten, bereits etwas **vor** dem thorakolumbalen Übergang mit dem Verweilgriff

zu beginnen, also in der unteren BWS, und auch das Kreuzbein und ISG einzubeziehen. Da die seitliche Bauch- und Rückenmuskulatur (z.B. auch M. iliopsoas und M. quadratus lumborum) in direktem Bezug zur LWS stehen, werden sie ebenfalls mit dem Verweilgriff behandelt.
Alle Hintergrundzonen werden tonisiert.

○ **Narben**, vor allem im Unterbauch, und devitale oder anders belastete **Zähne** sind auf mögliche Störfeldqualität zu überprüfen.

○ Die Einbeziehung der Zone des **Sternums** ist wichtig im Zusammenhang mit der physiologischen Bewegungsspirale, die vorn und hinten, oben und unten sowie rechts und links miteinander verbindet.
Alle Zonen werden tonisierend behandelt, das Lymphgebiet der Leistenbeuge mit alternierenden Streichungen.

○ Über die **Solarplexus**-Zone läßt sich bei LWS-Patienten, die durch Sorgen oder Kummer „gedrückt" oder „geknickt" sind, eine zentrale Wirkung auf das Vegetativum herstellen (Verweilgriff).

○ Eine fachlich kompetent angebotene **Haltungskorrektur**, die auch die innere Haltung einbezieht bzw. zugrundelegt, gibt den Patienten mehr Selbstvertrauen und „Rückgrat".

○ Sehr häufig weisen **Nierenpatienten** unklare Beschwerden im unteren Kreuz auf, ohne daß sie deren Ursache wissen. Wenn Nierenzonen bei dieser Patientengruppe deutlich schmerzhaft sind, ist eine diagnostische Abklärung anzuraten.

15.2.2 Patient mit Nacken - Schulterschmerzen rechts

Vorschläge zur Behandlung *(Abb. 64)*

○ Die Symptomzonen werden mit dem Verweilgriff erfaßt, alle Hintergrundzonen tonisierend behandelt. Wenn sie in direkter Nähe zur Symptomzone stehen, wird ebenfalls der Verweilgriff gewählt.

○ Im knöchern-muskulären Bewegungsablauf sind die gegenüberliegenden Zonen des gesamten Schultergürtels und des seitengleichen Hüftbereiches, als **kontralateral** bzw. **kollateral** zugeordnet, in die Behandlung einzubeziehen. Wenn auch die linksseitige Schultergürtelzone sehr schmerzhaft ist, wird sie ebenfalls mit dem Verweilgriff behandelt.

○ Da der **Dickdarm-Meridian** die Schulter von ventral versorgt, ist abzuklären, ob die Dickdarmzonen abnorm reagieren. Aus diesen Zusammenhängen ist die spontan erleichternde Wirkung eines Einlaufes bei Patienten mit Schulterschmerzen zu erklären.

○ Bei **akuten** Schmerzen sollte auf der beschwerde**freien** Seite begonnen werden. Es hat sich gut bewährt, daß im akuten Zustand die Schulterzone selbst nicht direkt behandelt wird, sondern primär den Hintergrundzonen der Vorzug gegeben wird.

○ Ab und zu habe ich anhand einer spontanen Verbesserung der Beschwerden nach einer neuraltherapeutischen Versorgung der **Pockenimpfnarbe** rückschließen können, daß die Narbe ein deutliches Störfeld war. Wenn sie im Deltamuskel nach ventral im Verlauf des Dickdarm-Meridianes liegt, kann eine Unterflutung (= Injektion mit einem Neuraltherapeutikum) der kleinen Narbenfläche außerdem zu einer Funktionsverbesserung des Verdauungssystems führen.

Patient mit Lumbalbeschwerden

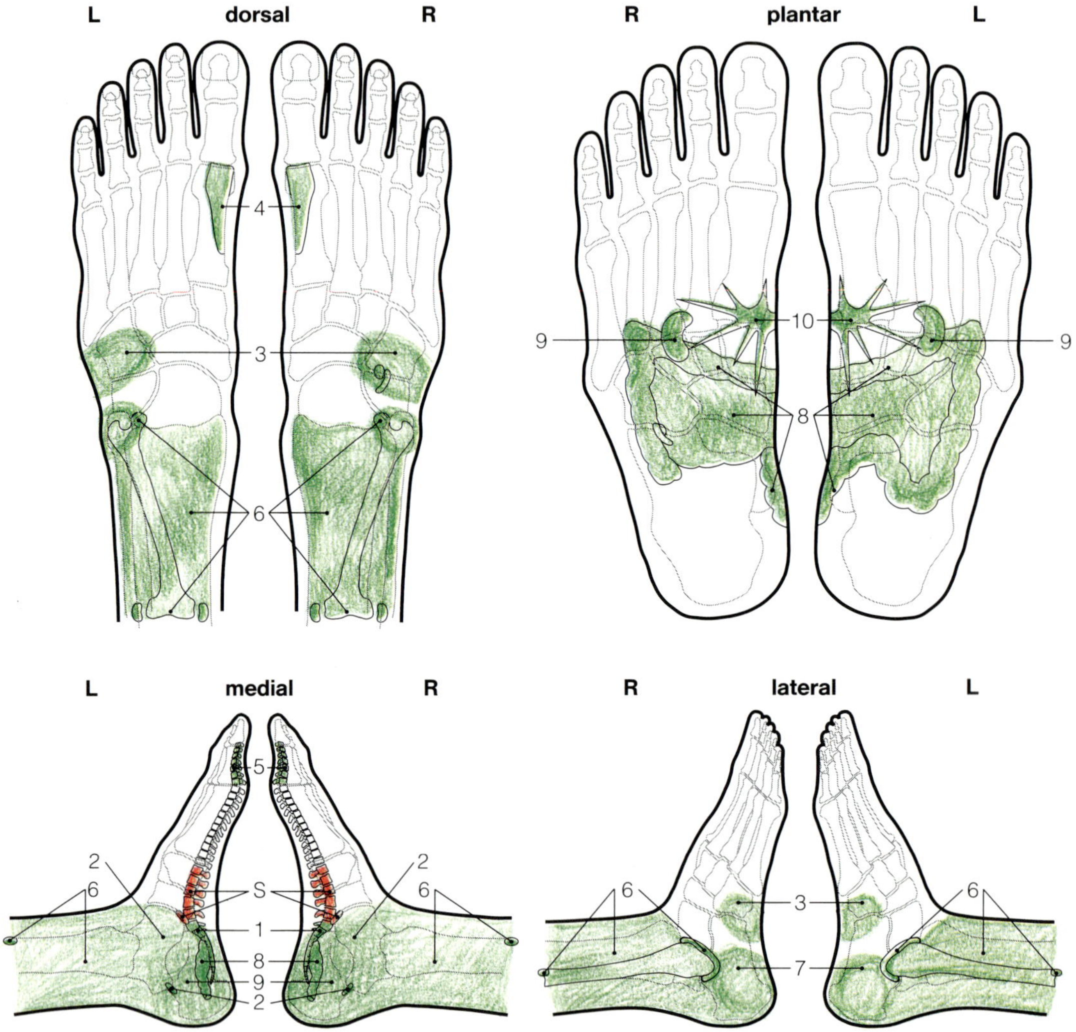

Symptomzonen (S):
LWS und ISG
beidseits

Hintergrundzonen:
Kreuz / Steißbein (1)
Symphyse mit Symphysenbereich (2)
Seitl. Bauchmuskulatur (3)
Sternum (4)
HWS (5)
Hüft- und Kniegelenke mit
Oberschenkel (6)
Glutäen (7)
Darm (8)
Nieren, Blase, kleines Becken (9)
Solarplexus (10) (psychische Hintergründe)

Abb. **63**

Patient mit Nacken / Schulterschmerzen rechts

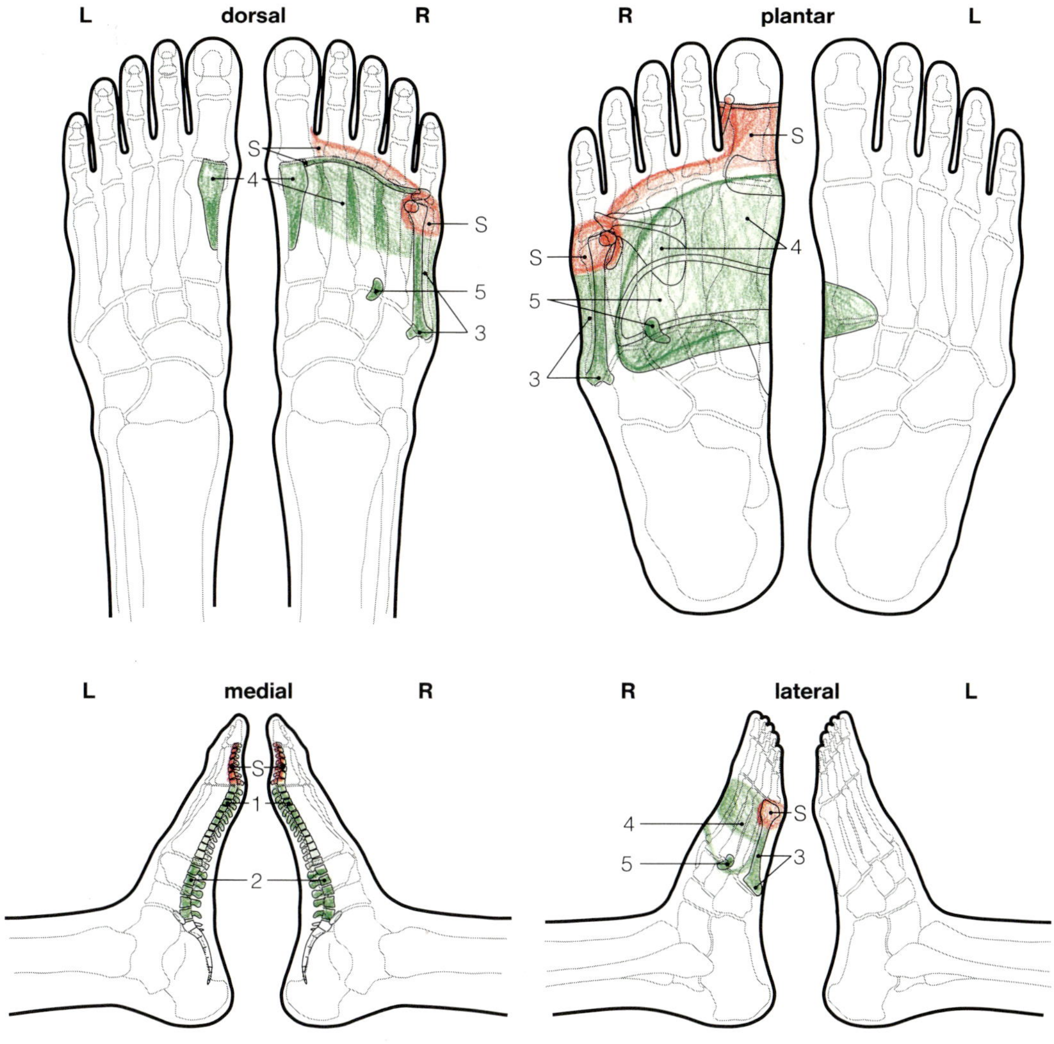

Symptomzonen (S):
Rechtes Schultergelenk
Nacken
HWS rechts und links
Sternoklavikulargelenk
oberer Trapeziusrand

Hintergrundzonen:
Obere BWS (1)
LWS (2)
Oberarm bis Ellenbogen (3)
Schultergürtel mit Brustbein (4)
Leber und Gallenblase (5)
(segmentale Zuordnung
zum Schultergürtel)

Abb. **64**

15.2.3 Patient mit Neuralgie im 5. Interkostalraum links

Vorschläge zur Behandliung *(Abb. 65)*

○ In den Symptomzonen wird mit dem Verweilgriff behandelt, die Hintergrundzonen können tonisiert werden.
Falls sich eine der Hintergrundzonen in deutlicher Nähe der Symptomzonen befindet (z.B. Milz bei linksseitiger Interkostalneuralgie), wird dieses Organ nicht tonisierend behandelt, sondern ebenfalls mit dem Verweilgriff erfaßt wie die Symptomzone.

○ Liegt der Neuralgie eine **Rippenblockierung** zugrunde, werden die Zonen der ganzen Brustwirbelsäule, bis in die Lendenwirbelsäule hinein, auch mit dem Verweilgriff erfaßt. Die RZF stellt hier als Begleittherapie zu manuell-therapeutischen oder chiropraktischen Maßnahmen die Methode der Wahl dar.

○ Bei virusbedingten Interkostalneuralgien, wie **Gürtelrose** (Herpes zoster), kann in der akuten Schmerzphase, die mit heftigen, brennenden Schmerzen einhergeht, täglich mit der Akutbehandlung *(s. S. 165)* gearbeitet und oft mit wenigen Behandlungen eine deutliche Erleichterung erreicht werden. Dies sowohl im Stadium des Exanthems (die entzündlichen Hautveränderungen verlaufen meist in segmentalen Bahnen), als auch nach Abheilen der Pusteln und Bläschen bei den oftmals wochen- und monatelang andauernden neuralgischen Schmerzen.
Hierbei werden die Zonen des Lymphsystems und des Verdauungstraktes intensiver mitbehandelt als bei Interkostalneuralgien, die durch eine Rippenblockierung ausgelöst wurden. Eine Änderung in den Ernährungsgewohnheiten des Patienten ist meist unerläßlich, um der vorhandenen allgemeinen Übersäuerung entgegenzuwirken.

15.2.4 Weitere Therapieerfahrungen

Manchmal bedeuten Bewegungseinschränkungen der Gelenke persönliche Signale primär seelischer Zusammenhänge, z.B., daß der Weg (= Bewegung), vielleicht im Partner- oder Problembezug, blockiert und eingeschränkt (= innerhalb von Schranken) ist.
Es genügt, daß unsere Hände intuitiv solche Möglichkeiten aufgreifen und in die Qualität der Berührung einfließen lassen. Ob der Patient offen und bereit für ein Gespräch ist, um Zusammenhänge dieser Art zu akzeptieren und zu bearbeiten, sollte mit großer Feinfühligkeit erspürt und keinesfalls vom Kopf allein entschieden werden.

15.2.4.1 Wirbelsäule

○ Die RZF hat sich sehr gut als Vorbereitung zur **Chiropraktik** und **Manualtherapie** und als deren Nachbehandlung bewährt. Die muskulären Verspannungen können über die Reflexzonen des Fußes vorbehandelt werden, so daß das Reponieren der einzelnen Wirbel wesentlich sanfter und eleganter verläuft. Ab und zu gleitet sogar durch die über die Fußzonen erreichte Entspannung der betroffenen Muskelgruppen und Sehnen ein Wirbel während der Behandlung hör- und spürbar an seine normale Stelle zurück, hauptsächlich im Hals- und Lendenwirbelbereich.

○ Belastungen der Zonen um das Iliosakralgelenk (untere Wirbelsäule, Hüftgelenk, Gesäß, Symphyse, Oberschenkel und Knie) weisen oft auf eine zugrundeliegende **Beinlängendifferenz** hin. Dies sollte abgeklärt und bei Bedarf zusätzlich mit anderen Methoden erfaßt werden.

○ Da zwischen den **Weisheitszähnen** und dem ISG über Meridiane Energieverbindungen bestehen, lohnt es sich, bei Patienten mit starken Beschwerden im ISG auch die Zonen der Weisheitszähne zu überprüfen bzw. bei Verdacht zum Zahnarzt zu überweisen.

Da sich **Übergänge** grundsätzlich, und speziell an der Wirbelsäule, oftmals als Schwachstellen bzw. Orte geringerer Belastbarkeit erweisen, möchte ich die wichtigsten Zonen besonders hervorheben:

- **Atlantookzipital-Gelenk:** Vorsicht vor zu raschen, manipulativen Bewegungen der Großzehe bei Unfallpatienten (Schädelhirntraumen, Schleudertraumen)!

Patient mit Interkostalneuralgie

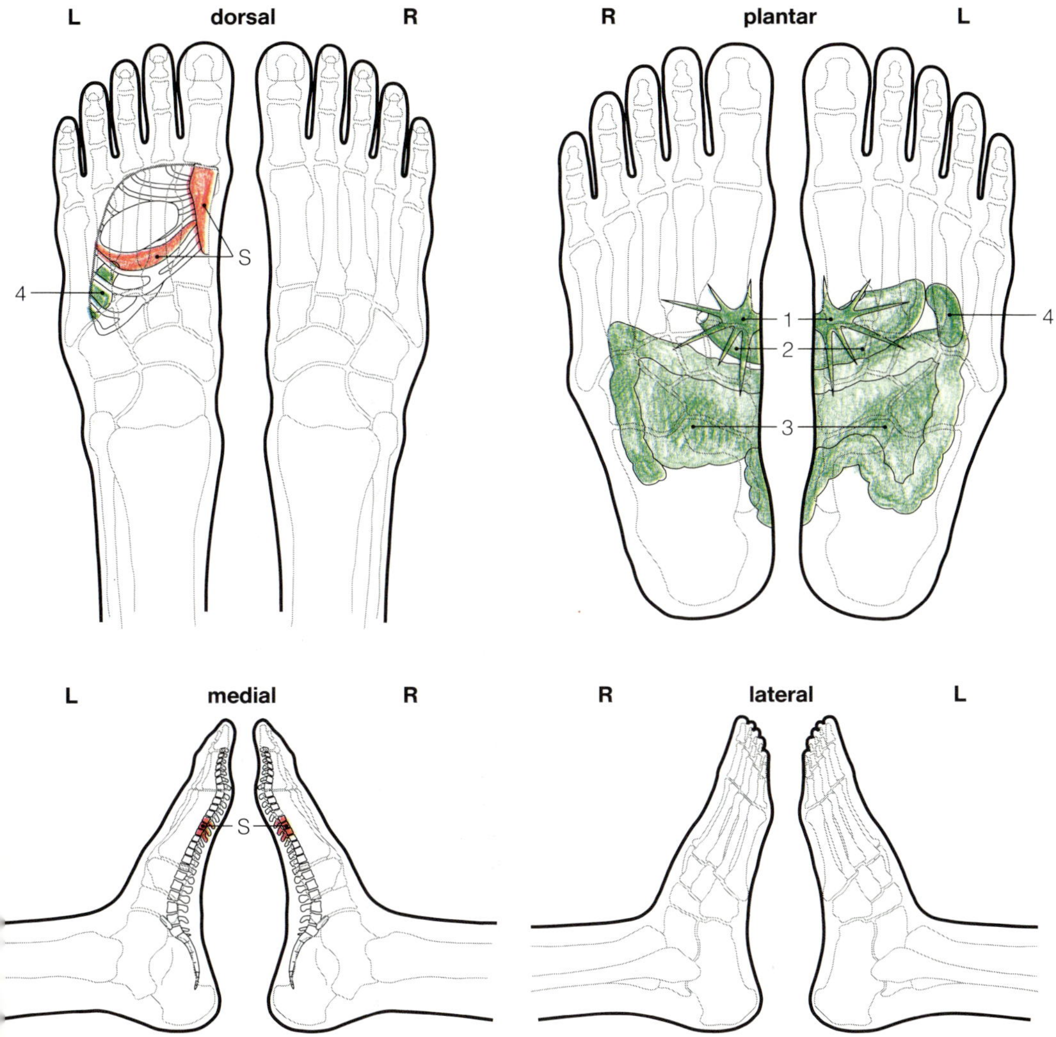

Symptomzonen (S):
Linker 5. Zwischenrippenraum
Mittlere BWS
Brustbein linker Anteil

Hintergrundzonen:
Solarplexus (1)
Magen (2)
Dünndarm (3)
(Fehlbalance im Säure-Basenhaushalt des Verdauungstraktes als eine der Grundlagen für Entzündungen)
Milz (4) (lymphatische Beteiligung bei allen Entzündungen)

Abb. **65**

- **Zervikothorakaler Übergang:** Diese Stelle ist bei pathologischen Veränderungen als **Hallux valgus** (zu starke Lateralflexion der Großzehe) bekannt. Durch die veränderte Statik des Fußes können die RZ von Nacken, Herz und Schilddrüse gestört sein. Welche Zusammenhänge primär, welche sekundär sind, ist therapeutisch unerheblich; meist handelt es sich um Wechselwirkungen zwischen statischer und Organdisposition, die sich als Schwächung am Großzehengrundgelenk zeigen.
  Über die Großzehengrundgelenke dorsal führen der Milz/Pankreas- und Leber-Meridian, deren Energiefluß durch eine pathologisch veränderte Stellung der Großzehen im Grundgelenk gestört sein kann.
  Narben nach einer Hallux-valgus-Operation sollten behandelt werden *(vgl. S. 189 ff)*, denn sie könnten zu Störfeldern für Reflexzonen und Meridianverläufe werden.
  Bei Belastungen dieser Art am Großzehengrundgelenk sollte vorsichtig bewegt und manipuliert werden.

- **Mittlerer Thorax:** Diese Zone ist häufig schmerzhaft durch Haltungsfehler. Die Kyphose der oberen Brustwirbelsäule sollte normalerweise auf Höhe der 6./7. Brustwirbel bereits in eine sanfte Lordose übergehen, um einen gut beweglichen Freiraum zwischen den Schulterblättern zu gewährleisten. Leber und Magen haben dort ihre segmentale Zuordnung.

- **Thorakolumbaler Übergang:** Auf Höhe der Nieren wird zu Beginn immer weich und einschleichend gearbeitet. Da die nervale Versorgung der unteren Extremitäten aus dem Plexus lumbalis-Gebiet stammt, werden diese Zonen häufig bei Patienten mit Schmerzen und Belastungen im Beckengürtel und den Beinen ansprechen.

- **Lumbosakraler Übergang am Promontorium:** Durch unphysiologische Stellung des Bekkens treten häufig Schwächen und Belastungen bis in die Iliosakralfuge und den knöchern-muskulären Beckengürtel auf, die sich im Verbund mit weiteren Zonen gut mit der RZF behandeln lassen.

15.2.4.2 Schultergürtel

○ Da die Schulterbewegung vom **Sternoklavikular-Gelenk** (Übergang vom Brustbein zum Schlüsselbein) ausgeht, sollte dieses Gelenk bei allen Patienten mit Schultersymptomatik überprüft und die Zonen bei Schmerzhaftigkeit mitbehandelt werden.

○ Muskuläre Verspannungen im rechten Nakken-, Trapezius- und Schulterbereich hängen oft mit Leber-/Gallenbelastungen zusammen, auf der linken Seite weisen sie auf Herz- und Magenbeschwerden hin.

○ Die Zone des Schultergürtels zeigt häufig auch innere, **seelische Zusammenhänge** auf: Ein stark verspanntes, nur wenig bewegliches Quergewölbe stellt nicht nur eine statische Fehlform und Hinweis auf mögliche Belastungen im Schultergürtel dar, sondern deutet auch auf eine mögliche psychische Last hin, die dieser Mensch auf seinen Schultern zu tragen hat. Es versteht sich von selbst, daß wir dem Patienten gegenüber keine eigenmächtige und festlegende Deutung oder einseitige Bewertungen solcher Aspekte aussprechen.

15.2.4.3 Das Brustbein

Ich erachte die Brustbeinzone als eine der **zentralsten Stellen** innerhalb der RZF. Für sie gilt eine Vielfalt von Zusammenhängen, die therapeutisch überprüft und genutzt werden können:
Da die **Linea alba** eine sehnig-muskuläre Verbindung vom Brustbein zur Symphyse darstellt, sollte bei Patienten mit knöchern-muskulären Beschwerden im **Beckengürtel** das Sternum mitbehandelt werden.

An der Zone des Sternums kann der **Thymus** mit seiner außerordentlich wichtigen Bedeutung für Immunsystem, Blutbildung und Knochenstoffwechsel erfaßt werden.

Da die Brustbeinzone partiell identisch mit der Herzzone ist, wird bei Patienten mit organischen und funktionellen Störungen von **Herz** und Atmungsorganen dort zu Beginn weich gearbeitet, bis die augenblickliche Reaktionslage besser eingeschätzt werden kann.

Eine **Blockierung der sternokostalen Gelenke** teilt sich über die Rippen als schmerzhafte Bewegungseinschränkung des Thorax und der Brustwirbelsäule mit. Vor- und Nachbehandlung mit RZF bei manual-therapeutischen Maßnahmen hat sich als passende Begleittherapie gut bewährt.

Die **statische Fehlstellung** des Brustbeines belastet die Statik des ganzen Menschen bis in den unteren Wirbelsäulen- bzw. Beckenbereich und die unteren Extremitäten *(5)*.

Das Sternum ist als platter Knochen an der **Blutbildung** beteiligt und soll daher bei Patienten mit Blutbildanomalien in den Behandlungsablauf einbezogen werden, zumal es sich oft als schmerzhaft erweist.

Menschen die sich zu sehr zurückziehen, geben ihrer starken **Introversion** oft dadurch Ausdruck, daß sie die Schultern einziehen und das Brustbein deutlich zurücknehmen. Hier möchte ich von oberflächlichen Haltungskorrekturen abraten, denn eine nur äußerlich vollzogene Haltungsänderung trifft nicht den Kern der Sache. Manche Menschen brauchen Zeiten der inneren Zurückgezogenheit, die sich „äußert" in einer Schutzhaltung im wahren Sinne des Wortes.

Das Brustbein steht in unserem Kulturkreis in enger Verbindung mit der **eigenen Person**, denn wir wählen es instinktiv als Berührungsstelle, wenn wir von uns als „Ich" sprechen. In religiös-rituellen Handlungen schlägt der Mensch sich an die Brust, um dem Schöpfer gegenüber seine Schuld zu bekennen, und regt mit dem Klopfen wohl auch zugleich die Tätigkeit der Thymusdrüse an.

15.2.4.4 Zusammenfassung

Patienten mit chronischer Wirbelsäulen- und Schulterproblematik sind außer mit ihren körperlichen Fehlfunktionen oft auch mit starken inneren Problemen belastet, wie dies die **Wortsymbolik** zum Ausdruck bringt:

- die „zu große Last auf den Schultern"
- das „Problem im Nacken"
- der „geknickte" oder gebrochene Mensch
- das „Kreuz" mit dem Kreuz
- die Bewegungs-Ein-Schränkung
- das halsstarrige Verhalten
- Rückgrat zeigen u.a.m.

Es ist mir wichtig zu betonen, daß wir mit unseren Patienten nicht nur über oder von etwas reden, sondern daß wir selbst hellhörig werden für unsere eigenen Lebensschwierigkeiten und lernen mit ihnen umzugehen, denn nur so sind wir glaub- und vertrauenswürdig.

15.3 Zonengruppe der harnableitenden Wege, der Knochen und Gewebe des Beckens bis zum Knie

15.3.1 Patient mit postoperativer Harnverhaltung

Vorschläge zur Behandlung *(Abb. 66)*

○ Alle Symptomzonen werden mit dem Verweilgriff behandelt, die Hintergrundzonen tonisiert, außer wenn sie in direkter Nähe der Symptomzone sind, z.B. Kreuzbein, Genitale, Rektum und Symphyse. Hier ist der Verweilgriff passender. Die Lymphzonen von Becken und Oberschenkel werden weich und streichend behandelt.

○ Eine **Studie** in einem Schweizer Krankenhaus, über ein Jahr durchgeführt, belegt, daß von 56 Patienten mit postoperativer Harnverhaltung 41 ohne Medikamente, meist durch nur zwei bis drei Behandlungen, jeweils etwa zehn Minuten durchgeführt, beschwerdefrei wurden.

Patient mit post-operativer Harnverhaltung

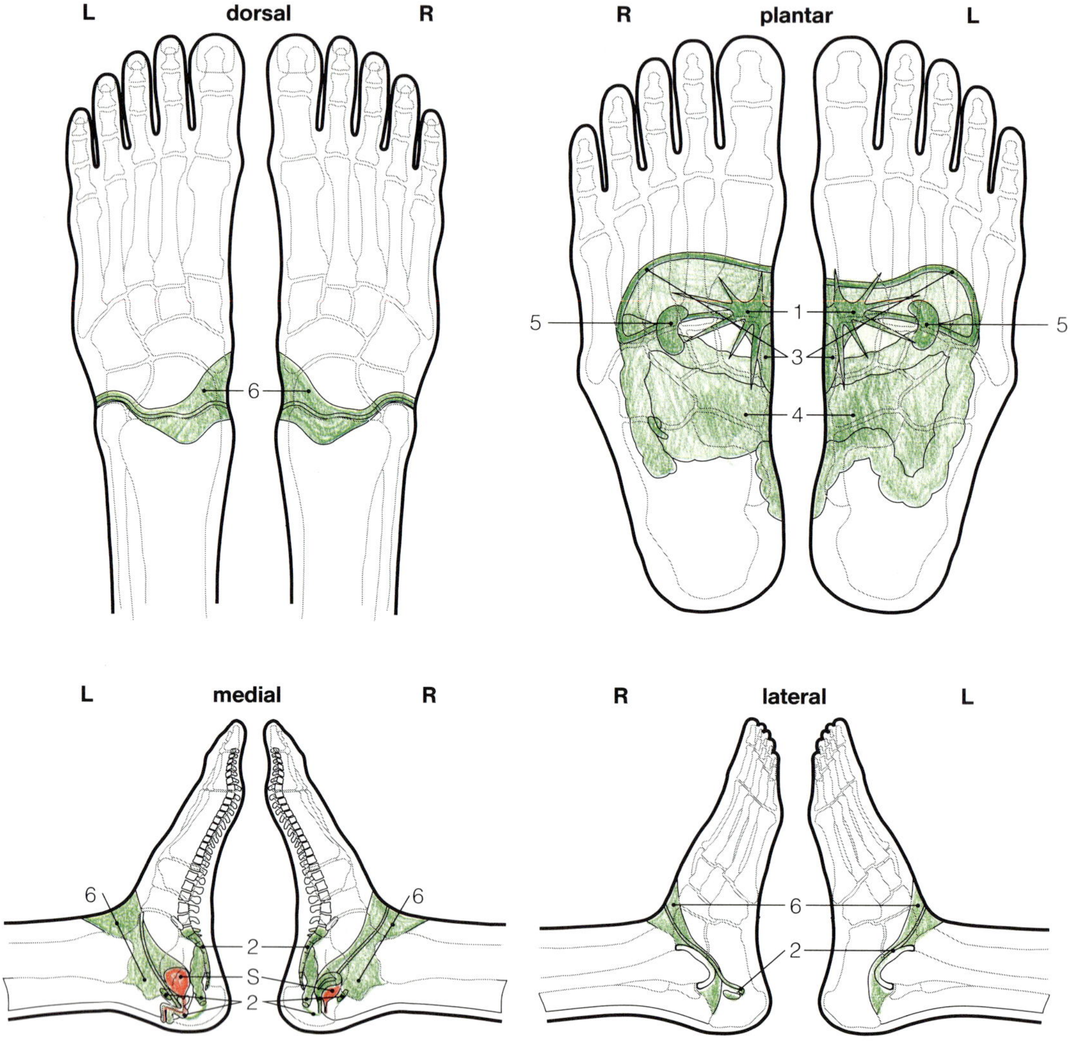

Abb. **66**

Symptomzonen (S):
Blase
Harnröhre

Hintergrundzonen:
Solarplexus (1)
Kleines Becken mit
Genitale, Rektum / After,
Kreuzbein, Symphyse (2)
Zwerchfell (3)
(zur dynamisierenden Massage
der Kleinbeckenorgane)
Darm, vor allem Dünndarm (4)
Nieren (5)
Lymphsystem des Beckens
und der Leistenbeuge (6)

15.3.2 Bettnässerkind (Enuresis nocturna)

Vorschläge zur Behandlung *(Abb. 67)*

○ Da es sich bei Bettnässerkindern um eine Schwächung und meist funktionelle Störung handelt, werden die Symptom- und die Hintergrundzonen zu Beginn weich tonisierend und die unteren und oberen Lymphwege mit alternierenden Streichungen behandelt.

○ Außer den bekannten Zusammenhängen mit dem nicht intakten psychosozialen Umfeld des Kindes sollte diagnostisch abgeklärt werden, ob eine angeborene Organfehlentwicklung oder Erkrankung im harnableitenden System vorliegt.

○ Ein gutes **Vertrauensverhältnis** zwischen Therapeut und Kind ist von großer Bedeutung, denn gerade bei diesem Krankheitsbild ist offensichtlich, daß nicht nur der Blasenschließmuskel geschwächt ist, sondern daß das ganze Kind leidet, auch wenn es dies nicht „weiß". Je mehr es gelingt, abgesehen von der Behandlung der oben erwähnten Zonen, dem Kind zu seiner persönlichen Atementfaltung und -stabilisierung zu verhelfen, desto mehr wird es den Belastungen aus seiner Umwelt, die oft wenig und auch nur allmählich zu ändern sind, standhalten können.

○ Angesichts dieser eng vernetzten Zusammenhänge zwischen Familienatmosphäre, Atem, Vegetativum, Organfunktion und endokrinen Drüsen bietet sich auch die Behandlung der **drei „Diaphragmen"** Mundboden, Zwerchfell und Beckenboden an, da deren Tonusnormalisierung viel zur Harmonisierung der gesamten Lebenskraft beiträgt.

○ **Narben**, wie sie bei solchen Kindern immer wieder an den Augenbrauen oder auf der Stirn im Verlauf des Blasen-Meridians festzustellen sind, sollten auf eine vielleicht vorhandene Störfeldqualität überprüft und gegebenenfalls mitbehandelt werden.

○ Zusätzlich zu (manuellen, atem- oder psycho-) therapeutischen Formen der Behandlung kann auch die Änderung des **Standortes des Schlafplatzes** von großer Bedeutung für den weiteren Verlauf des Krankheitsgeschehens sein.

○ Vor allem sollten die Angehörigen eingehend beraten werden, daß mit Strafe oder Entzug von Wohlwollen und Zuwendung weder dem Kind noch den Erwachsenen geholfen ist.

15.3.3 Weitere Therapieerfahrungen

15.3.3.1 Harnableitende Wege

Krankheiten der **Nieren** verlaufen relativ häufig unauffällig in ihren Symptomen. Deshalb sollten diffuse und undeutliche chronische Rükkenschmerzen ernstgenommen und diagnostisch abgeklärt werden. Nierenzonen sollten grundsätzlich nicht zu stark tonisiert werden, da sie sonst in ihrer Leistung eher gehemmt als gefördert werden.

○ Bei Patienten mit **nephrotischem Syndrom,** z.B. Glomerulonephritis stellt die RZF zwar eine mögliche Begleittherapie dar, als Basisbehandlung bieten sich jedoch in der ganzheitlich und naturheilkundlich ausgerichteten Medizin differenziertere Möglichkeiten der tiefgreifenden Umstimmung des Hintergrundmilieus an.

○ Falls durch eine Nierenerkrankung **Wasserretentionen** (Zurückhalten von Flüssigkeiten in Organen und Geweben) auftreten, kann die Behandlung der Reflexzonen des Lymphsystems, vor allem des Bauchraumes und der Oberschenkel, im Behandlungsablauf *vor* die des harnableitenden Systems geschaltet werden.
Nicht nur im Lymphsystem, sondern auch in den Nieren, Harnleitern und in der Blase werden dann sanfte, feine Reize gesetzt, denn sie gewährleisten weit mehr als zu kräftige Reize eine Normalisierung der Tätigkeit der Fließsysteme.

○ Die RZF, besonders die Lymphbehandlung der Reflexzonen, führt oft zu einer guten Diurese, sowohl bei Patienten mit **Beinödemen** als auch bei Schwerstkranken mit **Aszites** und **Pleuraergüssen**. Sie sind zumindest für einige Stunden symptomatisch in Bezug auf Herz-Kreislauf und Atmung etwas erleichtert.

Bettnässerkind (Enuresis nocturna)

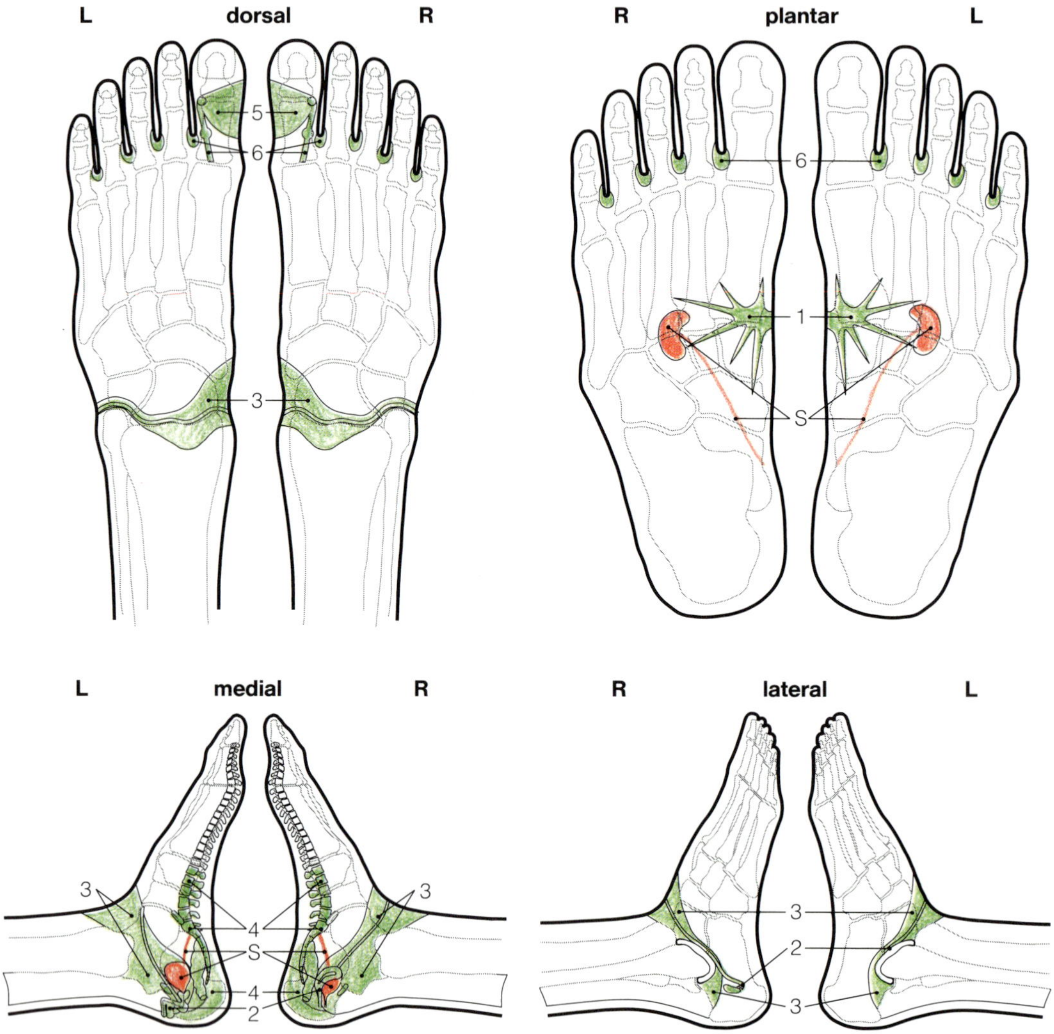

Symptomzonen (S):
Blase
Nieren
Harnleiter

Hintergrundzonen:
Solarplexus (1)
Genitale (2)
Lymphsystem des Beckens und der Leiste (3)
Untere WS, vor allem Kreuzbein und kleines Becken (4)
Nasen-Rachen-Raum (5)
(Entstehung der Schleimhäute aus dem gleichen Keimblatt)
Obere Lymphwege (6)

Abb. **67**

○ Falls eine akute **Nierenkolik** vorliegt, hat sich der sedierende Verweilgriff in der Zone der Niere gut bewährt.

○ Bei **Nephrolithiasis** (Nierensteinbildung) ist die Größe des Nierensteines röntgonologisch, mit Ultraschall oder Computertomographie abzuklären: Wenn er auf normalem Wege ausgeschieden werden kann, wird die Nierenzone ausnahmsweise kräftig tonisiert. Es besteht dabei eine gute Chance, den Stein zum Wandern zu bringen, allerdings manchmal unter Koliken. Falls der Stein größer als der Radius des Harnleiters ist, sollte die Nierenzone nicht behandelt werden, um Koliken zu vermeiden.

Wenn ein Nierenstein bereits in den Harnleiter gewandert ist (bei tieferliegender Steinlokalisation meist starke Ausstrahlungsschmerzen in Blase, Symphyse, Genitale und Innenseite der Oberschenkel), wird zuerst die Blase und dann erst der Harnleiter in **aufsteigender** Richtung tonisiert.
An der Stelle der Harnleiterzone, die dem Sitz des Nierensteins entspricht, wird kräftig tonisierend gearbeitet. Sie läßt sich gut am Fuß lokalisieren, da der Patient spontan einen spitzen stechenden Schmerz an dieser Stelle verspürt. Von dort werden kräftige Streichungen in der Harnleiterzone in Richtung Blase durchgeführt. Mit etwas Glück wird der Stein in den nächsten Stunden oder Tagen von selbst ausgeschieden.
Die „Erfolgsquote", d.h. die Möglichkeit des Kupierens im akuten Stadium der Kolik, ist zwar bei Gallensteinpatienten größer als bei Nierensteinpatienten; in jedem Falle ist der Einsatz der Akutbehandlung anzuraten. Wenn die RZF wirkt, ist der Höhepunkt der Kolik schon nach wenigen Minuten unter Anwendung des Verweilgriffes überschritten.

○ Das Lösen von **Nierengrieß** wird im Rahmen der üblichen Reaktionen in den Behandlungsintervallen öfters beobachtet und geschildert.

○ Früher wurde die Behandlung der **Blase** ausschließlich im Gebiet der Zone des Kreuzbeins vorgenommen. Auch heute noch ist von dort ausgehend die Blasenfunktion gut zu beeinflussen. Die Wirkung ist jedoch nicht über das Organ der Blase, sondern über die **segmentale** Beziehung vom Kreuzbein zur Blase zu erklären; in der Bindegewebsmassage ist im kaudalen Anteil des Kreuzbeins die sog. Blasenzone bekannt; sie zeigt sich oft als Verquellung bzw. als Einziehung.
In der Praxis wird die Reaktion des Patienten entscheiden, welche der beiden Wahlmöglichkeiten für die Blasenbehandlung die dringlichere ist, denn diese wird schmerzhafter sein.

15.3.3.2 Knochen und Muskulatur des Beckengürtels samt Oberschenkel und Knie

Im Gebiet des medialen Fersenbeines ist meist mit großer Behutsamkeit zu arbeiten, denn dies ist eine der empfindlichsten Stellen bei der RZF, zum einen sicher durch die Zuordnung zu den **Kleinbeckenorganen**, zum anderen aber, weil sich auf dem Kalkaneus wenig Deckgewebe befindet. Außerdem können sich dort Belastungen aus dem Douglas-Raum zeigen.
Bei Patienten mit **Endoprothesen der Hüfte** ist nach der Operation öfters eine mehr oder minder starke Schwellung um den äußeren Knöchel zu beobachten. Gut auf die Reaktionslage abgestimmte, weiche tonisierende Griffe bzw. Streichungen sowohl in den Zonen der Oberschenkel als auch in denen der Hüfte und des Beckens bringen postoperativ große Erleichterung.
Bei den Zonen der **Oberschenkelmuskulatur** ist der lokale anatomische Gewebebefund des Unterschenkels mit zu beurteilen. Ist das Gewebe normal durchblutet und nicht gestaut, kann in üblicher Weise mit dem Grundgriff von distal nach proximal gearbeitet werden; sind Schwellungen venöser oder lymphatischer Art vorhanden, werden die alternierenden Streichungen eingesetzt und zwar in Fließrichtung des Lymphsystems. Hierbei ist nicht das eigentliche Lymphsystem am Unterschenkel gemeint, sondern dessen Reflexzonen. Gemäß dieser Zuordnung wird von proximal nach distal gearbeitet, d.h. von den Oberschenkelzonen hin zu den Zonen der Leistenbeuge.
Auch sonst neigt das Gewebe um die Malleolen und am Kalkaneus als dem Beckengürtel

zugeordnete Zone leicht zu Stauungen, die kardial, renal, lymphatisch oder venös bedingt sein können. Solange die individuelle Dosierungsgrenze *(vgl. S. 36 f)* berücksichtigt wird, kann dort auch sanft mit dem Daumen- und Zeigefinger-Grundgriff gearbeitet werden.
Nahe dem vorderen Anteil des äußeren Malleolus verläuft der Gallenblasen-Meridian (G 40). Eine deutlich umschriebene, kleine schmerzhafte Stelle in der Nähe der Hüftgelenkszone muß deshalb nicht immer auf eine starke Belastung der Hüfte hinweisen, sondern kann sich auch auf eine Energieflußstörung im Gallenblasen-Meridian beziehen. Eine Überprüfung der **Gallenblasenzone** ergibt bei Hüftpatienten jedoch meist einen positiven Befund, denn dieser Meridian zieht in situ lateral des Hüftgelenks über den Trochanter major.

○ Etwa eine Handbreite über dem inneren Knöchel begegnen sich der **Nieren-, Leber-** und **Milz/Pankreas**-Meridian. Diese besonderen Stellen sind oft schon schmerzhaft auf feine Berührung, was aber häufiger auf eine Störung im Bereich dieser Meridiane hinweist als auf eine Belastung der medialen Oberschenkelzone. Hier ist jeder starke Reiz fehl am Platze. Am geeignetsten sind die alternierenden Streichungen mit flach angelegten Daumenbeeren. Zur ausführlichen Beschreibung dieses Gebiets *vgl. Kapitel 20, Seite 172 ff.*
Innerhalb der Zonen der **Gesäßmuskulatur** am lateralen Anteil des Kalkaneus sind bei der Frau auch die Zonen der Ovarien und des Bekken-Lymph-Gebietes von außen angeordnet. Deutlich begrenzte Schmerzpunkte vor allem im unteren Teil des Fersenbeines und um den lateralen Malleolus sind oft zu finden bei Patienten mit statisch-muskulären Fehlstellungen des Beckens und bei Frauen mit Kleinbekkenbeschwerden, auch während der Schwangerschaft. Hier können neutral die lateralen Beckenbänder *(11)* erfaßt werden (Verweilgriff!).
Der plantare Bereich der Beckenzonen am Fersenbein ist wegen seiner derberen anatomischen Gewebestruktur therapeutisch nicht besonders ergiebig. Die seitlichen Anteile des Fersenbeines eignen sich für die Beckenzonen besser und erlauben eine exaktere Behandlung der einzelnen Organe. Bei Kinder- und weichen Erwachsenenfüßen kann eine Behandlung dieser Zonen jedoch durchaus eine tiefgreifende Lösung von Fehlspannungen im ganzen Becken bewirken.

15.4 Zonengruppe Atmung und Herz

15.4.1 Patient mit Asthma bronchiale

Vorschläge zur Behandlung *(Abb. 68)*

○ Bei Patienten im **akuten** Status asthmaticus hat sich, den Atemwegen vorgeschaltet, kräftiges Tonisieren der Hintergrundzonen Dünndarm, Nebennieren, Zwerchfell und Rektum/Anus gut bewährt. Die Symptomzonen des Kehlkopfes, der Luftröhre und der Bronchialbereiche werden mit dem Verweilgriff erfaßt. Da die Zonen der Lungen fast identisch sind mit denen des knöchern-muskulären Brustkorbs, kann der ganze Bereich des Thorax meist leicht tonisierend behandelt werden.
Aus der Sicht der RZF interessiert weniger das Asthma als Krankheit, sondern die aktuelle Situation, das bedrängende Symptom, das dringend einer Verbesserung und Stabilisierung durch die Behandlung des Hintergrundmilieus bedarf. Gerade beim Asthmatiker wird der Darm als das oft „ausgedehnteste Störfeld" *(25)* ein wichtiger Ansatz der Therapie sein.

○ Im **anfallsfreien** Stadium sollten ein gründlicher Erstbefund erstellt und alle belasteten Zonen in einer oder mehreren Behandlungsserien soweit wie möglich in ihrer Funktion durch dosiertes Tonisieren normalisiert werden. Im Hinblick auf den vegetativen Spannungsausgleich werden auch die Zonen sämtlicher **Schließmuskeln** gründlich überprüft und bei Schmerzhaftigkeit immer mit dem Verweilgriff behandelt.

> Wenn im beschwerdefreien Stadium zu stark und ausschließlich in den **Symptomzonen** tonisiert wird, kann ein akuter Asthmaanfall die Antwort auf die eindeutige Überbewertung der Symptomatik sein.

Patient mit Asthma bronchiale

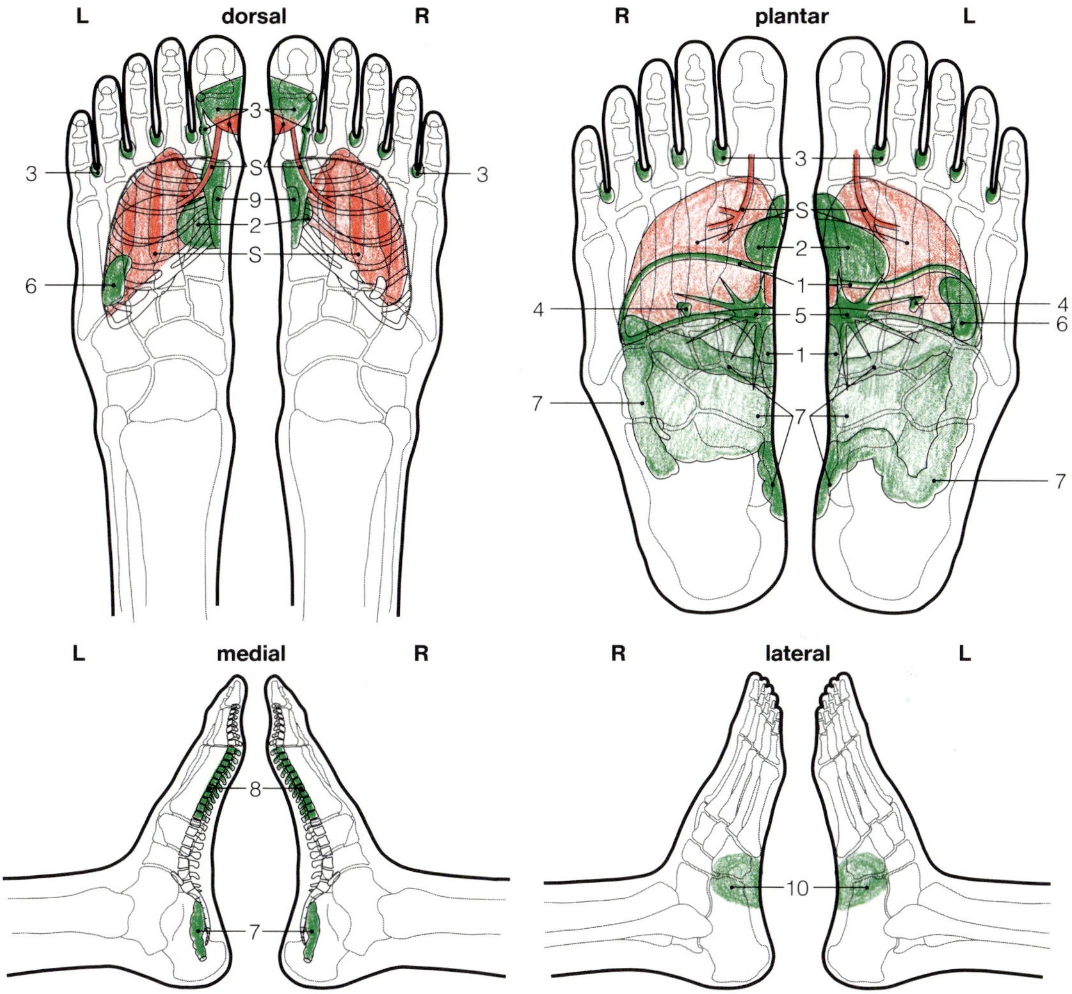

Symptomzonen (S):
Kehlkopf
Luftröhre
Bronchien
Lungen

Hintergrundzonen:
Diaphragma (1)
Herz (2) (Verbindung zur Atmung über den kleinen Kreislauf)
Nasen / Rachenraum und obere Lymphwege (3)
Nebennieren (4)
Solarplexus (5)
Milz (6)
Darm (7) (stoffwechsel-bedingte Übersäuerung)
BWS (8)
Sternum mit Thymus (9)
seitl. Bauchmuskulatur (10)
Seitl. Bauchmuskulatur (10)

Abb. **68**

○ Zu Ernährungsänderung und Fokusbehandlung, die bei Asthmatikern sicher auch berücksichtigt werden müssen, wird mehr im *Kapitel 20, S. 174* besprochen.
Nicht jeder Asthmatiker ist primär psychogen belastet. Manchmal stehen Auswirkungen von **Noxen** (Schadstoffen) aus chemisch behandelten Nahrungsmitteln und Medikamenten oder andere allergisierende Faktoren in der Wohn- und Außenwelt im Vordergrund und müssen soweit wie möglich ausgeschaltet werden.
Da manche unserer Lebensbedingungen nur sehr schwer oder gar nicht geändert werden können, sollte die Betonung der Behandlung sowohl auf der Stabilisierung des Patienten als auch auf der Entfernung von Noxen liegen. Solche Patienten können sich über lange Zeit relativ symptomfrei halten, wenn sie zweimal jährlich etwa zehn bis zwölf Fußreflexzonenbehandlungen bekommen.

15.4.2 Patient mit Angina pectoris

Vorschläge zur Behandlung *(Abb. 69)*

○ Die Symptomzonen werden mit dem Verweilgriff behandelt, die Hintergrundzonen in angemessener Weise tonisiert. Der Name des Krankheitsbildes weist auf die Hauptsymptomatik der Stenokardie bzw. der Koronarinsuffizienz hin: Die Enge in der Brust. Grundsätzlich müssen Angina-pectoris-Patienten als mögliche spätere Herzinfarkt-Patienten angesehen und entsprechend behandelt werden. Es liegt auf der Hand, daß die RZF lediglich die Funktion einer Begleittherapie erfüllen kann, die Erfahrungen sprechen jedoch sehr für deren regelmäßige Anwendung.

○ Da bei Herzkranken eine einseitige Überbetonung der Symtomzonen die Beschwerden eher verschlechtern als verbessern würde, rate ich zu einschleichender Dosierung auch bei der Anwendung des Verweilgriffes in der Herzzone *(s. Kap. 17, S. 163 f).*

○ Manipulation und Mobilisation im **Großzehengrundgelenk** sollten während der ersten Behandlungen nicht durchgeführt werden, bis die Reaktionslage des Patienten besser eingeschätzt werden kann, denn die Zone des Herzens und die der großen zuführenden Gefäße Aorta und obere Hohlvene liegen im Köpfchen des ersten Mittelfußknochens.

○ Der **Milz** kommt bei Herzpatienten eine besondere Bedeutung zu, da sie zwar einerseits ein sekundäres Organ des Lymphsystems darstellt, andererseits aber in den gesamten Blutkreislauf eingeschaltet ist. In der Meridianlehre ist bekannt, daß im sog. Energiekreislauf der Meridiane (*32*) zwischen der Meridianversorgung der Milz und des Herzens ein direkter Zusammenhang besteht.
Dieses Wissen hat sich auch in der RZF bestätigt, denn die Milzzone ist bei fast allen Herzpatienten sehr empfindlich, diejenige im dorsalen Bereich Basis Metatarsale 4 noch mehr als die plantare.
Die Herzpatienten spüren, seitdem die Milz grundsätzlich mitbehandelt wird, generell eine größere Erleichterung ihrer Beschwerden als zu der Zeit, als mir diese therapeutischen Zusammenhänge noch weniger bekannt waren. Deshalb rate ich, bei allen Herzpatienten die Milzzone **vor** der Herzzone zu behandeln.

○ Falls einmal die unerwartete Situation entsteht, daß ein Patient in der Praxis einen akuten Angina-pectoris-Anfall erleidet, möchte ich als „Erste Hilfe" auf ein einfaches bewährtes **Notfallrezept** hinweisen:
6 - 8 Natrontabletten in einem Glas warmem Wasser aufgelöst und getrunken, schaffen dem Patienten spontan und zumindest kurzfristig große Erleichterung, da sie eine stark alkalisierende Wirkung haben und somit der massiven Übersäuerung im Gewebe entgegenwirken können.

Daß Patienten mit **bedrohlichen Symptomen** auf dem schnellsten Weg in ärztliche und klinische Versorgung gehören, ist selbstverständlich.

Patient mit Angina pectoris

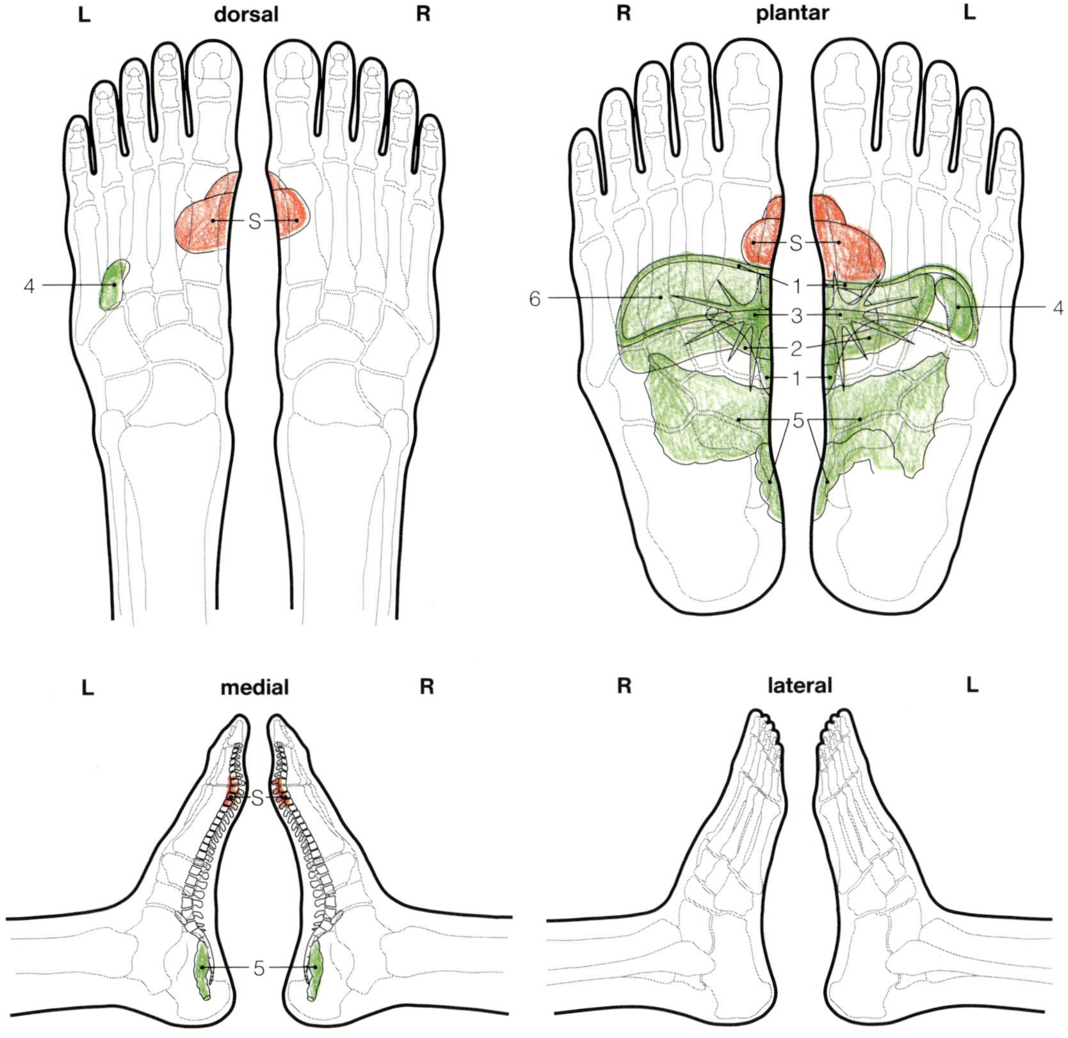

Symptomzonen (S):
Herz
Untere HWS und obere BWS (als segmentale Zuordnung)

Hintergrundzonen:
Zwerchfell (1)
Magen (2) (gastrokardialer Symptomenkomplex)
Solarplexus (3)
Milz (4) (blutverarbeitendes Organ)
Darm, vor allem Dünndarm und Rektum (5)
Leber (6) (Verbindung über den Pfortaderkreislauf zur oberen Hohlvene)

Abb. **69**

15.4.3 Patient mit funktionellen Kreislaufstörungen

Vorschläge zur Behandlung *(Abb. 70)*

○ Die Symptomzonen sollten zunächst einschleichend mit dem Verweilgriff erfaßt werden. Alle Zonen werden mit guter Beobachtung der Reaktionslage behandelt, denn es kann relativ schnell eine Überdosierung ausgelöst werden. Vor allem in den Zonen der Schilddrüse und des Gehirns sollten die Reize zu Beginn vorsichtig gesetzt werden. Insgesamt kann später sowohl in den Symptom- als auch Hintergrundzonen weich tonisierend gearbeitet werden.

○ Bei Patienten mit funktionellen Kreislaufstörungen ist mit klinischen Methoden oft kein organischer Hintergrund nachweisbar. Mit der RZF lassen sich jedoch bereits Krankheiten im Stadium ihrer **Funktionsstörung** erfassen, bevor sie in das klinisch faßbare Stadium der Organerkrankung kommen. So weisen auch, zum Erstaunen vieler Patienten, die Füße eine Fülle von Zonenbelastungen auf, obwohl den Betroffenen „eigentlich nichts fehlt" – außer ihrer Kreislauflabilität.
Diese Patienten sind immer wieder in der Gruppe derer zu finden, bei denen zu Beginn einer Behandlungsserie **alle** Zonen als Ausdruck ihrer gesamthaften Dysbalance irritiert reagieren. In diesem Falle würde ein Erstbefund fälschlicherweise den Eindruck erwecken, daß der Patient schwer krank sei. Hier ist es sinnvoll, zuerst einige reizunspezifische Behandlungen durchzuführen, bis sich die allgemeine vegetative Störung etwas ausgeglichen hat. Zum Vorgehen bei dieser Behandlung *vgl. Kapitel 10, Seite 105.*

○ Wenn sich die Kreislaufstörungen als hyperkinetisches Herzsyndrom zeigen (Tachykardie, vergrößerte Blutdruckamplitude, starke emotionale Schwankungen, schnelles Frieren und Schwitzen), sollten die Zonen der Schilddrüse, des Herzens und des Solarplexus mit dem sedierenden Verweilgriff behandelt werden und in den anderen Zonen nur sanft tonisierend, und von vielen Ausgleichsgriffen abgerundet, gearbeitet werden.

○ Tritt die mit der Kreislaufinsuffizienz einhergehende Hypotonie nach **Krankheiten** oder **Infekten** auf, sind die Zonen von Leber, Milz, Darm und Lymphsystem und der endokrinen Drüsen in den Vordergrund zu stellen. Bei diesem Krankheitsbild zeigen sich meist Symptome von Hyperhidrosis (Steigerung von Schweißsekretion), Kollapsneigung, kalte Extremitäten und rasche Erschöpfung.
Die gleichen Zonen werden auch bei Störungen in der Orthostase (Schwindel beim Wechsel vom Liegen zum Stehen) behandelt, obwohl erfahrungsgemäß hierbei auch die Zonen der gesamten WS und des Kopfes gut ansprechen.

15.4.4 Weitere Therapieerfahrungen

An dieser Stelle gehe ich ausführlicher auf das **Diaphragma (Zwerchfell)** ein, da dieser Muskel eine wichtige Verbindung sowohl zum Herzen als auch zur Atmung darstellt.
In früheren Jahren wurde lediglich ein kleiner Teil der Diaphragmazone an beiden Füßen in der Mitte des unteren Randes des Quergewölbes behandelt. Diese Stelle ist auch heute noch sehr effektiv.
Aufgrund zunehmender Erfahrung, bestärkt durch Praxisberichte von Kursteilnehmerinnen und Kursteilnehmern, erkannte ich allmählich die Lokalisation der Zone entlang des gesamten proximalen Quergewölberandes und erfuhr ihre praktische Wirksamkeit. Die deutliche Ähnlichkeit der Zone mit der Kuppelform des Diaphragmas fällt beim Betrachten der beiden nebeneinandergestellten Fußsohlen spontan auf.

Viele Asthmatiker und Patienten mit anderen Atemeinschränkungen sprechen auf die Behandlung der sog. **Lendenwirbelsäulenzone** gut an. Die aus verschiedenen Gründen:

- Das Lumbalgebiet stellt über die statisch-muskuläre Bewegungskette sowohl mit dem Thorax als auch mit dem Sternum eine Funktionsverbindung dar.
- Die offensichtliche Nähe und Beziehung zwischen LWS und Darm, nicht nur in situ, sondern auch in der Reflexzone, weist bei

Patient mit funktionellen Kreislaufstörungen

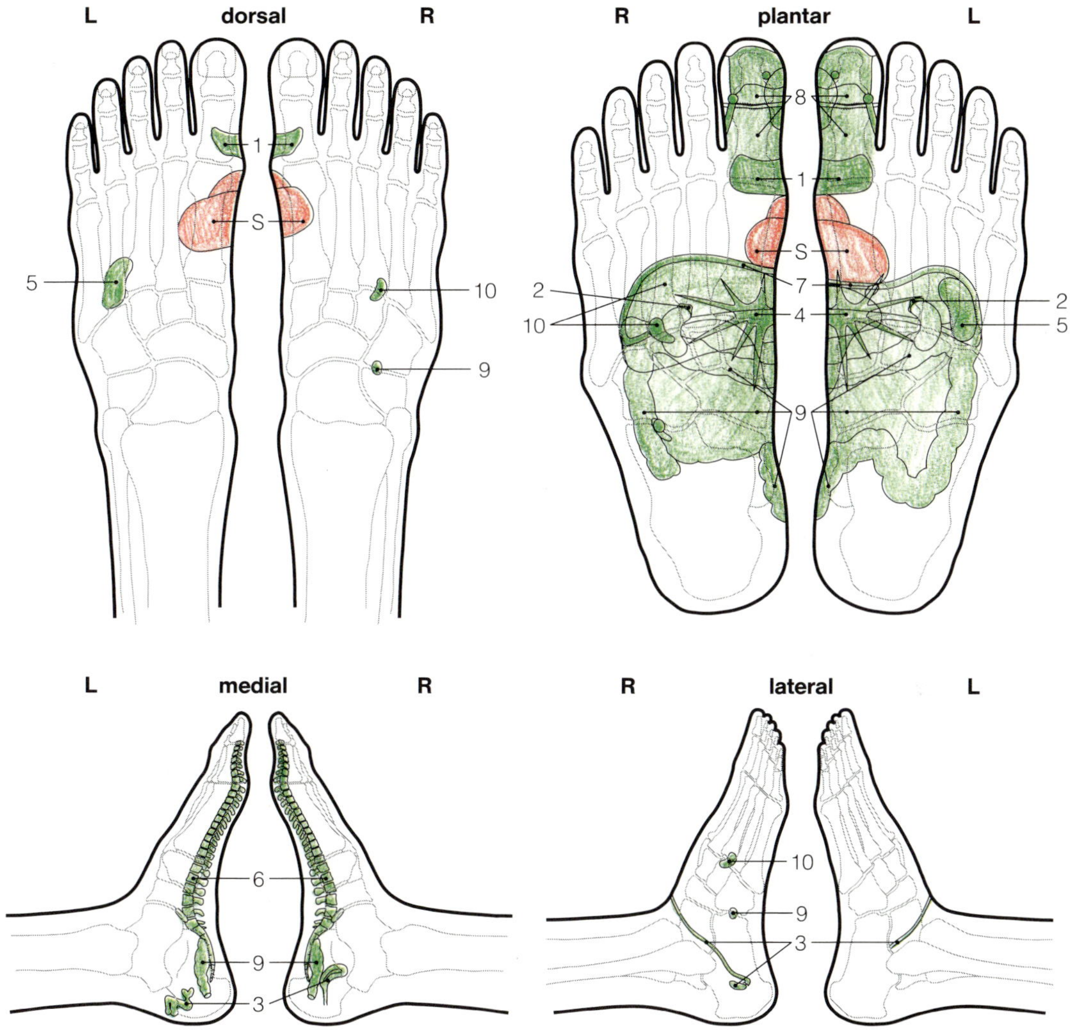

Symptomzonen (S):
Herz von plantar
und dorsal

Hintergrundzonen:
Schilddrüse (1)
Nebenniere (2)
Genitale (3)
Solarplexus (4)
Milz (5)
Wirbelsäule (6)
Diaphragma (7)
Groß- und Kleinhirn mit
Okzipitalgebiet und Nacken (8)
Verdauungstrakt (9) mit
Leber / Gallenblase (10)

Abb. **70**

Belastung auf Stoffwechselstörungen hin, deren Zeichen oft als akute oder chronische Beschwerden im unteren Kreuz auftreten.

- Teile des Ursprungs des umfangreichen Zwerchfellmuskels sind als gebündelte Sehnen, sog. Zwerchfellzipfel, mit dem ventralen Teil der LWS bis etwa L 2, 3, manchmal auch 4, verbunden, so daß der Lumbalbereich an jedem Atemzug direkt beteiligt ist.

Je nach Blickpunkt des Betrachters verbindet oder trennt das Diaphragma Thorax und Bauchraum und sorgt als **dynamische Brücke** zwischen oben und unten mittels der Atembewegung für einen Austausch. Nicht nur die Eingeweideorgane profitieren von dieser inneren Massage, sondern genauso die Lungen, das Herz und die großen Gefäße Aorta und obere Hohlvene, die an der Rumpfrückwand hochsteigen, bis sie ins Herz münden.
Lungen und Herz bilden eine rhythmische Einheit, zu der auch das Diaphragma gehört. Sowohl Funktionsstörungen als auch organische Erkrankungen beeinträchtigen immer sämtliche am Wechselspiel von Aktivität und Ruhe beteiligten Gebiete.

Nach meiner Beobachtung besteht ein direkter Zusammenhang zwischen den vielfältigen Störungen der äußeren Lebens- und Naturabläufe und den zunehmenden Erkrankungen im Herz-Kreislauf-System und in den Atemorganen. Deshalb weise ich ausdrücklich auf die Wichtigkeit der Harmonisierung dieser **Funktionseinheit Diaphragma - Lunge - Herz** hin, denn sobald das Augenmerk während der Behandlung auf den Atem gerichtet wird, ist erkennbar, daß der Atem jede Veränderung im Menschen, gleich auf welcher Ebene, ausdrückt und mitteilt.

Bei mehr Menschen als zumeist vermutet, liegen der Erkrankung von Herz und Atmungsorganen **schwere Lebensschicksale** und unverarbeitete Probleme und Sorgen zugrunde. Da diese leicht verdrängt und „vergessen" oder auch von Patienten gar nicht in Verbindung mit seiner Herz- oder Atembelastung gebracht werden, sollten uns solche Aspekte bei der Behandlung gegenwärtig sein.
Anregungen dieser Art im Gespräch oder als Vorschlag bedürfen großer Sensibilität, denn sie erfordern vom Patienten Mut, Geduld und Ehrlichkeit. Der Schmerz, der bei der Aufarbeitung seelischer Schwierigkeiten auftritt, ist jedoch heilsam und führt über die Klärung zu großer innerer Freiheit.

15.5 Zonengruppe Verdauungstrakt

15.5.1 Patient mit Colon irritabile bzw. Colitis ulcerosa M. Crohn

Vorschläge zur Behandlung *(Abb. 71)*

○ Die Irritation des Verdauungstraktes spiegelt meist auch die Irritation des ganzen Menschen wider. Deshalb wird grundsätzlich während der ersten Behandlungen vorsichtig dosiert, vor allem die Symptomzonen werden *nur* mit dem sedierenden Verweilgriff erfaßt.

○ Da über die vegetative Fehlspannung dieser Patienten meist auch die **Sphinktermuskulatur** verkrampft ist, bringt der Verweilgriff in den Zonen der Schließmuskulatur meist eine allgemeine Tonusregulierung. Auch der Solarplexus wird während der ganzen Behandlung mehrmals mit dem Verweilgriff erfaßt.

○ Im Lymphsystem werden fließende Streichungen eingesetzt. Die Zonen der endokrinen Drüsen sprechen, zumindest während der ersten Behandlungen, gut auf den Verweilgriff an, der nach Stabilisierung der Gesamtverfassung von tonisierenden Griffen abgelöst werden kann. Auch die Wirbelsäule wird weich tonisierend erfaßt, vor allem die mittlere und untere BWS (segmentale Beziehung zu Magen, Leber, Pankreas). An der Zone der LWS rate ich, wegen der direkten Nähe zum Darm, anfänglich zum Verweilgriff.

○ Da bei Patienten mit **Colon irritabile** (Reizkolon) Diarrhö und Obstipation abwechseln, möchte ich zu besonders guter Beobachtung der Reaktionslage raten. Die Erfahrung zeigt, daß auch in den Phasen der Obstipation längst nicht immer tonisierend behandelt werden sollte.

Patient mit Colon irritabile, Colitis ulcerosa, Morbus Crohn

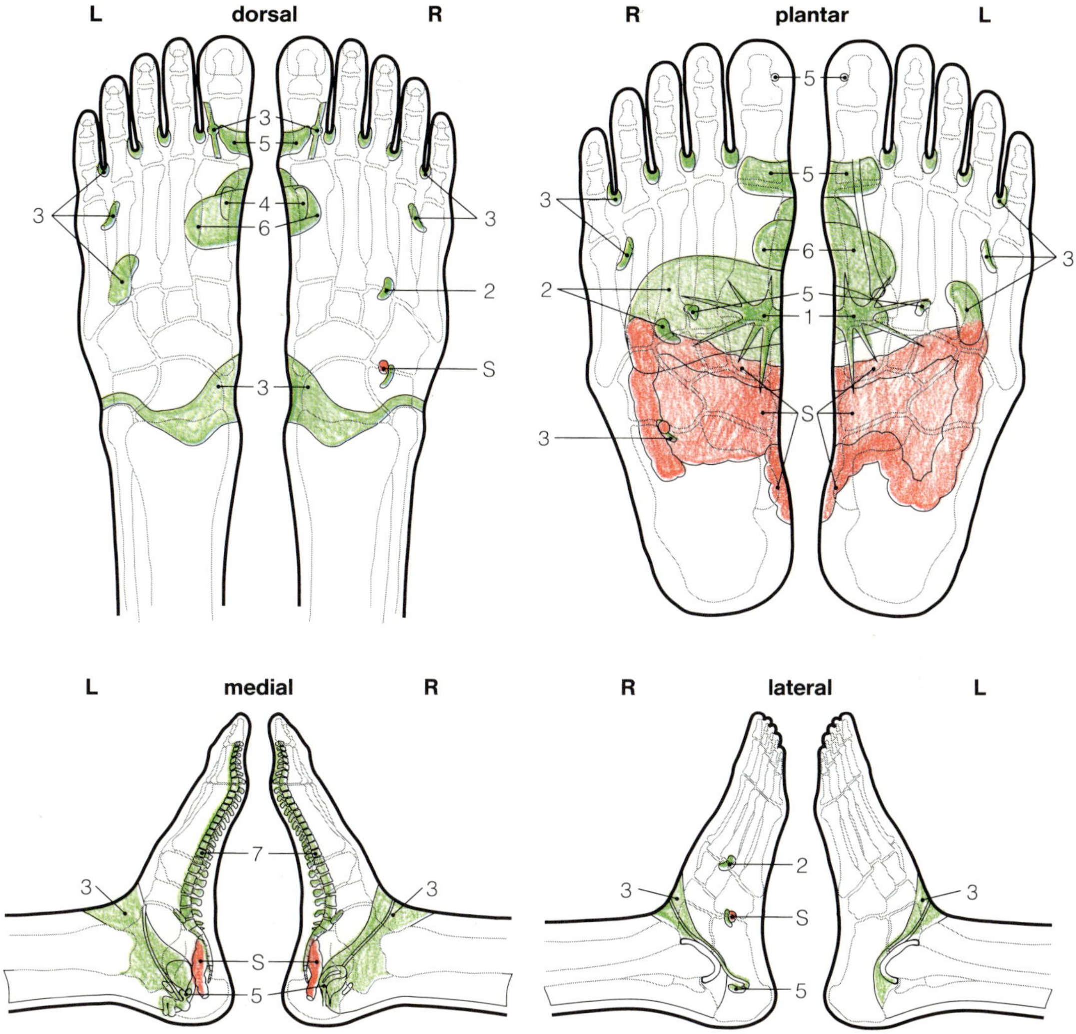

Symptomzonen (S):
Je nach symptomatischer Ausprägung im Dünn- und / oder Dickdarm

Hintergrundzonen:
Solarplexus (1)
Leber / Gallenblase (2)
Lymphsystem, vor allem Milz (3)
Thymus (4)
Endokrine Drüsen (5)
Herz (6)
Wirbelsäule (7)

Abb. **71**

○ Bei Patienten mit **Colitis ulcerosa** (Dickdarmentzündung) wird die Hauptbetonung auf einen vegetativen Ausgleich gelegt über die Zonen von Solarplexus, Lymphsystem und endokrinen Drüsen, die eine funktionelle Behandlungseinheit darstellen.

○ Die Zonen des **Rektums,** in denen sich die Dickdarmentzündungen besonders häufig ausprägen, sollten besonders aufmerksam mit dem Verweilgriff behandelt werden, um eine weitere Dehydrierung (Austrocknung) des Darmes durch vermehrte Flüssigkeitsausscheidung über schleimig-blutige Darmentleerung zu vermeiden.
Auch wenn diese Patienten über symptomatische Beschwerden im unteren Kreuz klagen, sollte dort nur mit dem Verweilgriff gearbeitet werden, denn das Rektum ist dem Kreuzbein vorgelagert und eine exakte Unterscheidung dieser beiden Bereiche ist nicht möglich, da sie eine Funktionseinheit bilden.

○ Patienten in Stadium 1 und 2 der Colitis ulcerosa sprechen in der Regel gut auf die RZF an. Es ist selbstverständlich, daß zusätzliche Maßnahmen, beginnend bei der Ernährungsumstellung über eine Fokusbehandlung bis hin zur psychischen Unterstützung, von großer Wichtigkeit sind.

○ **M. Crohn-**Patienten reagieren in ihren akuten Phasen von Abdominal-Spasmen und Darmkoliken auf eine Akutbehandlung *(s. S. 165 f)* mit deutlicher Linderung ihrer Beschwerden. Die bei Langzeitkranken auftretenden Durchfälle, Gelenkschmerzen, Augen- und Leberbelastungen können mit dem Ziel symptomatischer Erleichterung erfaßt werden. Eine weiche Tonisierung der Herz- und Nebennierenzonen wirkt meist vitalisierend auf den Allgemeinzustand.

15.5.2 Patient mit Oberbauchbeschwerden

Vorschläge zur Behandlung *(Abb. 72)*

○ Meist sind es Männer, die unter dem sog. **gastrokardialen Symptomenkomplex**, auch „Römheld-Syndrom" genannt, leiden. Häufig tritt dieses Krankheitsbild als Folge von Streß und ungenügender Adaption an äußere oder innere belastende Einflüsse auf. Ausgleichsgriffe bringen eine gute allgemeine Entspannung, denn über eine vegetative Harmonisierung können auch die Stauungen im Oberbauch neutralisiert werden. Hier hat die Zone Solarplexus, die mit dem Verweilgriff behandelt wird, ihren besonderen Stellenwert.

○ Da die Begleitsymptomatik durch den vorhandenen Zwerchfellhochstand auch das Herz betrifft, sollte die Herzzone zu Beginn behutsam erfaßt werden, ebenso die BWS, da sie segmentale Beziehungen zu Herz, Magen und Leber aufweist. Übungen und Hinweise zur Haltungskorrektur sind von großer Wichtigkeit.

○ Bei der **Schließmuskulatur** wird zu Kardia und Pylorus vor allem der Anus behandelt: Wenn dieser Sphinktermuskel in seiner Tonuslage normalisiert ist, kommt über den Spannungsausgleich im Beckenboden (dem unteren Zwerchfell) auch eine Harmonisierung in der Bewegung des ganzen Diaphragmas zustande, das dadurch wiederum Herz und Magen entlasten kann.

○ Eine gute Tonisierung im LWS-Gebiet, dem die **Zwerchfellzipfel** als sehniger Ursprung des großen Atemmuskels vorgelagert sind, bringt spontan den Anreiz zu einer Atembewegung bis in den Bauchraum und schafft dadurch eine deutliche Entlastung für den ganzen Oberbauch.

Patient mit Oberbauchbeschwerden

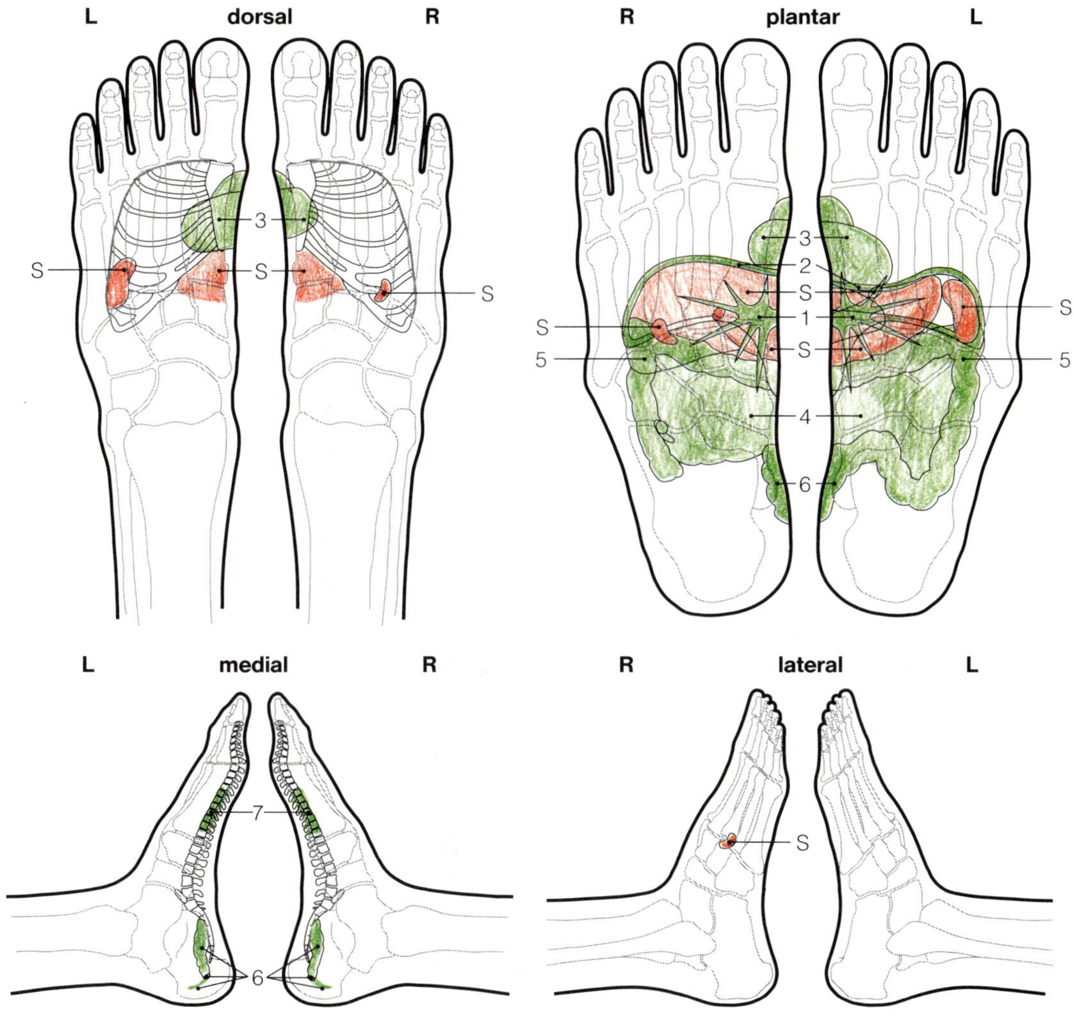

Symptomzonen (S):
Magen mit Kardia
und Pylorus
Leber / Gallenblase
Milz
Epigastrischer Winkel

Hintergrundzonen:
Solarplexus (1)
Diaphragma (2)
Herz (3)
Dünndarm (4)
Leber- und Milzflexur
des Dickdarmes (5)
Rektum und Anus
mit Beckenboden (6)
BWS, vor allem mittlere
und untere Anteile (7)
(Innervation der
Oberbauchorgane)

Abb. **72**

15.5.3 Patient mit Hämorrhoiden

Vorschläge zur Behandlung *(Abb. 73)*

● Im **akuten** Zustand wirkt der Verweilgriff meist sehr rasch. Da der obere mit dem unteren Schließmuskel als Anfang und Ende des Verdauungssystems in direkter Wechselwirkung steht, kann die Zone der Mundhöhle und Lippen kräftig tonisiert werden. Mimische Übungen, die den Mund aus seinen Fehlspannungen lösen, vor allem fröhliches Lachen, wirken sich entkrampfend bis in den Beckenboden aus!

○ Bei Patienten, die **chronisch-rezidivierend** von Hämorrhoiden geplagt sind, muß eine tiefergreifende Umstimmung erfolgen, bei der die Zonen des ganzen Magen-Darm-Traktes, vor allem auch die Leber, die Kleinbeckenorgane und das Lymphsystem des Bauchraumes und des Beckens gut dosiert tonisierend einbezogen werden.

○ Da das Steißbein, als in direkter Nähe des Afters befindlich, und die Atlantookzipitalebene als polar entgegengesetzt in Wechselwirkung stehen, hat sich auch das kräftige Tonisieren der Zonen von Schädelbasis mit oberer HWS bei Patienten mit akuten Hämorrhoidalbeschwerden sehr bewährt. Dies sowohl in situ als auch in den RZ.

○ Oft werden Hämorrhoiden als unliebsame Störungen angesehen, es sollte jedoch immer abgeklärt werden, ob sie Zeichen einer unerkannten schweren Erkrankung darstellen.

15.5.4 Weitere Therapieerfahrungen

Patienten mit pathologisch beschleunigten oder gehemmten Abläufen im Magen-Darm-Trakt sind meist, ehe sie organisch erkranken, in ihrer Organfunktion schon geschwächt, sei es durch eine entsprechende konstitutionelle Ausgangsposition oder durch später erworbene, belastende Disposition (Ernährungsfehler, Streßfaktoren etc.). Damit verbunden sind häufig ein überfordertes Vegetativum und eine mangelhafte Innervation aus der Wirbelsäule. Dies schließt auch die Erfahrung ein, daß der Verdauungstrakt nicht nur die tägliche Nahrung aufnehmen und verarbeiten muß, sondern auch Lebensprobleme „zu verdauen" hat, deren Auswirkungen sich manchmal über einen langen Zeitraum erstrecken. Hinweise aus der Umgangssprache bestätigen dies: „Wut im Bauch" oder „Schiß" haben, etwas „hinunterschlucken" müssen u.v.a. Nach Dr. *F. X. Mayr* (*27*) stellt der Verdauungstrakt die „Quelle" dar, von der Regeneration primär ausgehen müßte, um alle Systeme geordnet ernähren zu können.

○ Vereinzelt liegen Berichte aus Kliniken vor, daß sich bei Patienten mit drohendem postoperativem **Ileus** (Darmlähmung bzw. Darmverschluß) nach kräftigem Tonisieren der Darmzonen die peristaltischen Bewegungen wieder einstellen.
Im Hinblick auf eine gezielte Information und größere Akzeptanz der RZF und ihrer Wirkungen wäre es wünschenswert, daß über solche und andere geeignete Gebiete an Kliniken Studienmöglichkeiten angeboten würden.

Patient mit Hämorrhoiden

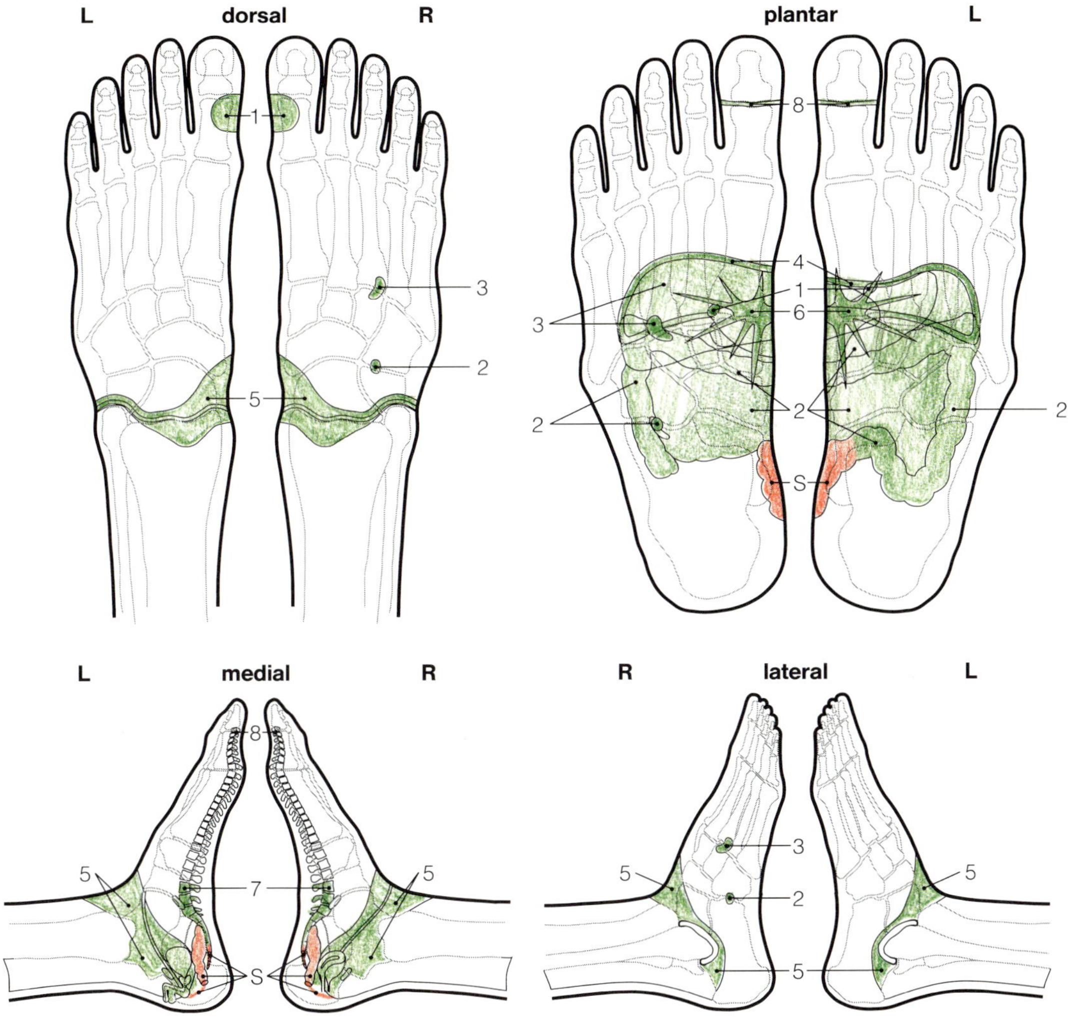

Symptomzonen (S):
Rektum / After
Beckenboden
Steißbein

Hintergrundzonen:
Alle anderen Sphinktermuskeln, auch Lippen mit Mundhöhle (1)
Dünn- und Dickdarm mit Bauhin-Klappe (2)
Leber und Gallenblase (3)
Zwerchfell (4)
Lymphsystem der Leistenbeuge und des kleinen Beckens (5)
Solarplexus (6)
Untere WS (7)
Schädelbasis mit Atlas / Axis (8)

Abb. **73**

15.6 Zonengruppe Lymphsystem

15.6.1 Patientin nach Mammaablatio (Brustamputation) links

Vorschläge zur Behandlung *(Abb. 74)*

○ Vor, während und nach der Behandlung sind die Ausgleichsgriffe von großer Wichtigkeit, denn die Frauen haben den operativen Eingriff nicht nur physisch zu verarbeiten, sondern müssen sich auch auf der **Gefühlsebene** der Beeinträchtigung und Einbuße ihrer körperlichen Ebenmäßigkeit mit allen daraus resultierenden Schwierigkeiten und Neuorientierungen, auch in der Partnerbeziehung, stellen.

○ Die RZF bietet einerseits die Chance, daß die **postoperativen** Heilungsprozesse unterstützt werden, andererseits erleben die betroffenen Frauen durch die Arbeit an den Füßen, wie sie auch innerlich ihr Gleichgewicht wiederfinden, denn jede Behandlung an den Füßen unterstützt die Aufrichtekraft und Standfestigkeit nicht nur äußerlich, sondern auch innerlich.
Es gibt überzeugende und vielfach bestätigte Lebens- und Therapieerfahrungen, die sowohl physiologisch als auch pathologisch die Zusammenhänge zwischen weiblicher Brust und Gefühlswelt der Frau aufzeigen.

○ Bei Frauen mit **Mammakarzinom**, ob operiert oder nicht, hat sich eine begleitende Betreuung über die Reflexzonen gut bewährt, besonders auch, wenn die Frauen mit naturheilkundlich ausgerichteten Methoden behandelt werden. Nach meiner Erfahrung wird durch die RZF eine Metastasierung nicht begünstigt, sondern vielmehr die Regenerationskraft und der Heilwille der Frauen gestärkt.

Ich gehe davon aus, daß bei guter Dosierung und Beachtung der Kontraindikationen eine Ordnungstherapie gesunde Prozesse nicht stört, jedoch geschwächte und erkrankte Organe und Systeme im Rahmen der vorhandenen Regenerationsmöglichkeiten unterstützen kann.

○ Bei Frauen, die in der üblichen Weise klinisch versorgt werden, gilt:
In den Zeiten der **Bestrahlung** oder **chemotherapeutischen** Maßnahmen wird reizunspezifisch mit weichen Griffen gearbeitet, hauptsächlich in den Zonen Wirbelsäule, Magen-Darm-Trakt, Herz und Atmungsorgane. Einige Wochen später kann, dem Befinden der Frau angepaßt, gezielter und kräftiger behandelt werden.

○ Die Behandlung im Lymphsystem dient der Harmonisierung des gesamten Lymphflusses, denn eine einseitige Behandlung der Zone der Brustdrüse wird dem Krankheitsbild der Patientinnen nicht gerecht.
Im oberen und unteren Lymphgebiet wird mit alternierenden Streichungen gearbeitet. Die Zonen von Milz, Magen-Darm-Trakt, Herz und Wirbelsäule sollten zu Beginn weich behandelt werden und können später bei guter Belastbarkeit der Frauen auch kräftiger tonisiert werden. Durch den Verweilgriff in den **sternokostalen Gelenken** und dem umgebenden Gewebe können sich knöchern-muskuläre Verspannungen im Brustkorb lösen.

○ Die in ihrer Funktion eng mit der weiblichen Brust zusammenhängenden **Genitalzonen** sollten wie immer behutsam erfaßt werden, da sie häufig gerade bei diesem Krankheitsbild besonders empfindlich sind.

○ **Ödembildungen** in den **Armen** als postoperative Spätfolge können mit Unterstützung der RZF teilweise verhindert bzw. gemildert werden. Die auftretenden Narbenschmerzen, Bewegungseinschränkungen der Schulter und des Armes sowie die Wirbelsäulenprobleme mit Muskelverspannungen durch die veränderte Gewichtsverteilung zwischen rechts und links reagieren gut auf die RZF, bei Fach- und Sachkenntnis auch im Zusammenwirken von manueller Lymphdrainage und Krankengymnastik.

○ Vor Operationen, die den intimen und ästhetischen Bereich der Frau betreffen, kann ein Gespräch über die anstehende Problematik von großer Hilfe sein, um das Gefühl der Isolierung und Befürchtungen vor Ablehnung besser verarbeiten zu können.

Patientin nach Mamma-Ablatio links

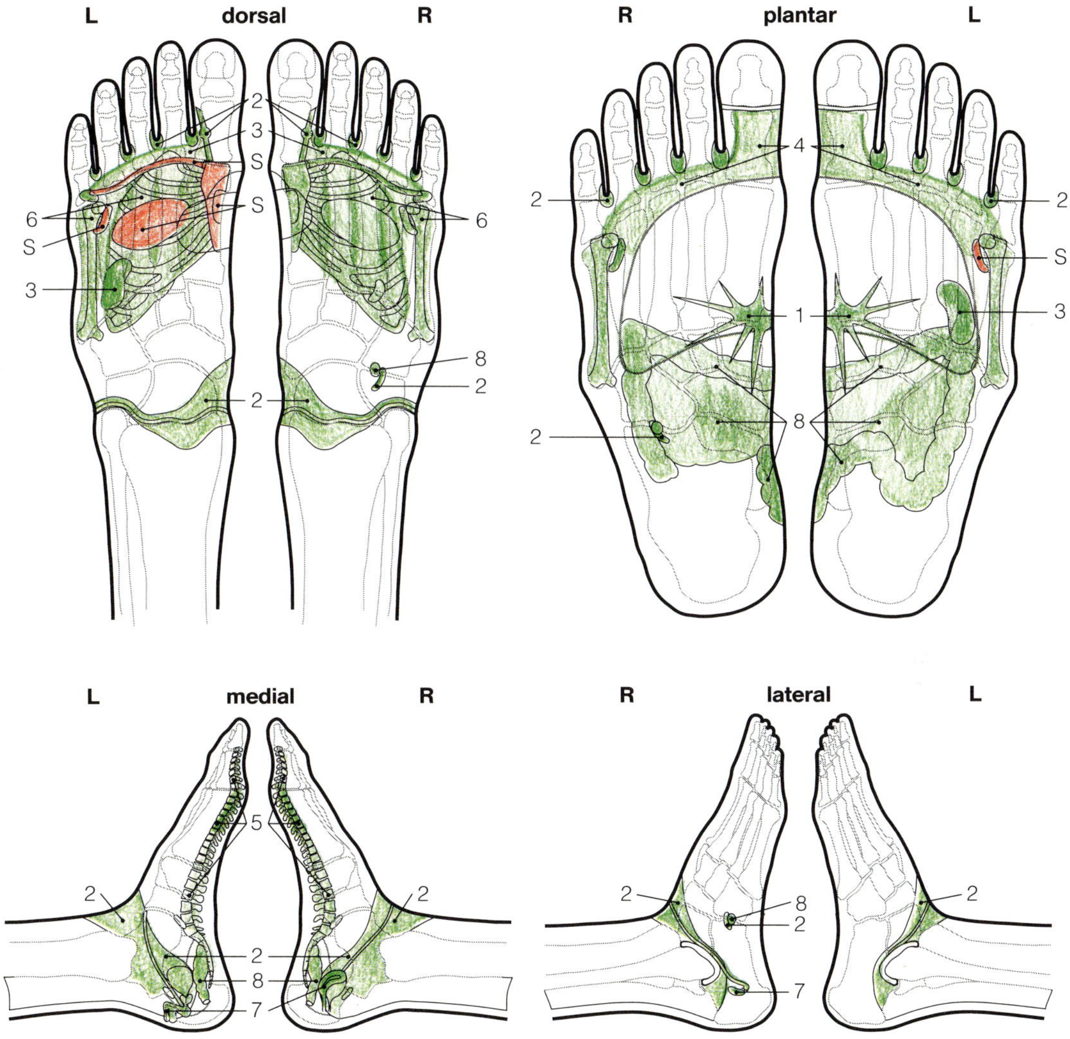

Symptomzonen (S):
Linke weibliche Brust
Axillar-Lymphgebiet
Sternum mit Thymus
und Klavikula

Hintergrundzonen:
Solarplexus (1)
Lymphsystem Kopf und Hals,
Bauch, Leiste und Becken (2)
Milz (3)
Nacken mit oberem Trapezius (4)
WS, vor allem obere und
mittlere BWS (5)
Thorax mit Oberarm beidseits (6)
Genitale (7)
Darm (8)

Abb. **74**

Wenn möglich, beziehe ich auch die Männer oder nahestehende Personen in die Behandlung ein, in der Form, daß sie die **Narbe** mit einer guten Narbencreme täglich pflegen oder pflegen helfen.

○ Am wichtigsten ist jedoch, daß die Frau selbst ihre Narbe **berühren** und **annehmen** lernt. Dies kann auf natürliche Weise im Rahmen der Behandlung geschehen: Während die Reflexzone der Brust behandelt wird, legt die Frau ihre Hand auf die Stelle der Narbe und wird auf diese Weise, ohne viele Worte, die Folgen ihrer schweren Krankheit besser integrieren können. Daß solche Angebote mit großem Einfühlungsvermögen vonstatten gehen sollten, liegt auf der Hand; die Frauen sind jedoch oft auf den ersten Schritt von unserer Seite angewiesen, um Öffnungen in dieser Richtung zu wagen.

15.6.2 Lymphatisch belastete Kinder

Vorschläge zur Behandlung *(Abb. 75)*

○ Die Symptom- und Hintergrundzonen können bei **chronisch** belasteten Kindern tonisierend behandelt werden; an den Zonen der seitlichen Lymphstränge des Halses bieten sich alternierende Streichungen an.

○ Im **akuten** Zustand hat sich das tonisierende **Vorschalten** der Zonen des Verdauungstraktes gut bewährt, in den Zonen des Nasen-Rachen-Raumes wird der Verweilgriff eingesetzt und die Schwimmhäute in die Behandlung einbezogen.

○ Schon bei Säuglingen, genau so aber bei Kleinkindern, fällt ein starkes Zunehmen der Empfindlichkeit in den Lymphzonen auf. Dies hat vermutlich viele Hintergründe:

- belastende Ernährung der Mutter während der Schwangerschaft und Stillzeit,
- mehr Nahrungs- als Lebensmittel, zuviel Weißmehl-, Weißzucker- und Milchprodukte,
- zu häufiges Verabreichen von Medikamenten anstatt von Heilmitteln,
- zu viele Impfungen, die dem Kind die Chance der Kräftigung durch Übung der Abwehrorgane nehmen,
- mangelnde Nestwärme. Das Lymphsystem ist über das Vegetativum auch mit unseren Gefühlen verbunden und reagiert auf den Mangel an Zuwendung häufig mit Stauungen.

Oft hören wir von Eltern, daß die lymphatisch belasteten Kinder nach einer Serie von acht bis zehn Behandlungen nicht nur eine Verbesserung ihrer Symptome aufweisen, sondern auch wesentlich ausgeglichener und weniger nervös und „zappelig" sind.

Lymphatisch belastete Kinder

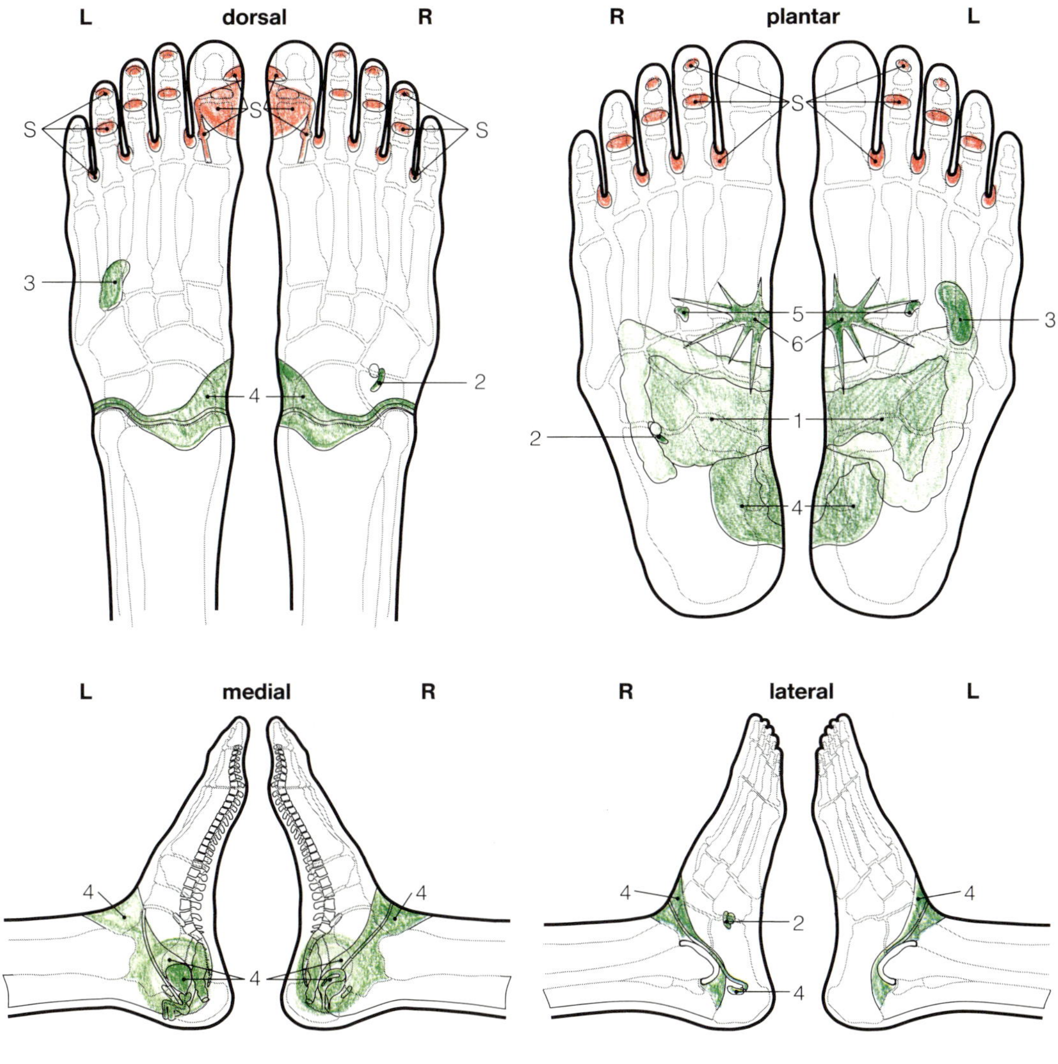

Symptomzonen (S):
Nasen-Rachen-Raum
Tonsillen mit seitlichen Lymphsträngen am Hals und Sinushöhlen

Hintergrundzonen:
Darm, vor allem Dünndarm (1)
Appendix (2)
Milz (3)
Kleinbeckenorgane mit Lymphsystem (4)
Nebennieren (5)
Solarplexus (6)

Abb. **75**

15.6.3 Patientin mit Lymphstauungen der Beine

Vorschläge zur Behandlung *(Abb. 76)*

○ In den Lymphbereichen wird mit alternierenden Streichungen gearbeitet, die anderen Zonen können wie üblich tonisiert werden. Häufig liegt den Gewebestauungen in den Beinen eine angeborene oder erworbene Lymphgefäßschwäche, eine allgemeine Kreislauf- bzw. hormonelle Insuffizienz oder aber eine Unverträglichkeit von Nahrungsmitteln zugrunde, oft von Getreide- oder Milchprodukten.
Um das Behandlungsergebnis zu festigen, ist es sinnvoll, außer den auf der Zeichnung vorgeschlagenen Zonen die endokrinen Drüsen und Solarplexus weich zu tonisieren und zugleich belastende Nahrungsmittel einzuschränken oder ganz auszuschalten.

○ Bei Frauen weisen die **Genitalzonen** häufig belastete Punkte auf, da die Ursache für lymphatische Stauungen dieser Art auch in chronisch entzündeten Kleinbeckenorganen (z.B. auch im *Douglas*-Raum) liegen kann. Bei guter Reaktionslage schwemmen die Frauen schon nach einer oder wenigen Behandlungen gut über die Nieren aus und bemerken eine Veränderung des Hautgewebes der Beine. Vor allem tritt das abendliche Anschwellen der Beine und Füße weit weniger deutlich oder nicht mehr auf.

○ Wenn Narben im Bauchraum/Becken vorhanden sind oder der Zahnstatus deutliche Mängel aufweist, ist eine Überprüfung auf etwaige **Störfelder** wichtig.

Daß alle **aktiven Bewegungsformen** wie Wandern, Schwimmen, Radfahren zusätzlich eingesetzt werden sollten, versteht sich von selbst. Auch Anwendungen aus der Kneipp-Hydrotherapie sind von großem Nutzen.

15.6.4 Weitere Therapieerfahrungen

Die Funktionseinheit Lymphe, Vegetativum und endokrine Drüsen weist schon darauf hin, daß Stauungen in den Fließsystemen eng mit der Gemütslage der Patienten zusammenhängen. Es ist sicher kein Zufall, daß die Worte „Flüssigkeiten“ und „Lösungen“ eine ganz ähnliche Bedeutung haben, denn wir erfahren im täglichen Leben oft genug, daß gut arbeitende Fließsysteme wirklich zu Lösungen führen können in Form von Schweiß, Urin, Tränen, Muttermilch und anderen Sekreten.

Ziel einer Behandlung im Lymphsystem ist, die Stauungen auf den verschiedenen menschlichen Ebenen abzubauen und das Festgehaltene über die zuständigen Transportorgane zum Fließen zu bringen. Ich bin sicher, daß Methoden, die das Lymphsystem in den Mittelpunkt einer Behandlung stellen, deshalb so zeitgemäß sind, weil sehr viele Körper- und Gefühlsprozesse im heutigen Leben ins Stocken geraten sind und dringend der Anregung zum Fließen bedürfen. Zudem: Neue Methoden entstehen immer dann, wenn ein spezieller Bedarf vorhanden ist *(s. Kap. 26, S. 206)*.

Der Zone der **Milz** gebührt besondere Beachtung: Sie sollte bei allen Behandlungen auf ihre Schmerzhaftigkeit überprüft werden, denn die Milz ist an vielen Prozessen im Menschen beteiligt:

- Sie dient als Blutspeicher- und Blutumwandlungsorgan (z.B. zur Phagozytose, zum Abbau von überalterten Erythrozyten und Thrombozyten).
- In der Milz entstehen Lymphozyten, die für die Infektabwehr und Immunreaktion zuständig sind.
- Aus der Akupunkturlehre ist das Zusammenwirken von Herz- und Milz/Pankreas-Meridian bekannt, wobei im sog. Energiekreislauf der Milz-Meridian seine Energie an den Herz-Meridian weiterleitet.
- In der anthroposophischen Medizin wird der Milz die Aufgabe der Koordination aller rhythmischen Vorgänge im Menschen zugeschrieben.

Aus diesen Zusammenhängen geht hervor, daß die Milzzone meist behandlungsbedürftig ist bei

- Patienten mit Blutbildanomalien, Entzündungen und Infektionen,

Patientin mit Lymphstauungen der Beine

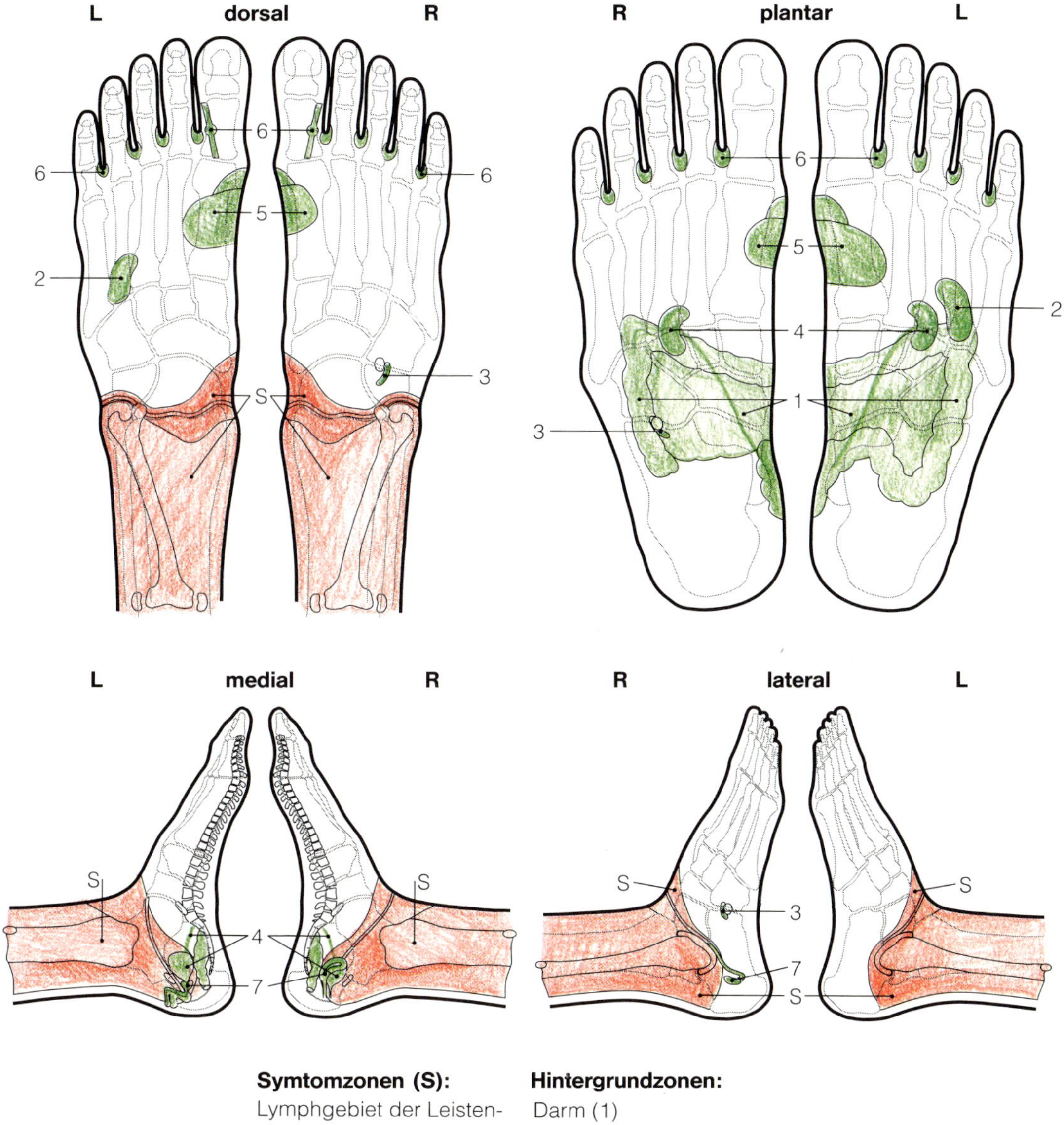

Symtomzonen (S):
Lymphgebiet der Leistenbeuge des Beckens und der Oberschenkel

Hintergrundzonen:
Darm (1)
Milz (2)
Appendix (3)
Nieren, Harnleiter, Blase (4)
Herz (5)
Obere Lymphwege (6)
Genitalbereich (7)

Abb. **76**

- Allergikern, auch im prä-allergischen, noch symptomfreien Stadium,
- Herzpatienten,
- allen vegetativen Irritationen.

15.7 Zonengruppe endokrine Drüsen

15.7.1 Patientin mit Menstruationsstörungen

Vorschläge zur Behandlung *(Abb. 37)*

● Bei Frauen mit **akuten** Menstruationsschmerzen bietet sich die Akutbehandlung an *(vgl. S. 165 ff)*. Oft genügt der Verweilgriff in der Uterus- und Solarplexuszone, kräftiges Tonisieren in den Zonen der unteren Wirbelsäule mit ISG und alternierende Streichungen im Lymphgebiet der Becken- und Oberschenkelzonen.

● Wenn **länger anhaltende** Regelstörungen vorliegen, z.B.

- Dysmenorrhö,
- leichtere Formen von chronisch verlaufender Endometriose (Uterusschleimhaut, die sich außerhalb des Uterus ausbreitet),
- Zyklusverschiebungen in Form von vorzeitig oder verspätet auftretender Menstruation,
- verstärkte oder vermehrte Menstruationsblutungen

können sowohl die Symptom- als auch die Hintergrundzonen tonisierend behandelt werden, gut angepaßt an die momentane Reaktionslage der Frau.

○ Häufig erweisen sich die Zonen des **Darmes** als stark belastet durch eine ausgeprägte Gärungsdyspepsie oder andere Störungen im Säure-Basen-Haushalt des Verdauungstraktes. Die bekannten positiven Auswirkungen einer Fasten- und Regenerationskur des Darmes bei Frauen mit Regelstörungen und Unterleibsbelastungen verschiedenster Art und Genese sprechen deutlich für diese Zusammenhänge.

○ Bei Unterleibserkrankungen kann, als Reaktion auf die Behandlung, im Sinne einer Reinigungsphase der Unterleibsschleimhäute, ein bestehender **Fluor** (Ausfluß) kurzfristig verstärkt auftreten bzw. ein lange bestehender innerhalb von ein oder zwei Menstruationszyklen ganz verschwinden. Bei länger anhaltendem und sich evtl. in Farbe, Konsistenz oder Geruch veränderndem Ausfluß sollte der Hintergrund gynäkologisch abgeklärt werden.

○ Funktionelle Zyklusstörungen treten oft im Zusammenhang mit anderen hormonellen Insuffizienzen, z.B. der Schilddrüse oder der Nebennieren, sowie vegetativer Belastungen, die z.B. auch durch Schwierigkeiten in der Partnerbeziehung ausgelöst wurden, in Erscheinung.

Patientin mit Menstruationsstörungen

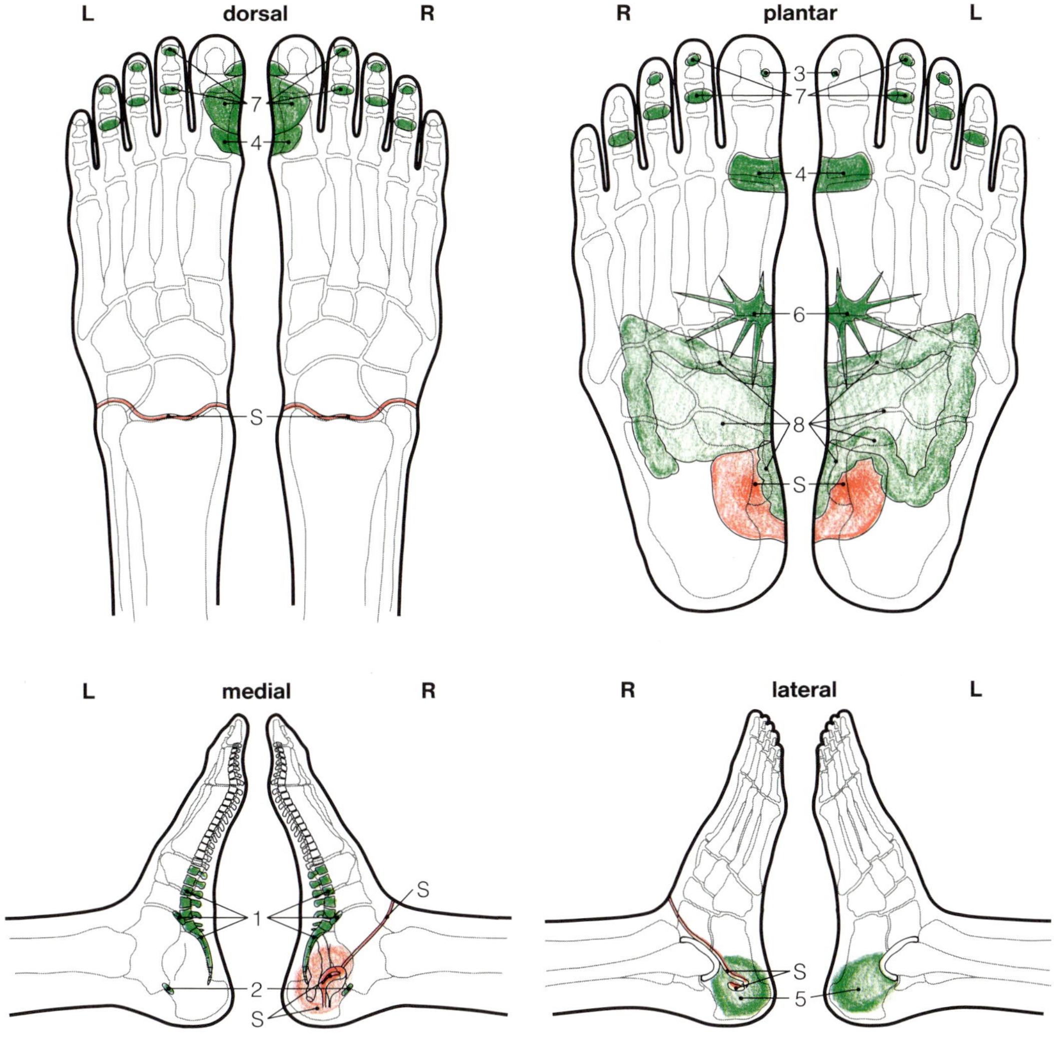

Symptomzonen (S):
Uterus
Ovarien
Eileiter
Kleines Becken
Beckenboden
alle Zonen links
und rechts

Hintergrundzonen:
Untere WS mit ISG (1)
Symphyse (2)
Hypophyse (3)
Thyreoidea (4)
Glutäen (5)
Solarplexus (6)
Nasen-Rachen-Raum
mit Sinushöhlen (7)
Dickdarm, Dünndarm (8)

Abb. **77**

15.7.2 Patient mit Prostata-Adenom (Vergrößerung der Prostata)

Vorschläge zur Behandlung *(Abb. 78)*

○ Die Vergrößerung der Vorsteherdrüse als einer gutartigen, tastbaren Geschwulst aus Epithelgewebe ist eine relativ häufig auftretende Erkrankung von Männern über 50 Jahren.

○ Die Symptomzonen werden mit dem Verweilgriff, die Hintergrundzonen wie üblich tonisierend erfaßt. Im Frühstadium der Erkrankung besteht die Aussicht, daß die Begleitsymptome, wie Pollakisurie, Dysurie, häufiger und erschwerter Harndrang mit nur geringer Ausscheidung zurückgehen bzw. verschwinden. Auch die verzögerte Harnentleerung mit abgeschwächtem Harnstrahl kann verbessert werden.

○ Bei Patienten mit Prostatabeschwerden sollten die Darmzonen überprüft werden, denn ein gestörtes Milieu in der Darmbakterienflora wirkt auf das Krankheitsbild zusätzlich belastend. Die direkte Nähe der Genitalorgane zum Rektum (Innenseite der Fersen) weist auch auf chronische Intoxikation im Douglas-Raum hin.
Da die Anfangssymptome oft eher lästig als schmerzhaft sind, ist eine Stabilisierung des Vegetativums mit Ausgleichsgriffen und Behandlung der Zone Solarplexus mit dem Verweilgriff sinnvoll.

○ Der Patient sollte auf **Störfelder** in Form von Narben, insbesondere in der Medianlinie, und von beherdeten Zähnen überprüft werden.

15.7.3 Weitere Therapieerfahrungen

Generell wird bei allen Patienten mit homonellen Dysfunktionen vorsichtig einschleichend gearbeitet. Es werden viele Ausgleichsgriffe dazwischengeschaltet; genügend lange Nachruhe ist von großer Wichtigkeit.

○ Bei Patientinnen und Patienten mit **Schilddrüsenüberfunktion** , z.B. M. Basedow, und deren Begleitsymptomen von Exophthalmus (stark hervortretende Augen) und Tachykardie ist der ganze Behandlungsaufbau behutsam zu gestalten, da eine zu starke Dosierung alle Beschwerden über einige Stunden oder auch einige Tage reaktivieren kann.
Die Behandlungszeiten sollten zu Beginn nicht mehr als 20 Minuten betragen und mit passend gewählten Ausgleichsgriffen verbunden werden. Der Solarplexus wird mehrere Male während der Behandlung mit dem Verweilgriff erfaßt. Wenn möglich, sollte die Behandlung nicht in die Abendstunden gelegt werden, um eine Hyperaktivität der Thyroidea zu vermeiden. In der ganzheitlich ausgerichteten Medizin wird die Schilddrüse auch als das „Dritte Ovar" gekennzeichnet und weist mit dieser Formulierung auf die nahe Beziehung zum Genitalsystem hin.

○ Bei Patienten, deren Beschwerden in den **rheumatischen Formenkreis** fallen, werden die Zonen der Nebennieren zusätzlich zu den Zonen des Verdauungstraktes, des Harn- und Lymphsystems tonisiert.

○ Bei **Diabetikern** ist die RZF nicht kontraindiziert, es bedarf jedoch einiger therapeutischer Erfahrung und einer besonders genauen und häufigeren Überprüfung des Blut- und Harnzuckerspiegels, da es zu deutlichen Schwankungen im Insulinbedarf kommen kann, die unter besonders ungünstigen Umständen bis zur Hypoglykämie (Verminderung des Blutzuckers mit den Symptomen Zittern, kalter Schweiß, Tachykardie, Blässe der Haut bis zu Apathie) führen können. Hier ist die wirksamste Beseitigung des akuten Symptoms der Unterzuckerung eine **sofortige Glukosezufuhr** (z.B. Zuckerstückchen, Honig).

Beim **juvenilen** (kindlichen) Diabetiker wird sich zwar das Wachstum des Pankreas nicht verändern lassen, aber die gesamte Lebensqualität kann durch eine zusätzliche Begleitung mit der RZF angehoben werden:

- Die chronisch kalten Hände und Füße werden besser durchblutet.
- Die Neigung zu Infekten im Atem- und Urogenitaltrakt läßt nach.

Patient mit Prostata-Adenom

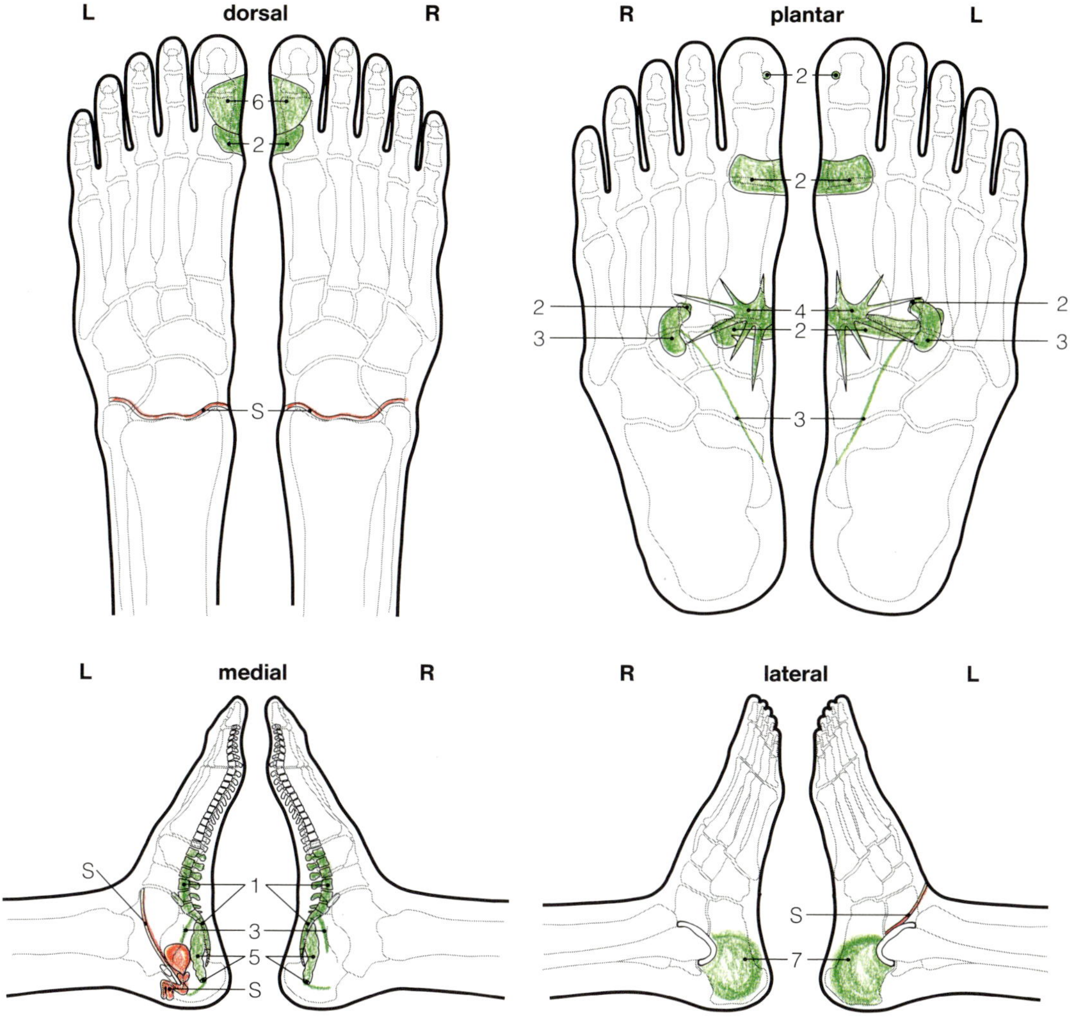

Symptomzonen (S):
Prostata
Blase
Harnröhre
Testes
Leistenkanal,
alle Zonen links
<u>und</u> rechts

Hintergrundzonen:
Untere WS (1)
Alle Drüsen mit innerer Sekretion (2)
Nieren und Harnleiter (3)
Solarplexus (4)
Rektum, After und Beckenboden (5)
Nasen-Rachen-Raum (zum kleinen Becken zugeordnet) (6)
Glutäen (7)

Abb. **78**

- Die Stimmungslage verändert sich in größere Ausgeglichenheit und Wachheit.
- Die Schlafqualität ist erholsamer.

Bei **erwachsenen** Diabetikern kann die RZF als Zusatztherapie oft eine weitere Verschlechterung des Zustandes aufhalten. Schon der bloße Durchblutungsreiz an den Füßen, der unabhängig von der spezifischen Wirkung über die Reflexzonen entsteht, bringt eine bessere Hyperämisierung der unteren Extremitäten zuwege.

Die Zone des Pankreas wird zu Beginn keinesfalls zu kräftig und überbetont behandelt.
Ein beobachtendes „Einschleichen" mit langsamer Steigerung der Dauer und Intensität des Reizes ist ratsam, in Verbindung mit weichem Tonisieren der anderen endokrinen Zonen *(s. S. 163 f, „Behandlung der Symptomzonen")*.
Bei der zusätzlichen Behandlung des Magen/Darm-Traktes ist auf die Überlappung der Zonen des Magens, Solarplexus und Pankreas zu achten und aus diesen Gründen dort ebenfalls weich zu behandeln.
Die Kopfzonen, vor allem die der Augen, werden einbezogen, um weiteren Schädigungen in der Sehfähigkeit entgegenzuwirken.
Fokusüberprüfung von Zähnen bzw. von Narben im Verlauf des Milz/Pankreas-Meridians (z.B. manchmal als Mikronarbe vorhanden am 1. Punkt dieses Meridians, medial am Großzehennagel) kann therapeutisch nutzbare Zusammenhänge aufdecken.
Am ehesten sind bei **Alters-Diabetikern** sichtbare Ergebnisse mit der RZF zu erwarten, vor allem wenn sie noch nicht insulinpflichtig sind. Auch bei dieser Altersgruppe ist sorgfältig auf Schwankungen im Zuckerspiegel zu achten. Zusätzlich zu einer Änderung im Eßverhalten sollte bei allen Diabetikern großer Wert auf **viel Bewegung** in frischer Luft gelegt werden, um den natürlichen Verbrennungsvorgang der Kohlehydrate zu fördern.

○ Bei Knaben mit **Hodenhochstand** oder **Pendelhoden**, bei denen sich ein Hoden durch äußere oder innere Einflüsse wie Entwicklungsstörungen, psychischer Druck, Schreck und Kälte in den Leistenkanal zurückzieht, gibt es teilweise auffallend gute Resultate mit der RZF.
Übergeordnet werden dem Kind viel Ausgleichsgriffe angeboten, Solarplexus wird mit dem Verweilgriff therapiert und die Zonen des kleinen Beckens samt unterer Wirbelsäule sowie alle anderen Drüsen mit innerer Sekretion werden, gut auf die Reaktionslage abgestimmt, tonisierend behandelt.
Mit etwas Tasterfahrung am Fuß läßt sich in der Reflexzone des Leistenkanals an der zugeordneten Stelle des hochstehenden Hodens eine Aufquellung als etwa linsengroße Verdikkung im Gewebe fühlen.
Die Behandlung des Leistengebietes sollte aus naheliegenden Gründen immer von lateral nach medial bis über die Zone der Blase und Prostata hinaus in Richtung Skrotum erfolgen.
Wann immer möglich, müßten Eltern aufgeklärt werden, daß bei **Kryptorchismus** (nicht sicht- und tastbaren Hoden) dafür Sorge getragen wird, daß die Hoden ins Skrotum deszendieren, da sie durch die höhere Innentemperatur im Rumpf im Lauf der Zeit so geschädigt werden, daß eine spätere Sterilität die Folge sein kann.

III Besonderheiten und spezielle Anwendungsbereiche

16 Grenzen der schriftlichen Festlegung von Zonen

Fast alle manuellen Therapieformen sind zunächst aus praktischen Beobachtungen entstanden und wurden erst später schriftlich niedergelegt. Die täglichen Beobachtungen, die wir mit unseren Patienten und deren Reflexzonen machen, sind immer verläßlich und können durch kein Buch ersetzt werden. „Festgelegte" Behandlungsabläufe sind zudem ein Widerspruch in sich, denn Therapie als dynamischer Prozeß ist, wörtlich verstanden, ein bewegter Vorgang. Deshalb möchte ich immer wieder auf die Grenzen der schriftlichen Fixierung bestimmter Punkte hinweisen und dazu raten, die Sensibiliät der eigenen Hände zu schulen, um durch **persönliche Tasterfahrungen** von vorgegebenen Mittelwerten unabhängig zu werden.

16.1 Abweichungen der Zonen

16.1.1 Physiologische Abweichungen in der Lage der Zonen

Bereits im physiologischen Bereich gibt es ganz natürliche Veränderungen der Organzonen:

Beispiele:

○ Die Zone des Uterus wird bei Frauen mit fortschreitender Schwangerschaft umfangreicher.

○ Die Magenzone ist nach 14tägigem Fasten kleiner als nach einem opulenten Mahl.

○ Die Blasenzone verändert sich in Tonus und Größe nach einer intensiven Blasenentleerung.

○ So wie sich die Organe im Körper beim Liegen und Stehen in ihrer Position verändern, ist die Lage der Reflexzonen ebenfalls unterschiedlich, ob Patienten liegend oder im Sitzen behandelt werden, z.B. bei Magen und Milz.

16.1.2 Pathologische Abweichungen

Wir haben es jedoch in der Praxis fast ausschließlich mit pathologischen Veränderungen bei unseren Patienten zu tun. Auch hier entsprechen die Abweichungen von der Norm, die sich in den belasteten Zonen an den Füßen zeigen, den jeweiligen Lage- oder Formveränderungen der Organe im Körper.

Beispiele:

○ Bei Patienten mit Wanderniere werden sowohl die reguläre Nierenzone als auch die Zone, die der jetzigen pathologischen Lage der Niere entspricht, Belastungen aufweisen, denn beides ist Ausdruck gestörter Vorgänge.

○ Im Falle der relativ häufigen Magensenkung wird sich die Magenzone oft bis in das Gebiet des Dünndarms hinein ausdehnen, entsprechend der durch die Ptose veränderten Lage des Magens.

○ Bei Frauen mit Uterus- oder Blasenprolaps verlagern sich die Zonen des Beckens im medialen Fersenbereich in proximaler Richtung.

○ Umgekehrt: Bei Menschen, deren **Füße** angeborene oder durch Traumatisierungen erworbene Deformierungen aufweisen, verändert sich die Lage der Zonen gemäß der anatomisch-pathologischen Formenverschiebung des Fußskelettes und seiner Gewebestruktur. Ob und daß Fußanomalien auch Lageveränderungen der Organe im Körper bedingen, ist mir nicht bekannt, sie können jedoch funktionelle Störungen in den zugeordneten Organen auslösen.

16.1.3 Zusammenfassung

Anfänger werden die Zonen besser finden lernen, wenn sie sich zunächst an Patienten bzw. Patientinnen mit **präzisen Symptomen** orientieren, z.B. an Zahnschmerzen, akuten Gelenkproblemen, Lumbalbeschwerden oder Menstruationsschmerzen.
Solche Zonen lassen sich in ihren deutlichen pathologischen Fehlformen leichter bestätigen.

16.2 Wechselwirkungen zwischen Belastungen im Fuß und im Organismus

16.2.1 Wirkungen von Belastungen im Fuß

Es gibt eine Reihe von inneren und äußeren Anlässen, die den Fuß belasten können. Ob und wann sich daraus bleibende abnorme Reflexzonen am Fuß ergeben, hängt von der Dauer und Intensität des Reizes und von der Vitalität des betreffenden Menschen ab.

Beispiele:

○ Überbeanspruchung: extremes Wandern, Laufen, einseitig betriebener Sport;

○ Übermüdung: stehende Berufe, Betonböden;

○ Traumata: Verletzungen, Schnitte, eingetretene Gegenstände, Frakturen, Distorsionen;

○ Ererbte Disposition: geschwächtes Bindegewebe, Platt-, Senk-, Spreiz-, Knick- oder Hohlfuß;

○ Allgemeine Durchblutungsstörungen: Krampfadern, Paresen, Ulcus cruris, Raucherbein;

○ Rheumatisch-gichtische Erkrankungen im ganzen Organismus, die sich bis in die Füße zeigen können („Gichtzehen").

> Bei aller Verschiedenheit des Blickwinkels gilt: Jede Art von länger anhaltender Störung im Fuß, gleichviel in welchem System oder Teil sie auftritt, kann sich primär oder sekundär auch belastend auf den Zustand der Reflexzonen auswirken.

16.2.2 Wirkungen von Belastungen im Organismus

Wie einerseits lokale Fußbeschwerden ihre Sekundärwirkungen auf den Organismus haben können, so sind andererseits Belastungen im Organismus Auslöser für empfindliche RZ am Fuß.

Beispiele

○ Übermüdung: Sie bewirkt Schmerzen in den Zonen der unteren Wirbelsäule nach langer Autofahrt oder ungewohnter, anstrengender Gartenarbeit;

○ Überforderung: Es kommt zu kurzfristiger Belastung der Herzzone nach Leistungssport, der Magenzone nach einer ausgiebigen Geburtstagsfeier;

○ Vorfeldschäden: Die RZ kann schon in der „stillen Phase" einer Krankheit schmerzhaft sein, in der der Patient diese noch nicht verspürt, etwa Tage vor einer akuten Sinusitis, Wochen vor einer schmerzhaften Bewegungseinschränkung des Hüftgelenks;

○ Akuter Krankheitsprozeß: Betroffen sind die Zonen der Atemwege bei akuter Bronchitis, der Lendenwirbelsäule bei akuter Ischialgie, der Blasenzone bei akuter Zystitis;

○ Organüberfunktion: Betroffen sind die Zonen der Schilddrüse bei Hyperthyreose, des Darms bei Colitis mucosa etc.

○ Organunterfunktion: Empfindlich sind die Zonen des Magens bei Sub- und Anazidität, die endokrinen Zonen bei hormoneller Unterfunktion;

○ Erschlaffung, Atonie, Atrophie, Degeneration: Betroffen sind die Zonen, an denen sich jeweils die Symptomatik zeigt, z.B. bei Gebärmuttervorfall, Wanderniere, Enteroptose, Rektalprolaps, Arthrosen;

○ Ererbte Krankheitsdisposition: Empfindlich sind die Zonen des Hintergrundmilieus (häufig Darm, Lymphsystem, endokrine Organe) bei angeborener Veranlagung zu Stütz- und Bindegewebsschwäche, Allergien, Diabetes;

○ Unfälle: Die zugeordneten Zonen, an denen sich Frakturen, Verletzungen, Prellungen und Distorsionen zeigen, sind empfindlich.

Für die praktische Durchführung der RZF ist es unerheblich, ob die Belastung zuerst im Organ oder in den Füßen vorhanden war, denn Ziel der Behandlung ist immer ein Ausgleich sämtlicher Funktionen im Menschen, gleich welchen Ursprungs die Störung war.

16.2.3 Weitere Deutungen des Fußbefundes

Was **wir** gestörten oder belasteten Reflexzonen am Fuß zuordnen, kann fachspezifisch auch anders gedeutet werden.

○ So bezeichnet der **Orthopäde** eine statische Fehlform im Längsgewölbe als Plattfuß; in der Definition der RZF entspricht dies der Zone der Wirbelsäule.

○ Der **Phlebologe** spricht von venösen Stasen um die Knöchel; in der RZF gibt uns die beschriebene Stelle Hinweise auf mögliche Belastungen im Bauchraum/Becken.

○ Der **Chirurg** operiert einen Hallux valgus; die RZF erkennt in der Stelle um das Großzehengrundgelenk Zonenzuordnungen von Schilddrüse, Nacken und Herz.

○ Die **Akupunktur** kennzeichnet eine Druckstelle an der Zehe 4 als Energieflußstörung im Gallenblasen-Meridian; für uns erweist sie sich als mögliche Belastung im Bereich der hinteren Backenzähne oder der Ohren.

16.2.4 Zusammenfassung

Unsere Definition belasteter Reflexzonen stellt keinen Widerspruch zu anderen Blickrichtungen dar, sondern ergänzt diese um ein interessantes Spektrum. Wir müssen uns lediglich für die jeweils spezielle „Therapiesprache“ entscheiden und deren individuelle Regeln bei der Behandlung beachten.

17 Behandlung der Symptomzonen bei speziellen Krankheitsabläufen

Da Menschen von heute vielfältiger belastet sind als früher, rate ich den Anfängern und Anfängerinnen, die Symptomzonen mancher Patienten nicht in den Vordergrund der Behandlung zu stellen, sondern besonders aufmerksam mit ihnen umzugehen.

> Durch zu stark, zu lang und zu einseitig gesetzte tonisierende Reize in der Symptomzone, ohne Berücksichtigung der Hintergrundzonen, können sich die Beschwerden des Patienten verschlechtern.

Dies betrifft

● Patienten mit Hypertonie, Schädelhirn-Traumen und Kopfoperationen, Kopftumoren, gleich ob benigne oder maligne, operiert oder nicht operiert, apoplektischem Insult, Glaukom, Epilepsie.
Keine zu starken Reize in den **Kopfzonen** (= Symptomzonen) setzen!

● Patienten mit pektanginösen Beschwerden, nach Herzinfarkt, Herzoperationen, mit Herzschrittmachern oder nach Bypass-Operatonen, sowie bei anderen schwerwiegenden Herzerkrankungen.
Keine zu starken Reize in den **Herzzonen** (= Symptomzonen) setzen!

● Patienten, die **hormonell** insuffizient sind bzw. Menschen, die unter Hormonmedikation stehen, wie Hypophysenpräparaten, Thyroxin, Cortison, Insulin, Antibaby-Pille bzw. Hormonplaster im Klimakterium:
Hier treten die Organzonen, an denen das Hormonpräparat seine direkte Wirkung hat, als Symptomzonen hervor, z.B. Pankreas bei Diabetikern, Uterus und Ovarien bei Frauen mit Antibaby-Pille usw. Keine zu starken Reize setzen!

● Frischoperierte. Die Symptomzone bezieht sich auf das operierte Organ, z.B. Magenzone nach Gastrektomie, Blinddarmzone nach Appendektomie. Dort keine zu starken Reize setzen!
Ich betrachte den Patienten solange als Frischoperierten, bis die Wunde gut verheilt ist, das sind meist acht bis zwölf Tage.
Solange an dieser Zone nicht überbetont gearbeitet wird, wirkt eine ruhige und sanfte Behandlung direkt nach der Operation und in den folgenden Tagen sehr regenerierend. Zusammen mit anderen Maßnahmen hilft sie, die Narkose- und Operationsbelastungen besser zu verarbeiten. Besonders wichtig ist die Behandlung der Zonen von Atmung, Herz, Verdauungstrakt und Lymphsystem.

● Patienten mit schwerwiegenden chronisch-degenerativen Nierenleiden, z.B. Glomerulonephritis, Dialysepatienten.
Auch bei Vorhandensein von Nierensteinen, die ihrer Größe wegen nicht auf normalem Weg ausgeschieden werden können: Keine zu starken Reize in den **Nierenzonen** (=Symptomzonen) setzen!

● Patienten mit chronisch-entzündlichen Darmerkrankungen, Colitis mucosa, Colitis ulcerosa, M. Crohn:
Keine zu starken Reize in den **Darmzonen** (= Symptomzonen) sowohl des Dünndarms als auch des Dickdarms setzen!

● Patienten mit großen Gallensteinen:
Bei zu starkem Behandlungsreiz in der Symptomzone der **Gallenblase** kann eine Gallenkolik ausgelöst werden.

● Patienten mit Multipler Sklerose, Parkinson-Syndrom und M. Bechterew, vor allem im akuten Schub.
Bei Patienten mit **neurologischen Krankheiten** wird die Zone des Gehirns und der Wirbelsäule als Symptomzone angesehen.
Auch hier keine zu starken Reize setzen!

● Patienten mit **Transplantaten** und **Implantaten** an der dem Gelenk oder Organ zugeordneten Zone: Keine zu starken Reize!

● Patienten mit Asthma im **anfallsfreien** Stadium.
Bei zu betonter Behandlung der Bronchial- und Lungenzonen besteht die Gefahr, unter ungünstigen Umständen einen akuten Anfall auszulösen.

17.1 Zusammenfassung

Die Hinweise zur besonderen Wachheit gegenüber den Symptomzonen bedeutet keinesfalls, daß bei den erwähnten Patientengruppen eine Behandlung der RZF generell unterbleiben sollte. Sie sind als **Vorsichtsmaßnahme** vor unliebsamen Überreaktionen gedacht, denn:

> Immer wieder besteht bei Anfängern die Tendenz, dem Symptom mehr Bedeutung beizumessen als dem Patienten als ganzem Menschen, der den Reiz in seiner Gesamtheit zu verarbeiten hat.

Fühlt sich die Therapeutin bzw. der Therapeut stark verunsichert, kann sie bzw. er bei den erwähnten Patientengruppen während der ersten Behandlungen die Symptomzone ganz außer acht lassen. Eine gute Beobachtung der Reaktionslage und die Schilderung der in den Behandlungsintervallen aufgetretenen Reaktionen seitens der Patienten geben präzise Anhaltspunkte für die weiteren Behandlungen.

18 Akutbehandlung

18.1 Allgemeines

Immer wieder erweist es sich als notwendig, Patienten bzw. Patientinnen mit akuten Schmerz- oder Krankheitszuständen zu behandeln, z.B. mit

- Zahnschmerzen,
- Gallen- oder Nierenkoliken,
- Zervikal- oder Interkostalneuralgien,
- schmerzhafter Bewegungseinschränkung der Gelenke
- Schmerzen vor oder während der Menstruation,
- Migräne,
- Hämorrhoidenschmerzen,
- akuter Ischialgie,
- unerwartet starken Blutungen,
- akuter Zystitis,
- akutem Heuschnupfen,
- Tortikollis, auch im frühkindlichen Alter,
- Ohrenschmerzen,
- Asthmaanfällen.

Bei starken Schmerzzuständen erstellen wir keinen ausführlichen Erstbefund, sondern wenden uns sofort der Symptomzone mit dem sedierenden Verweilgriff zu *(vgl. S. 32)*. Mit diesem Griff wird angestrebt, die im Körper zugeordnete schmerzhafte Stelle zu beruhigen. Zusätzlich tonisieren wir die Zonen, die den nächstliegenden Funktionskreis darstellen, da sie direkt mit dem jetzigen akuten Geschehen zusammenhängen.

18.2 Durchführung

18.2.1 Erfassen der Symptomzone mit dem Verweilgriff

Wir gestalten diesen Griff in seiner aktiven Phase ähnlich wie den Grundgriff, indem wir kräftig und tief in die entsprechende Zone fassen. Zeichen der persönlichen Dosierungsgrenze beachten! *(Vgl. S. 36 f)*.
In dieser Stellung wird so lange ruhig verharrt, bis der Patient mitteilt, der starke Schmerz in dieser Zone habe deutlich nachgelassen. Das dauert im allgemeinen 5 bis 10 Sekunden, ab und zu auch länger oder kürzer.
Daraufhin wird die Spannung des Griffes gelöst, und der Daumen bzw. Zeigefinger schwingt weich in seine Ausgangsstellung zurück.
Die ganze Symptomzone wird in millimetergroßen Schritten punktuell mit dem Verweilgriff weiterbehandelt, jeweils in Koordination mit dem Nachlassen des Zonenschmerzes.
Sobald sich eine Überforderung zeigt und starke vegetative Irritationen auftreten, wird ein Ausgleichsgriff dazwischengeschaltet und kurz pausiert.
Bleibt der Schmerz in seiner Intensität länger als 15 Sekunden bestehen bzw. verringert er sich nur wenig, wird die Zone Solarplexus kurz behandelt (Verweilgriff!) und die schmerzhafte Zone danach neuerlich überprüft.
Bei allen Akutbehandlungen wird auch die Entsprechungsstelle am anderen Fuß auf ihre Schmerzhaftigkeit überprüft und ggfs. ebenso mit dem Verweilgriff behandelt.

18.2.2 Mitbehandlung der funktionell zugeordneten Zonen

Manchmal genügt die alleinige Behandlung der Symptomzonen mit dem sedierenden Verweilgriff. Meist löst sich der akute Schmerz jedoch schneller und die Beschwerden werden nachhaltiger beeinflußt, wenn wir zusätzliche Zonen, die dem Beschwerdebild funktionell zugeordnet sind, tonisierend mitbehandeln.

Beispiele

○ Patient mit akuten Zahnschmerzen: Verweilgriff in der betroffenen Zahnzone. Oft erweist es sich als notwendig, die benachbarten Zahnzonen ebenfalls mit dem Verweilgriff zu behandeln.
Alternierende Streichungen der Zonen der seitlichen Lymphstränge am Hals. Tonisieren der Zonen des Darmes (Zusammenhang zwischen Zähnen und dem Verdauungstrakt).

○ Frauen mit starken Menstruationsschmerzen: Verweilgriff in den Zonen Uterus und Ovarien, Tonisieren der Zonen untere Wirbelsäule, ISG, Darm, Gesäßmuskulatur, Beckenboden, Nasen-Rachen-Raum (Entwicklung aus dem gleichen Keimblatt).
Alternierende Streichungen in den Lymphzonen der Oberschenkel.

○ Patienten mit Gallenkolik: Verweilgriff in der Zone der Gallenblase plantar und/oder dorsal. Tonisieren der Zonen Dünndarm, rechtsseitiger Nacken, Schultergürtel und -gelenk (segmentale Beziehungen).

○ Kind mit Ohrenschmerzen: Verweilgriff in den Zonen Ohr und Proc. mastoideus, Tonisieren der Darm- und/oder Kleinbecken- und Nierenzonen (Beziehung über Schleimhautaufbau aus dem gleichen Keimblatt und über Meridianenergie).
Alternierende Streichungen der seitlichen Lymphstränge am Hals zur Entlastung der Symptomatik.

○ Patient mit Schleudertrauma im Nacken: Verweilgriff in den Zonen Nacken, Hinterhaupt mit Proc. mastoideus, obere BWS, Innenohr (Gleichgewicht).
Tonisieren der Zonen des Kreuz/Steißbeines (kraniosakrale Zusammenhänge) und der Nebennieren (Schocksituation). Bei Verschlechterung der Symptomatik Verweilgriff auch in der unteren Wirbelsäule. Alternierende Streichungen in den seitlichen Lymphsträngen des Halses.
Behandlungen von etwa zehn Minuten täglich bis mehrmals täglich, für etwa drei bis vier Tage, erweisen sich zu Beginn der Behandlungsserie als besonders effektiv.

○ Patient mit akutem Heuschnupfen: Verweilgriff in den Zonen des Nasen-Rachen-Raumes. Alternierende Streichungen in den Zonen der seitlichen Lymphstränge am Hals und/oder Behandeln der Schwimmhäute zur Entlastung der Symptomatik.
Tonisieren der Zonen Nebennieren, Hypophyse, ebenfalls Dünndarm, Kleinbeckenorgane (Entstehung der Schleimhäute aus dem gleichen Keimblatt), Milz, Pankreas, Magen.

○ Patient mit akuter Kreislaufschwäche: Beine hoch lagern. Gut dosiertes Tonisieren (nicht zu stark!), mehrmals nacheinander jeweils einige Sekunden lang, in der angegebenen Reihenfolge der Zonen:

- Hypophyse,
- Schädelbasis mit Nacken,
- Herz, Schilddrüse,
- Nebennieren,
- Milz,
- Genitale,
- Solarplexus.

Durch das zusätzliche Tonisieren der Zonen der Bauch-/Beckenorgane wird erreicht, daß grundlegende Stoffwechselprozesse unterstützt werden und der Mensch seine Zentrierung und Mitte wiedererlangt, so daß er dadurch weniger „außer sich" ist.
Dazu können selbstverständlich Kreislaufmittel und als Notfalltropfen auch Bach-Blüten-Essenzen Nr. 39 - Rescue Remedy *(7)* eingesetzt werden. Dies ist jedoch selten wirklich notwendig.

18.2.3 Zusammenfassung

Die Zone des Solarplexus wird bei Patienten mit akuten Schmerzen mit dem Verweilgriff behandelt, bei allen anderen tonisierend, wie es die augenblickliche Reaktionslage des Patienten verlangt.
Bei **allen** Patienten sind Ausgleichsgriffe mit kleinen Pausen, in denen die belasteten Zonen ruhig und mit warmen Händen bedeckt und gehalten werden, besonders wichtig.

Weitere praktische Hinweise

○ Oft hilft die Akutbehandlung spontan über die aggressivste Schmerzphase hinweg, manchmal dient sie zur Überbrückung, bis andere Maßnahmen möglich sind. Nach Abklingen der akuten Beschwerden ist durch gute Beobachtung des Zustandes individuell zu entscheiden, ob und wann der Patient zusätzlich ärztlichen Rat einholen sollte.

○ Je stärker die Schmerzen, mit denen der Patient kommt, und je empfindlicher die Symptomzonen sind, desto eher rate ich,

- entweder die Behandlung mit den Hintergrundzonen zu beginnen oder
- den Verweilgriff einschleichend aufzubauen, d.h. die Berührungsintensität im Gewebe langsam bis zum möglichen Maximum zu steigern.

○ Falls sich ein Schmerzpunkt in der Symptomzone nach 15 bis 20 Sekunden auch nach wiederholtem Versuch in seiner Qualität nicht verringert, wählen wir die symmetrisch am anderen Fuß liegende Seite zum Einstieg in die Akutbehandlung und kehren erst später an die ursprüngliche Stelle zurück.

○ Wenn sich stark schmerzende Punkte nicht verändern, können wir die Symptomzone ganz außer acht lassen und nur die Hintergrundzonen tonisierend erfassen. Die Zeit bis zur nächsten Behandlung kann Veränderungen auch in den Symptomzonen bewirken.

○ Wenn der Schmerzzustand in der Symptomzone während der aktiven Phase des Verweilgriffes wellenförmig zu- und abnimmt, kann nach unserer Erfahrung im Organ, Gewebe oder Meridianverlauf ein Störfeld vorliegen, z.B. Narben, chronisch entzündete Organe, Zahnherde. In diesem Falle kann die Neuraltherapie *(8, 15)* oder ganzheitliche Zahnbehandlung das Mittel der Wahl sein. Zur Unterstützung der Wirkung wird hier die RZF weitergeführt.

○ Manchmal erweist sich bei Patienten mit akuten Beschwerden, entgegen aller unserer Erwartung, die Symptomzone nicht als schmerzhaft. Eine Überprüfung der anatomisch gleichen Stelle am anderen Fuß oder das Aufspüren von Hintergrundzonen führt in solchen Situationen oft zu einem Resultat.

○ Es ist sinnvoll, daß zu Beendigung der akuten Phase ein ausführlicher Tastbefund erstellt wird, um das belastete Terrain, auf dem die schmerzhafte Symptomatik entstehen konnte, so weit wie möglich zu ermitteln und in Folgebehandlungen zu erfassen.

◙ Aus meiner Praxis

In den ersten Monaten meiner Versuche mit der RZF hatte ich ein „Initialerlebnis“, das mir solche Zusammenhänge verständlicher machte: Eine Patientin kam mit akuten Beschwerden und deutlicher Bewegungseinschränkung in der linken Schulter (Periarthritis humeroscapularis).
Weder die linke noch die rechte Schulterzone sprachen auf meinen therapeutischen Griff an. Verunsichert tastete ich beide Füße durch und fand eine extrem schmerzhafte Zone des absteigenden Dickdarmes und des Sigmoids, die ich intensiv tonisierte. Danach hatte die Patientin eine sehr voluminöse und übelriechende Darmentleerung und konnte spontan ihre Schulter schmerzfreier und in größerem Radius bewegen.
Als ich mich kurze Zeit später mit dem Thema Akupunktur befaßte, lernte ich, daß der Dickdarm-Meridian auf seinem Weg vom Zeigefinger zum Nasenflügel auch die Schulter energetisch versorgt. Durch dieses eindrückliche Erlebnis entstand der Begriff der Hintergrundzonen, die ich anfänglich noch „Kausalreflexzonen“ nannte.

19 Diagnostische Möglichkeiten und Grenzen

19.1 Allgemeines

Es gibt nur wenige Methoden, in denen Therapie und diagnostische Aspekte so nahe beieinander liegen wie in der RZF. An welcher Stelle der Schwerpunkt innerhalb einer Behandlung liegt, ist jeweils eine Frage des beruflichen Hintergrundes, des persönlichen Zuganges und der gesetzten Priorität.
Aus zwei Gründen habe ich mich bereits zu Beginn meiner Lehrtätigkeit für die Betonung der therapeutischen (und nicht der diagnostischen) Ebene entschieden: Zum einen kommt die überwiegende Anzahl der Kursteilnehmerinnen und Kursteilnehmer aus manuell-medizinischen Hilfsberufen, in denen therapeutisch und auf Verordnung gearbeitet wird. Zum anderen schöpft der diagnostische Einsatz allein die Möglichkeiten, die die RZF bieten kann, nicht annähernd aus und führt zwangsläufig und manchmal unnötigerweise zum Einsatz anderer Methoden (z.B. Arzneimittel, Injektionen).
Als **Hinweis-** oder **Differentialdiagnostikum** kann die RZF allerdings gut in andere Untersuchungen integriert werden. Hierzu sind jedoch einige Aspekte zu berücksichtigen:

● Diagnose und Therapie verbinden sich bei der RZF zu einem Ganzen, zur **diagnostisch-therapeutischen Monade** (=unteilbare Einheit). Diese kennzeichnet den für die RZF typischen fließenden Übergang vom Befund in die Behandlung: In jeder Diagnose steckt im Ansatz die Therapie und in jeder Behandlung sind diagnostische Aussagen enthalten.

● Weiterhin kann aus einer Anzahl belasteter Punkte am Fuß keine umfassende und verläßliche Diagnose gestellt werden, denn jede Berührung, sei sie noch so sachlich durchgeführt, verändert zugleich die Befindlichkeit des Patienten. Deshalb sind Diagnosen, die auf längere Zeit festgelegt werden, immer wieder neu in Frage zu stellen.

● Schließlich ist ein diagnostischer Rückschluß über die Art und Dauer der Belastung nicht möglich, da sich sowohl Störungen im prämorbiden (vorklinischen) Stadium als auch funktionelle und organisch manifestierte Erkrankungen in gleicher Weise als Reflexzonen-Irritation zeigen.

19.2 Hinweisdiagnostik

Aussagen als Hinweisdiagnose können sich sowohl auf Symptom- als auch auf Hintergrundzonen beziehen.

Beispiele

○ Patientin mit akutem Abdomen:
Hier lassen sich die verschiedenen für eine Entzündung in Frage kommenden Zonen am Fuß relativ gut differenzieren, da sie zum großen Teil deutlich voneinander getrennt liegen:

- Gallenblase, vor allem deren dorsale Lage am Fuß,
- rechte Niere,
- Pylorus mit Duodenum,
- Appendix,
- rechtes Ovar.

Zusätzlich können die innerhalb einer Serie von Reflexzonenbehandlungen auftretenden Reaktionen in den Behandlungsintervallen die Hintergründe und Zusammenhänge mit der Erkrankung klären helfen.

○ Patient mit akuten Rückenschmerzen:
Hinweisdiagnostisch sind zur unteren Wirbelsäulenzone als Symptomzonen die Nieren, der Genitalbereich und der Darm zu überprüfen. Wenn weder die Symptomzone, noch die Nieren, das Genitale oder der Darmauf den Behandlungsreiz ansprechen, sind Zonen von Narben, vor allem im Unterbauch, und Zahnzonen abzuklären (Fokusmöglichkeit).
Bei psychogenen Hintergründen bieten sich zu den Zonen der Wirbelsäule die des hormonel-

len Systems, Solarplexus, Diaphragma (Harmonisierung der Atemtätigkeit) und Magen-Darm-Traktes (ein Problem „verdauen“) an.

○ Patienten mit Kopfschmerzen:
Hierbei lassen sich die differentialdiagnostischen Zusammenhänge, durch die ein Kopfschmerz entsteht, meist gut von einander unterscheiden: Es kann in den Hintergrundzonen differenziert werden zwischen Belastungen

- im Darm,
- in den Nieren,
- in der Leber und Gallenblase,
- in der oberen bzw. unteren Wirbelsäule,
- in Magen und Pankreas,
- im Genitale,
- im Zahn-Kiefer-Bereich,
- im Vegetativum.

Fast immer reagieren allerdings mehrere Zonenbereiche gleichzeitig.

19.3 Weitere Hinweise

Da die RZF therapeutische *und* diagnostische Elemente auf selbstverständliche Weise in sich vereint, besteht eine gewisse Versuchung, vor allem aus einer Anfänger-Unsicherheit heraus, belasteten Punkten am Fuß feststehende diagnostische Aussagen zuzuschreiben, z.B.:

○ „Was ist denn mit Ihrem Magen nicht in Ordnung?“

○ „Sie werden doch nicht Gallensteine haben?“

○ Sie leiden sicher häufig unter starken Wirbelsäulenschmerzen?

Solche Äußerungen würden das Vertrauensverhältnis zwischen Arzt, Therapeuten und Patienten unnötig in Frage stellen.

> Ich rate deshalb davon ab, der namentlichen Auflistung verschiedener schmerzhafter Punkte Priorität zu geben, um die Patienten nicht zu irritieren. Aus einer linearen Summierung von Zonen läßt sich keine Diagnose „zimmern“, denn sie ist als Ganzes immer mehr als die Summe der Teile.

Durch die heutige Vielfalt der Medien und deren meist oberflächliche Darstellung auch medizinisch-therapeutischer Themen verfügen die Patienten leicht über eine Fülle von Teilinformationen. Sie nehmen die **zweitrangigen** Fragen über ihre vermeintlichen Krankheiten

- „Was habe ich?“ oder
- „Wie heißt die Zone?“
- „Wie lange dauert es, bis ich meine Schmerzen los bin?“

wichtiger als die **tatsachenbezogenen** Fragen

- „Wie fühlt sich die Stelle am Fuß an?“,
- „Was verändert sich in mir und an den Füßen während der Behandlung?“
- „Was bewirken die Reaktionen und wie gehe ich damit um?“

Wenn wir von unseren Patienten diese Unterscheidungen erwarten, bedeutet dies, daß wir selbst die Zusammenhänge und Hintergründe verstanden und akzeptiert haben sollten.

Das folgende Beispiel soll das Gemeinte noch einmal verdeutlichen. Bei einer schmerzhaften Magenzone ist es in der Tat nicht möglich zu differenzieren zwischen

- Magengeschwür,
- Ptose (Magensenkung)
- funktioneller Störung durch Aufregung oder Streß,
- chronischer Gastritis oder
- augenblicklich überfordertem Magen nach einer schwer verdaulichen Mahlzeit.

Da sich Organüberlappungen im Körper auch in den Reflexzonen nicht unterscheiden lassen, wäre bei der sog. Magenzone z.B. auch eine Belastung des Pankreas möglich.
Aus den genannten Gründen ist **große Zurückhaltung** in der Formulierung diagnostisch verwertbarer Hinweise anzuraten.

20 Kombinationsbehandlungen

20.1 Allgemeines

Kombinationsbehandlungen sollten auf dem Hintergrund von praktischer Erfahrung und solidem Fachwissen aufgebaut werden. Wenn zu früh und aus Unsicherheit mehrere Methoden mit **einer** Behandlung kombiniert werden, ergibt sich daraus meist eine undifferenzierte Vermischung, die im Resultat weder uns noch die Patienten zufriedenstellt.
Deshalb sollte der RZF die Chance gegeben werden, daß sie überzeugen kann, indem bei einigen Patienten zum bestehenden Therapieprogramm nur sie als Behandlung neu hinzugefügt wird.
Am sinnvollsten wäre natürlich eine Behandlungsserie bei Patienten, vielleicht auch bei Familienangehörigen und Freunden, die derzeit weder Medikamente einnehmen noch sich anderen medizinisch-therapeutischen Maßnahmen unterziehen. Solche Patienten sind jedoch vermutlich selten zu finden.
Je sicherer wir in der Beobachtung von Veränderungen und Reaktionen der Patienten werden, desto selbstverständlicher wachsen wir in Kombinationsbehandlungen hinein, in denen sich mehrere Teilaspekte unterschiedlicher Methoden zu einem optimalen Therapieangebot verbinden.

20.2 Bewährte Kombinationsmöglichkeiten

20.2.1 In der physikalischen Therapie

Mit folgenden **Methoden** kann die RZF gut kombiniert werden:

- Krankengymnastik
- Klassische Massage
- Manuelle Lymphdrainage
- Balneologische Anwendungen
- Inhalationen
- Atemtherapie
- Feldenkrais-Arbeit, Alexander-Technik *(2, 10)*
- Chirogymnastik *(18)*

Die aufgeführten Methoden lassen auch sich im Rahmen derselben Behandlung kombinieren bzw. am gleichen Tag, zeitlich gut verteilt, anbieten.
Da Bindegewebsmassage und Meridiantherapien verschiedener Schulen über spezifische Regelkreise des Körpers wirken (segmentalnerval und über Meridian-Energie), rate ich dazu, diese beiden Methoden weder in derselben Behandlung noch am selben Tag mit der RZF zu kombinieren.
Unspezifische Streichungen im Energieflußverlauf der Meridiane hingegen stören nach meiner Erfahrung keineswegs.

20.2.2 In Krankenhäusern, Rehabilitationszentren und Kurkliniken

Im Rahmen der konzentrierten Patientenversorgung in Krankenhäusern, Rehabilitationszentren und Kurkliniken können mehrere Therapien, wie oben beschrieben, kombiniert werden. Es ist dort üblich, daß Patienten während eines stationären Aufenthaltes täglich eine Reihe von Anwendungen bekommen und intensiv medikamentös versorgt werden.
Wann immer möglich, müssen wir darauf achten, daß zwischen zwei verschiedenen Behandlungsarten ein neutraler Zeitraum von mindestens **anderthalb bis zwei Stunden** liegt, in dem der gesetzte therapeutische Reiz verarbeitet werden und ausklingen kann. Bei der Vielfalt therapeutischer Möglichkeiten sollten Entscheidungen über die Anzahl der täglichen Behandlungen weder konsum- noch wirtschaftlich orientiert getroffen werden.

> Anwendungen, die dem Patienten zu viel, zu häufig, zu schnell und ohne seine aktive Beteiligung angeboten werden, belasten ihn auf Dauer mehr, als daß sie seiner Gesundheit nützen, denn er kann sie nicht verarbeiten.

20.2.3 In der ärztlichen Praxis

Die RZF hat sich bewährt in Kombination mit folgenden Maßnahmen:

○ Manualtherapie und Chiropraktik (*9*) oder orthopädisch orientierten Maßnahmen als deren Vorbereitung, um den Ablauf von funktionellen Bewegungsketten zu unterstützen und erleichtern;

○ Neuraltherapie zur Nachbehandlung von Narben, Muskelgruppen, Gelenken und Organen;

○ Klassischer Homöopathie zur Unterstützung der Konstitutionsbehandlungen;

○ Therapie mit Bach-Blüten-Essenzen (größtenteils pflanzlichen Tinkturen nach einem von dem englischen Arzt *Edward Bach* entwickelten Verfahren) bzw. mit anthroposophischen pflanzlichen Heil- und Komplexmitteln zur Ausleitung in den Reaktionsphasen;

○ Diätetischen Maßnahmen und Heilfasten, die die Funktionsbereitschaft der Ausscheidungsorgane fördern;

○ Gynäkologischen Behandlungen bei vielen pathologischen Prozessen, z.B. Senkungsbeschwerden der Frau, Endometritis, Fluor, Pilzerkrankungen im Vaginalbereich und in der Nachsorge kleinerer operativer Eingriffe;

○ Zahnärztlicher Tätigkeit, nach kieferchirurgischen Operationen und zur Unterstützung der Ausleitung von Toxinen und Schadstoffen während und nach Abschluß einer ganzheitlichen Zahnsanierung.

20.3 RZF und Medikamenteneinnahme

Immer wieder kommen Patienten in die Praxis, die unterschiedliche Medikamente, z.T. mit unerwünschten Nebenwirkungen, verordnet bekommen haben.
Da die Selbstregulationsfähigkeit der Patienten durch Einnahme von zu vielen und unkoordiniert verabreichten Arzneimitteln deutlich geschwächt werden kann, sollte die RZF als weiterer therapeutischer Reiz in besonders aufmerksamer Dosierung angeboten werden. Die Dosierungsgrenze des Patienten kann besser eingeschätzt werden, wenn wir seine Reaktionslage über einige unspezifische und vorsichtige Behandlungen hinweg sorgfältig beobachtet haben.
Mit Nachlassen der Beschwerden sollten die Patienten zur neuerlichen Überprüfung der Medikamenteneinnahme mit ihren Verordnern Kontakt aufnehmen. Oft können die Medikamente in ihrem Quantum verringert oder gegen weniger schädliche ausgetauscht werden.

20.4 Kollaterale und kontralaterale Behandlungen

20.4.1 Unspezifische Behandlung der Reflexzonen der Extremitäten

Da sich die Darstellung des Menschen im Mikrosystem der Füße im wesentlichen auf Kopf, Hals und Rumpf beschränkt, lassen sich die oberen und unteren Extremitäten, vor allem in ihren distalen Bereichen, bisher nur indirekt und unspezifisch über die Reflexzonen ihrer nervalen Versorgung erfassen.

So erfolgt die Behandlung der **oberen Extremitäten** über die Zonen der unteren Hals- und oberen Brustwirbelsäule (Plexus brachialis), auch durch das Mobilisieren der Großzehen im Grundgelenk. Vorsichtig manipulieren bei Patienten mit Schleudertraumen, auch wenn diese länger zurückliegen!
Die **unteren Extremitäten** werden über die Zonen der unteren Wirbelsäule erfaßt, von der aus die Beine innerviert werden.

20.4.2 Spezifische Behandlung über konsensuelle Therapie

Allerdings können die Extremitäten auch gezielter erfaßt werden im Sinne der **kollateralen** (seitengleichen) bzw. **kontralateralen** (gegenüberliegenden) Behandlung, auch als konsensuelle (mitsinnige) Therapie bekannt, die sich gut in die RZF eingliedern läßt.

Praktische Regel

Für die Behandlung der **Extremitäten** gilt:

Kollateral wird an der **anderen** Extremität behandelt.
Kontralateral wird an der **namensgleichen** Extremität die jeweils zugeordnete bzw. entsprechende Stelle behandelt.

Wechselwirksame **kollaterale Entsprechungen** sind

- Hüft- und Schultergelenk,
- Oberschenkel und Oberarm,
- Kniekehle und Ellenbeuge,
- Fibula und Ulna,
- Tibia und Radius,
- medialer und lateraler Malleolus sowie mediales und laterales Handgelenk,
- Großzeh und Daumen,
- plantare Fläche und palmare Seite der Hand.

Die **kontralateralen Entsprechungen** sind offensichtlich.

Auch auf den **Becken- und Schultergürtel** läßt sich diese Regel übertragen:

Das Schulterblatt entspricht dem Ilium (Darmbeinschaufel) und umgekehrt.
Der obere Schulterblattrand entspricht dem Beckenkamm und umgekehrt.

Sowohl das kollateral als auch das kontralateral zugeordnete Gewebe wird mit Massagegriffen behandelt, die eine gute Hyperämisierung auslösen, je nach Größe des Abschnittes z.B. mit Knetungen oder Friktionen, bei kleineren Flächen auch mit dem Grundgriff der RZF.

Beispiele

○ Belastungen im linken Unterschenkel (z.B. nach Fibulafraktur) werden an der gleichen anatomischen Stelle am rechten Unterschenkel behandelt (kontralateral).

○ Beschwerden des linken Unterschenkels werden an der zugeordneten Stelle des linken Unterarmes (Ulna) erfaßt (kollateral).

Diese Art der Behandlung hat sich bewährt bei folgenden Krankheitsbildern:

○ Patienten im **Streck- oder Gipsverband** nach Unfällen. Durch den intensiven Durchblutungsreiz an den zugeordneten kollateralen bzw. kontralateralen Stellen lassen sich Atrophien im Gewebe leichter vermeiden und Frakturen zur besseren Heilung anregen.

○ Patienten mit Ulcus cruris. Zusätzlich zur Behandlung der in Frage kommenden Reflexzonen (Erstbefund) kann die offene Stelle am Unterschenkel seitengleich über die Behandlung des Unterarmes erfaßt werden.
Das Unterschenkelgeschwür tritt zwar meist nur auf einer Seite auf, das Gewebe ist jedoch an der zugeordneten Stelle am anderen Bein häufig genauso wenig belastbar. Deshalb bietet sich oft nur die kollaterale Therapie an. Dort zeigt sich in der Nähe des Handgelenkes durch deutlich umschriebenen Schmerz bei Palpation die genaue Stelle der Entsprechung zum Bein und weist als Reaktion auf die Behandlung eine klar begrenzte leichte oder auch stärkere Rötung im Gewebe auf.

▣ Therapiehinweis

Oft berichten Ulcus-cruris-Patienten, daß sich nach der Behandlung vermehrt seröse Flüssigkeit als Zeichen einer Reinigung und Aktivierung des Gewebes aus der Wunde ausscheide. Dies kündigt durch zeitgleich auftretenden Juckreiz am Wundrand üblicherweise eine bessere Heilungstendenz an. Selbst wenn sich das Unterschenkelgeschwür anfänglich etwas vergrößert, ist dies nicht als negative Reaktion zu werten, sondern als Ausdruck der Selbstregulation des Körpers.
Aus der Tatsache, daß die **mediale** Seite des Unterschenkels in der Nähe des inneren Malleolus am häufigsten zur Bildung von Ulcus cruris neigt, läßt sich ableiten, daß die betroffenen Patienten generell stark stoffwechselbelastet sind, da sich an dieser anatomischen Stelle der **Leber-, Nieren- und Milz/Pankreas-Meridian** der Akupunkturlehre begegnen.
Eine Überprüfung und Änderung der Ernährungsgewohnheiten ist unerläßlich, wenn eine

Ausheilung des Unterschenkelgeschwüres ernsthaft angestrebt wird.

○ Patienten mit **Amputationen.** Sie klagen manchmal monate- und jahrelang über intensive neuralgische Schmerzen an der Amputationslinie. Neben anderen Möglichkeiten (z.B. Neuraltherapie, Visualisieren) bietet auch das Erfassen über kontralaterale oder kollaterale Behandlung eine Chance, die aggressiven Phantom- und Stumpfschmerzen zu lindern.

Therapiehinweis

Wenn bei den Patienten mit amputierten Gliedmaßen an der **seitengleich** zugeordneten Stelle der anderen Extremität und/oder an der **gegenüberliegenden** gleichnamigen mit aufmerksamer, feiner Berührung entlanggestrichen wird, läßt sich beobachten, daß diese Gewebeanteile eine veränderte Tonusqualität aufweisen, meist in Form einer herabgesetzten Gewebespannung.
Dort genau sollte der therapeutische Reiz erfolgen. In diese Behandlungen können die Patienten einbezogen werden, indem sie selbst die entsprechende Stelle ein- bis zweimal täglich kräftig massieren, um für eine gute Durchblutung Sorge zu tragen.

> Alle im Sinne der konsensuellen Regel genannten Bereiche können genauso effektiv auch als **Reflexzonen am Fuß** behandelt werden.

20.5 Begleitmaßnahmen

Die RZF kann bei vielen Patienten als zentrales Behandlungsangebot gewählt werden. Zur Motivation der Patienten, den Behandlungsverlauf durch den Einsatz eigener Aktivität zu unterstützen, bieten sich eine Reihe von Begleitmaßnahmen an:

Atmung. Hinweise zur Pflege einer gesunden, funktionsgerechten Atmung durch erfahrene Atemtherapeutinnen und Atemtherapeuten sind nicht nur für Patienten mit Atemproblemen wichtig, sondern auch für alle, die psychovegetative Störungen und Schwächen aufweisen.
Wer es versteht, die Patienten durch Berührung oder Übungen zur bewußten Wahrnehmung ihrer eingeschränkten oder behinderten Atmung zu führen und diese zu ändern, schafft gute Voraussetzungen dafür, daß sich bei ihnen körperliche und seelische Schwierigkeiten besser ordnen lassen *(21, 22)*.

Haltung und Bewegung. Durch aufmerksamen und freundlichen Umgang mit den Schwächen und Mängeln der eigenen Körperhaltung und durch Einüben von natürlichen Bewegungsabläufen können die Patienten lernen, ihre Kräfte für die Anforderungen des Berufs- und persönlichen Lebens ökonomischer als bisher einzusetzen.
In den letzten Jahrzehnten haben sich eine Reihe von speziellen Methoden entwickelt, die konstruktive Hilfen in dieser Richtung anbieten: **Eutonie** *(2, 14)*, **Feldenkrais** *(10)*, **Alexandertechnik** *(29)* u.a.m.

Ernährung. Da viele Krankheiten ernährungsbedingt sind, kommt der Überprüfung und Änderung der Ernährungsgewohnheiten eine große Bedeutung zu *(27, 34)*.
Bei aller Ernsthaftigkeit der persönlichen Bemühungen wird speziell in diesem Gebiet rasch zu viel an Überzeugungswillen gegenüber anderen aufgebracht; dies läßt eher Vorbehalte und Ablehnung aufkommen, anstatt wirkliche Hilfen anzubieten.
Deswegen möchte ich als „Literatur" zum Thema Ernährung ein „Buch" anbieten, auf das

man sich jederzeit verlassen kann: Das „Buch der eigenen Erfahrungen“, denn diese sind immer realistischer als Vorschläge anderer Personen. Das schließt nicht aus, daß mancher wichtige Entscheidungshilfen durch entsprechende Literatur im Ernährungssektor bekommt. Sie bedürfen jedoch immer der persönlichen Überprüfung und sollten nicht fanatisiert werden.

Ein Grundthema zieht durch alle Richtungen der Diät- und Ernährungsvorschläge: Das Problem der **Übersäuerung.** Dies ist sicher auch deshalb so aktuell, weil „sauer sein“ nicht nur eine Fehlfunktion der Stoffwechselorgane oder des sauren Regens darstellt, sondern tief in unserer Grundeinstellung zum Leben verwurzelt sein kann.

Wärmehaushalt. Manche Menschen neigen auch im Sommer und selbst in warmen Klimazonen zu kalten Füßen. Andauernd kalte Füße sind Ausdruck dessen, daß der Mensch nur bedingt über seine Lebenskraft verfügen kann. Die Hintergründe sind vielfältig und führen von chronischer Obstipation, Wirbelsäulenschäden und gestörten Atemabläufen bis zu Problemen im psychosozialen Umfeld.
Die bekannten Anwendungen aus der *Kneipp*-Hydrotherapie und *Schiele*-Bäder (Fritz Schiele Arzneibäder-Fabrik GmbH, Hamburg) als Überwärmungsfußbäder zum gezielten Kreislauftraining überzeugen seit Jahrzehnten durch ihre durchblutungsfördernde Wirkung.

Aktive Fußübungen, kräftiges Bürsten der Fußsohlen und vor allem die natürlichen Reize von Licht, Luft und Erdberührung, die durch das **Barfußgehen** vermittelt werden, können das Allgemeinbefinden spürbar verbessern.

Ganzheitliche Zahnsanierung. Die vordergründigste Funktion unserer Zähne ist die der mechanischen Nahrungszerkleinerung. Das Zahnsystem stellt jedoch genauso ein Mikrosystem dar, das Wechselbeziehungen zum ganzen Organismus aufweist, wie dies bekannt ist von den Ohren, vom Nasen-Rachen-Raum, den Augen, Händen und Füßen.

Daß auch Zähne, wie alle Organe, eine deutliche gefühlsbezogene Signalwirkung über die Körpersprache besitzen und auf Zusammenhänge mit inneren Ebenen hinweisen, bestätigt die Sprache auf vielfältige Weise in Wendungen wie „die Zähne zeigen“, sie „zusammenbeißen“, „verbissen“ ein Ziel verfolgen oder jemandem „auf den Zahn fühlen“.
Die auch in anderen Sprachen ähnliche Bezeichnung des 8. Zahnes als „Weisheits“-Zahn ist hier ebenfalls zu erwähnen.
Der Arzt *Reinhard Voll* hat schon vor Jahrzehnten über Elektroakupunktur-Messungen nachgewiesen, daß jeder der Zähne mit einer Vielzahl von Organen, Geweben und Systemen über Meridianenergie in einer Wechselbeziehung steht *(31, 33).*
Patienten, deren Zustand sich trotz gut gewählter Therapie wenig verbessert, sollten auf die Möglichkeit der ganzheitlichen Zahnsanierung hingewiesen werden, damit durch entsprechende Meßmethoden abgeklärt wird, welche Zähne fokusverdächtig *(1)* sind, oder ob Metalle und Legierungen vom Organismus nicht vertragen werden. **Silberamalgam-Allergien** sind weit häufiger verbreitet, als dies angenommen wird, und treten oft larviert unter vielfältigen Symptomen auf.

Narbenbehandlung. Wie Zähne oder chronisch entzündete Organe Störfelder darstellen können, ist dies auch von Narben bekannt. Diesem Thema ist ein eigenes Kapitel gewidmet *(S. 189 ff).*

Überprüfungen auf geopathische Belastungen und Elektrosmog. Vor allem bei chronisch Kranken ist anzuraten, den Standort des Schlaf-, Wohn- und Arbeitsplatzes auf Reizzonen der Erde und der Umwelt überprüfen zu lassen.
Vorsicht vor zu vielen Elektrogeräten, Mikrowellen, z.B. auch in der Küche *(4)*, zu langer Arbeit an Computern, Halogenbeleuchtung, elektrischer Fußbodenheizung („Elektrostreß“).

Pflege der inneren Ordnung. Eine der wichtigsten Begleitmaßnahmen zur Aktivierung der Heilkräfte, genau genommen sogar ihre **Voraussetzung,** ist der bewußte Umgang des Menschen mit seinem Inneren, besonders, wenn er

sich in seiner Krankheit einem schweren Leidensprozeß stellen muß.
Zur Pflege des „inneren Menschen“ gehören

- die Bereitschaft, festgefahrene Gewohnheiten und Ansichten zu ändern,
- der freundliche und liebevolle Umgang mit seinen eigenen Schwächen und denen der anderen,
- die Frage nach dem persönlichen Lebenssinn und -inhalt,
- religiöse Erfahrungen im eigentlichen Wortsinn der Rück-Verbindung als Weg der inneren Erneuerung,
- Vergeben und um Vergebung bitten,
- und Respekt und Toleranz gegenüber Entscheidungen und Ansichten anderer, besonders, wenn sie unseren eigenen nicht entsprechen.

20.6 Reflexzonentherapie der Hand

20.6.1 Hände und Füße - ein Vergleich

Beide, Hände und Füße, haben einen direkten Bezug zum ganzen Menschen, jedoch auf unterschiedliche Weise.
Den **Händen** sind spezifische Aufgaben und Lebensbereiche zugeteilt. Sie sind üblicherweise welt-offen und kontaktbereit und im wörtlichen Sinn zum Handeln angelegt, ihr Bewegungsradius im luftigen Element ist umfassender und viele ihrer Funtkionen und Tätigkeiten sind partner- und gefühlsbezogen.
Der „Partner" der **Füße** hingegen ist die Erde, die uns durch ihren Widerstand zur Aufrichtung in die Vertikale verhilft und uns zugleich zur zielstrebigen Fort- und Weiterbewegung veranlaßt.
Viele Menschen machen täglich praktische Erfahrungen, daß die Füße mehr mit unserem ganzen körperlichen Wohlbefinden zusammenhängen als die Hände: Mit kalten Füßen können sie nicht einschlafen; Mütter wissen auch heute noch, daß sich ihre Kinder vor nassen und kalten Füßen hüten sollten, denn Unterkühlungen dieser Art sind oft direkt beteiligt an der Entstehung von Halsschmerzen, Blasen- und Nierenentzündungen, Ohrenschmerzen, Bronchitis und Husten.

Barfußgehen in Wald und Wiese und am Meer wird von „Kennern" sehr geschätzt und sollte so oft wie möglich gepflegt werden, denn dieser natürliche Reiz wirkt kräftigend, erholsam und durchblutungsfördernd und verbindet uns auch innerlich mit unserer „Mutter Erde".
Füße werden, nicht zuletzt auch durch zivilisations- und klimabedingte Umstände, oft eingeengt und vernachlässigt. Gerade bei ihnen wird erkennbar, daß sich pathologische Veränderungen im Benachteiligten meist rascher zeigen als im Gepflegten.

20.6.2 Die Therapie der Handzonen

Sie hat sich im Vergleich zu denen des Fußes weit weniger durchgesetzt, obwohl die Hand einen freieren Zugang zur Behandlung erlauben würde, denn sie ist in der Regel gepflegter und berührungsgewohnter als der Fuß.

Die Handzonen bewähren sich jedoch als Ergänzung bzw. als Alternative zu den Zonen am Fuß. So kann z.B. bei Beinamputierten und Patienten, deren Füße aus anderen Gründen nicht therapierbar sind (Unfälle oder andere Traumatisierungen, Gipsverbände, etc.), die Reflexzonentherapie an der Hand das Mittel der Wahl darstellen.
Sie bietet sich außerdem als Kombinationsmöglichkeit mit der Behandlung am Fuß in dem Sinne an, daß z.B. die Symptomzone an der Hand in eine RZF einbezogen wird.

20.6.3 Durchführung der Therapie an der Hand

Die 10 Körperzonen von *Fitzgerald* lassen sich, wie auf die Füße, weitgehend auch auf die Hände übertragen. Eine Einteilung der Hände in drei Bereiche ist ebenfalls möglich:

- Die Finger sind dem **Kopf** zugeordnet.
- Der distale Teil des Handtellers entspricht **Thorax** und **Oberbauch.**
- Der proximale Teil bis einschließlich Handwurzelknochen entspricht **Bauchraum-** und **Beckengebiet.**

Die Handzonen werden mit den aus der RZF bekannten Griffen behandelt, da auch hier eine gute Durchblutung des Gewebes das therapeutische Ziel ist.

20.6.4 Spezielle Anwendungsgebiete

Einige Zonen der Hand eignen sich besonders gut bei Patienten mit **akuten** Beschwerden oder Schmerzen, z.B.

○ Das kräftige Dehnen der **Magenzone** in der Schwimmhautfalte zwischen Daumen und Zeigefinger hat sich sehr gut bewährt bei Völlegefühl oder Sodbrennen.

○ Bei **Zahnschmerzen** wirkt die Akutbehandlung der Zahnzonen an den Mittel- und Grundgliedern der Finger meist genauso spontan wie an den Zehen und kann helfen, Stunden und

an den Zehen und kann helfen, Stunden und Tage, in denen der Zahnarzt nicht erreichbar ist, relativ schmerzfrei zu überbrücken. Die Zahnzonen sind in der gleichen Reihenfolge und antomischen Plazierung wie am Fuß angeordnet.

○ Bei **Menstruationsschmerzen** bringen kräftiges, durchblutungsförderndes Reiben der Handgelenke und des Daumenballens (das sind die Zonen der Kleinbeckenorgane) rasch Erleichterung.

Aus meiner Praxis

Über Jahre hinweg habe ich immer wieder die Erfahrung gemacht, daß bei Patienten mit Fuß- oder Beinamputationen die Zonen der seitengleichen Hand besser therapierbar waren als die Zonen der anderen Hand. Der gesetzte Reiz löste hier rascher eine Hyperämisierung im Gewebe aus und die schmerzhaften Zonen veränderten sich in ihrem Tonus schneller.

21 Eigenbehandlung, Fußhilfen

21.1 Eigenbehandlung

21.1.1 Möglichkeiten

Der Weg über die Eigenbehandlung bietet dem Anfänger gute Gelegenheit, unbefangen und ohne Leistungsdruck von außen Erfahrungen mit der RZF zu sammeln, bevor er sich an Patienten wagt.

Auch eine Eigenbehandlung führt zu guten therapeutischen Resultaten, denn es geht bei keiner manueller Behandlung allein darum, Fremdenergie zuzuführen, sondern die im eigenen Organismus gestaute oder blockierte Lebenskraft wieder in ein geordnetes Fließgleichgewicht zu bringen.

Bereiche, in denen sich Lebenskraft häufig disharmonisch konzentriert und durch die RZF freigesetzt werden kann, sind z.B.

- Entzündungen und Spasmen im Verdauungstrakt,
- Myogelosen,
- Haltungsschäden,
- Störfelder wie chronisch entzündete Tonsillen, devitale (=„ohne Leben") Zähne oder Narben,
- akute oder chronische Entzündungen im statischmuskulären und organischen Bereich,
- Stauungen in den Fließsystemen Niere, Blut und Lymphe.

Wenn es bei der Eigenbehandlung gelingt, die schmerzhaften Reflexzonen zu normalisieren, werden die zugeordneten Organe, Gewebe und Systeme ihre spezifische Funktion wieder besser aufnehmen können.
Der Schwerpunkt der Eigenbehandlung könnte vor allem in der **Gesundheitsvorsorge** liegen. Wegen der heutigen Überbetonung der Krankheitsbekämpfung wird der Prophylaxe längst nicht mehr die Beachtung geschenkt, die sie eigentlich verdient.

21.1.2 Einschränkungen

Sie sind zum einen darin zu sehen, daß Patient und Therapeut identisch sind und der erwünschte Ausgleich über die zwischenmenschliche Ebene nicht zustandekommt. Zudem ermüdet der anfängliche Eifer eher, und Behandlungstermine bei einer therapeutischen Fachkraft werden pünktlicher eingehalten als bei sich selbst.
Für manche macht sich außerdem eine mangelnde Bewegungsfreiheit der Gelenke und Muskeln oder die ausgeprägte Leibesfülle beim Heranholen der eigenen Füße hemmend und störend bemerkbar.

21.1.3 Zusammenfassung

Obwohl auch die Eigenbehandlung im Resultat sehr überzeugend sein kann, bietet sich als Optimum folgende „Interessengemeinschaft" an:

- Ein aufgeschlossener **Patient** , der zur aktiven Mitarbeit bereit ist,
- ein thematisch informierter und interessierter **Arzt** , der nicht nur zu-, sondern auch anweisen kann,
- ein gut geschulter **Therapeut** , der die Patienten durch eine Serie von Behandlungen begleitet und seine Möglichkeiten und Grenzen richtig einschätzt.
- ein fachkundiger, gewissenhafter **Fußpfleger**, der bei der Fuß**pflege** bleibt und weiß, wo sein beruflicher Einsatz unterstützend wirkt.

21.2 Fußhilfen

In Kreisen gesundheitsbewußter Laien und überzeugend auftretender Verkäufer finden sog. Fußhilfen einen guten Absatz. Die verschiedenen Matten, Platten, Einlagen und Rollen aus Holz, Kunststoff, Ton oder Hartgummi haben bei richtiger Anwendung durchaus eine generell wohltuende Wirkung und können zusätzlich zu einer manuellen Fußbehandlung unterstützend vom Patienten verwendet werden.

Diese Hilfsmittel sind in der Lage, die Durchblutung der Füße und Beine zu verbessern und können dadurch Stauuungen und chronisch kalten Füßen entgegenwirken. Vor allem vermitteln sie bei regelmäßigem Einsatz eine wachere und aufmerksamere Wahrnehmung der eigenen Füße. Sie sollten jedoch keine Therapie ersetzen, sondern morgens und abends etwa zehn bis 15 Minuten lang therapiebegleitend oder einige Wochen über das Ende einer Behandlung hinaus angewandt werden.

Wenn aus Unkenntnis der Zusammenhänge spezielle Punkte am Fuß überbetont und ausschließlich mit einem dieser Geräte erfaßt werden oder an ihnen zu kräftige und langdauernde Reize gesetzt werden, können sich Beschwerden eher verschlechtern als verbessern. Deswegen sind Erfahrungen mit diesen Hilfsmitteln, die noch vor Jahrzehnten ihre Gültigkeit hatten, beim heutigen komplizierter erkrankten Menschen zu relativieren und neu zu ordnen.

22 Spezielle Patientengruppen

22.1 Chronisch Kranke und Bettlägerige

Die RZF ist hier hauptsächlich palliativ als **Langzeit- und Zusatzbetreuung** zur Verbesserung der Lebensqualität und zur Erleichterung besonders gravierender Schmerzen und Begleitumstände gedacht.
Je nach Regenerationsvermögen des chronisch Kranken oder bettlägerigen Patienten kann erwartet werden, daß die **Grundfunktionen** über Darm, Niere, Atmung und Herz/Kreislauf entlastet werden.
Durch die Körperberührung am Fuß wird der **zwischenmenschliche** Kontakt aufrecht erhalten und gepflegt; dies trägt oftmals zur besseren Akzeptanz der schwierigen Krankheitsumstände bei.
Bei Patienten mit Sensibilitätsstörungen verschiedenster Art und Genese läßt sich die **Körperwahrnehmung** durch Hinführen zu einem bewußten und inneren Erleben der behandelten Fußpunkte entwickeln und fördern.
Viele dieser Kranken leiden zudem oft an und unter sehr kalten und unbelebten Füßen und sind dankbar für **Berührung** und Zuwachs an **Körperwärme.**

22.1.1 Patienten mit multipler Sklerose

Bei Patienten im Anfangsstadium kann meist noch ein Erstbefund erstellt werden, aus dem sich die behandlungsbedürftigen Zonen ergeben.
Ist die Krankheit bereits fortgeschritten, bringt ein Erstbefund wenig brauchbare Ergebnisse, da die Sensibilitätsstörungen, Paresen und Einschränkungen bzw. die Verlangsamung aller Bewegungen eine verläßliche Antwort auf den gesetzten Reiz nicht ermöglichen.

◙ Praktische Hinweise

○ Die Symptome, die durch die zerebrale und spinale Beeinträchtigung entstanden sind und die Patienten am meisten belasten, stehen in der Therapie im Vordergrund. Die ersten Behandlungen sollten jedoch die Füße in ihrer Gesamtheit erfassen, allerdings reizunspezifisch und mit vielen Ausgleichsgriffen verbunden, um die Reaktionslage des Patienten richtig einschätzen zu lernen.

○ Im **akuten Schub** werden vorzugsweise Ausgleichsgriffe durchgeführt und kräftige Reize vermieden. Die Symptomzonen des Gehirns und der Wirbelsäule sollten einfühlsam mit dem Verweilgriff erfaßt und nicht überbetont werden.

○ **Symptomatische Erleichterung** kann erwartet werden bei:

- Entleerung von **Blase und Darm:** Manchmal erfolgt eine spontane Ausscheidung direkt im Anschluß an die Behandlung, manchmal verbessert sich die Tätigkeit dieser Systeme als Ergebnis einer langfristigen Behandlungsserie.
  Innerhalb der Zonen der harnableitenden Wege und des Verdauungstraktes werden die Schließmuskeln mit dem Verweilgriff mitbehandelt (neurovegetativer Ausgleich).
- Spastischen Paresen: Die Regeln der Akutbehandlung gelten in den Zonen der inkomplett oder komplett gelähmten spastischen Muskelgruppen, soweit sie als Reflexzonen erfaßbar sind. Durch die relativ kräftige Behandlung mit dem Verweilgriff wird der Spasmus oftmals vorübergehend geringfügig erhöht, um danach in eine Phase deutlicher Entspannung von Muskeln und Gelenken überzugehen, die einige Stunden vorhält.
- Schluckbeschwerden: Gut dosiert tonisieren in den Zonen des ventralen und dorsalen Halsgebietes, vor allem im Kehlkopfbereich, ebenso Diaphragma und Beckenboden (Zuordnung zum Mundboden), Magen-Darm-Trakt und allen Sphinkterzonen, besonders dem Anus.
  Seitliche Lymphstränge am Hals alternierend streichen.

Bei allen diesen Beschwerden sind viele **Ausgleichsgriffe** und in der Dosierung gut gewähltes Tonisieren der Zone **Solarplexus** dazwischenzuschalten.

22.1.2 Patienten mit Parkinson-Syndrom

Es bietet sich zuerst eine reizungspezifische Behandlung sämtlicher Zonen an; die Zonen des Gehirns und der Wirbelsäule (Symptomzonen) sollten zu Beginn behutsam behandelt werden und können bei guter Reaktionslage langsam aufbauend, auch tonisierend erfaßt werden.

Folgende partielle **Verbesserungen** können eintreten:

- Die bei hypokinetischen Symptomen stark verlangsamten Muskelbewegungen, auch der **mimischen** Muskulatur, zeigen oftmals wieder mehr Lebendigkeit und Ausdruck.
- Das ruckartige Nachlassen des Muskelwiderstandes, vor allem bei passiver Bewegung, als **Zahnradphänomen** bekannt, kann seltener bzw. abgeschwächter auftreten.
- Der **Ruhetremor** kann sich in seiner Grobschlägigkeit und Häufigkeit vermindern.
- Vor allem verändert sich die oft deutlich vorhandene **Stimmungslabilität** im Sinne eines Ausgleichs.

22.1.3 Patienten mit M. Bechterew (Spondylitis ankylosans)

Die Behandlung kann in jedem Stadium der Krankheit eingesetzt werden; selbst in der Endphase hat sie eine gute palliative Wirkung.

Folgende symptomatische und funktionelle Erleichterungen können angestrebt und erreicht werden: Es besteht z.B. die Möglichkeit, fortschreitende knöcherne und kapsuläre Gelenkversteifungen aufzuhalten und dem drohenden gänzlichen Bewegungsverlust entgegenzuwirken. Deshalb steht die Behandlung der Zonen der Wirbelsäule und Gelenke, auch von Symphyse, ISG und Sternum mit dessen gelenkigen Verbindungen zum Thorax, im Vordergrund, und zwar zu Beginn mit dem Verweilgriff. Später kann ggfs. leicht tonisiert werden.
Da durch die beginnende oder bereits deutlich vorhandene thorakolumbale Kyphose die normale Funktion und Bewegung der Brustkorb- und Bauchorgane sehr eingeschränkt ist, bietet sich unterstützend die tonisierene Behandlung von Herz, Atmung und Verdauungstrakt besonders an und kann deutliche Erleichterung bringen.

22.1.4 Hemiplegiker, Paraplegiker, Tetraplegiker

Allen diesen Krankheitsbildern gemeinsam sind Lähmungen von Organgebieten oder Körperteilen infolge eines vollständigen (Plegie) oder teilweisen (Parese) Ausfalles der motorischen und sensiblen Versorgungen aus dem Rückenmark oder einer Schädigung des ZNS. Meist sind Unfälle oder Erkrankungen des ZNS Auslöser dieser Krankheiten.

> Da hier die normale Empfindung über nervale Versorgung ganz oder teilweise geschädigt ist, sollten außer den Füßen alle gelähmten Körperteile **so oft wie möglich berührt werden,** um andere subtilere Wahrnehmungsqualitäten anzuregen und einzuüben *(12)*, damit der Patient den geschädigten Bereichen nicht mit Isolation, Gleichgültigkeit oder Ablehnung begegnet.

◙ Praktische Hinweise

○ Bei inkomplett Querschnittsgelähmten sind vor allem die belastenden Begleiterscheinungen der fehlenden Kontrolle über die **Blasen-** und **Darmfunktion** durch Tonisieren dieser Organgruppen zu behandeln.
Immer wieder hören die Patienten während der RZF Darmgeräusche und spüren peristaltische Bewegungen. Mit persönlich zwar unterschiedlichem Resultat, läßt sich auch eine willentliche Steuerung der Blasenentleerung unterstützen. Vor allem gehen die chronisch rezidivierenden aufsteigenden Harnwegsinfekte zurück.

○ Der Bereich der **Wirbelsäulenzone,** an dem die Läsion zustandekam, sollte behutsam mit dem Verweilgriff erfaßt werden. Die Behandlung beginnt bereits distal der Zone der Schädigung und bezieht, über die Läsion hinausgehend, auch den proximalen Teil der Wirbelsäule ein. Hierdurch können oftmals starke Schmerzen gelindert werden.

○ Die Behandlung von Herz und Atmungsorganen verbessert den **Kreislauf** bis in die Peripherie und kann zugleich Bronchial- und Lungeninfekten vorbeugen.

○ Bei **Apoplektikern** (Schlaganfallpatienten) sollte zu Beginn der Behandlung dem Fuß Vorzug gegeben werden, der nicht durch die Lähmung beeinträchtigt ist. Die Reize können vorsichtig auch am gelähmten Fuß gesetzt werden, jedoch ist hier die Dosierungsgrenze sorgfältig zu beobachten, um zusätzliche Spasmen zu vermeiden. Die Zonen des Kopfes als Symptomzonen werden besonders aufmerksam erfaßt, um keine Überdosierung auszulösen.
Apoplektiker weisen nach einer oder zwei Serien der RZF meist Verbesserungen in der verbalen Artikulierung und in der Beweglichkeit der gelähmten Körperseite auf, vor allem sind sie in ihrer Gemütslage stabiler. Die Behandlung ist auch dann angezeigt, wenn die Erkrankung länger zurückliegt.

○ Bei der Behandlung von Paresen oder Plegien müssen die auftretenden **vegetativen Zeichen** als Hinweise auf die Dosierungsgrenze besonders aufmerksam beobachtet werden, zumal die Patienten den Therapiereiz infolge ihrer Krankheit nicht spüren und oft meinen, es könne noch kräftiger und intensiver gearbeitet werden. Die sanft tonisierende Behandlung des Solarplexus ist wiederholt dazwischenzuschalten.

Durch unsere Hände sollte bei der Behandlung von gelähmten Körperteilen unausgesprochen auch das Wissen fließen, daß Patienten mit schweren Traumatisierungen in der Wirbelsäule immer auch tief in ihrem Wesen getroffen und verletzt sind, gleichviel ob sie sich dessen bewußt sind oder nicht.
Die mit diesem Grundgedanken durchgeführte Berührung an den scheinbar empfindungslosen Körperteilen vermittelt eine besondere Qualität, die dem Menschen helfen kann, seine schwere Lebenssituation besser anzunehmen.

22.1.5 Krebspatienten

Die RZF wird von Krebspatienten als verläßliche Begleittherapie generell sehr geschätzt.

Praktische Hinweise

○ Wir raten aufgrund vielfacher Erfahrungen dazu, Patienten während der Chemo- oder Strahlentherapie **reizunspezifisch** zu behandeln, d.h. mit vielen Ausgleichsgriffen und behutsamen weichen Griffen in den Zonen Herz, Wirbelsäule, Lymphsystem, Verdauungstrakt und Hormonsystem.
Etwa zwei bis drei Wochen nach Abschluß der Strahlen- oder Chemotherapie können die Reize in den Reflexzonen, je nach Reaktionslage, wieder organbetonter und kräftiger gesetzt werden. Das betrifft primär die Symptomzonen, auch dann, wenn die Organe operativ entfernt wurden.

○ Krebspatienten, die durch die Schwere ihrer Krankheit extrem starke Schmerzzustände erleiden, reagieren auf eine Akutbehandlung in der Symptomzone *(vgl. S. 165 ff)* mit einer Schmerzverringerung einige Stunden oder können sich in einer relativ ungestörten Schlafphase etwas erholen.

22.1.6 Zusammenfassung

Chronisch Kranke und Schwerstkranke zu behandeln, kann sehr anstrengend sein, teils durch den großen körperlichen Einsatz, teils durch das Aufnehmen von feinstofflichen Irritationen und Belastungen, zumal das Schicksal dieser Menschen uns auch innerlich bewegt und berührt.
Wir sollten deshalb darauf achten, daß wir mit unseren eigenen Kräften sorgsam umgehen und uns genügend Zeiten der Erholung und Entspannung zuteilen.

> Wer Schmerzen und Symptome seiner Patienten nach einer Behandlung übernommen hat, d.h. sie am eigenen Leibe verspürt, erweist sich zwar damit als sehr sensibel, ist jedoch im Einsatz seiner Kräfte, vor allem der feinen, nicht genug geschützt.

Bei aller gutgemeinten Zuwendung zum Patienten muß respektiert werden, daß die Krankheit mit ihrem vielschichtigen Hintergrund immer dem Patienten gehört und wir ihn lediglich begleiten können.

22.2 Betreuung in der letzten Lebenszeit

Da der Übergang vom Leben zum Tod oft stark tabuisiert wird, gehen viele Menschen mit großer Unsicherheit und angstvoller Ablehnung mit der Erfahrung des Sterbens eines nahestehenden Menschen um *(17)*.
Ich möchte allen, die mit einem Patienten in den letzten Lebenswochen, -tagen und -stunden in Verbindung sind, Mut machen, dessen Füße, so oft dies gewünscht wird und möglich ist, zu berühren.

22.2.1 Betreuung durch nahestehende Menschen

Diese sind nicht nur durch das Leiden ihres Angehörigen oder Freundes unmittelbar beteiligt, sondern spüren, daß diese Lebenssituation vieles in ihnen selbst bewegt. Man braucht keinerlei spezielles Fachwissen, sondern nur etwas Ermutigung, um die Füße eines Schwerstkranken anzufassen, und wird entdecken, daß über die Brücke der Berührung vieles, auch Unausgesprochenes, fließen kann, was beiden Seiten gut tut.
Das liebevolle und zugewendete **Streichen der Füße**, vielleicht mit einer angenehm duftenden Salbe, nimmt zugleich das Gefühl der völligen Hilflosigkeit und schafft bei aller inneren Nähe zugleich eine wohltuende Distanz.
Üblicherweise genügen bei jedem Besuch zehn bis 15 Minuten, manchmal auch weniger, in denen die Füße der Schwerstkranken gehalten und berührt werden. Mit innerer Wachheit spürt man sofort, wann dies genug ist bzw. reagiert auf kleine Hinweise.
Die persönliche Nähe und Aufmerksamkeit in diesen wesentlichen Stunden kann manches versöhnen, was als Last über dem großen Abschied liegt. Der Sterbende hat keine andere Wahl, er muß seinen Weg zu Ende gehen, aber es erleichtert ihn, wenn er spürt, daß die nahestehenden bei aller Trauer und eigenem Schmerz im *Halt geben*, ihn jedoch *nicht festhalten* wollen.
Patienten im **Koma** erleben den Übergang in den Tod zwar nicht in der körperlich faßbaren Ebene, aber zugewandte Berührungen erfahren sie sicherlich in der Tiefe ihres Wesens.

22.2.2 Betreuung durch Pflegepersonal

Die Pflege und Fürsorge für Schwerstkranke und Sterbende ist sehr belastend, denn wir werden ständig mit unabänderlichen Tatsachen konfrontiert.

◙ Praktische Hinweise

Während der täglichen Pflege genügen oft drei, vier Minuten, um einem sehr unruhigen Patienten mit ein paar **Ausgleichsgriffen** aus der RZF etwas Erleichterung zu bringen:

○ Patienten mit **sehr starken Schmerzen** können in der Symptomzone mit dem Verweilgriff behandelt werden.

○ Im **Terminalstadium** fühlen sie sich in der Atmung erleichtert, wenn die Zonen des Zwerchfells und des Herzens einige Minuten sanft tonisiert werden.

○ Bei starken **Wassereinlagerungen** im Gewebe, etwa in den Beinen und Füßen, stellen alternierende Streichungen in den Zonen der Lymphbereiche und beheutsames Tonisieren der Nieren und des Herzens zumindest für einige Stunden eine Erleichterung dar. Dies wird sich durch verbesserte Diurese zeigen.

○ Die Zone Solarplexus wird häufig mit dem Verweilgriff einbezogen.

Die RZF als Ordnungstherapie wird in keinem Fall das Leben der Patienten künstlich verlängern oder den Tod hinauszögern, sondern bietet eine **angemessene Begleitung** auf dem letzten Stück des Lebensweges. Immerhin haben die Füße diesen Menschen sein ganzes Leben hindurch getragen und bewegt.

22.3 Patienten mit Schlafstörungen

Der gesunde Wechsel zwischen Wachen und Schlafen kann durch vielerlei Störungen beeinträchtigt werden. Bereits bei der Erstellung des Erstbefundes zeigen sich durch entsprechende Hintergrundzonen die verschiedensten Zusammenhänge.
Häufig sprechen die Zonen des Verdauungstraktes an (zuviel Gärung im Darm, durch die die Tätigkeit der Stoffwechselorgane während der Nacht belastet wird.).

◙ Praktische Hinweise

○ Die **Kopfzonen** reagieren oft mit vielen Schmerzpunkten (Störfelder von belasteten und devitalen Zähnen oder Bimetall-Status im Mund, zu großer Gedankenandrang, Lymphstauungen in Kopf und Hals).

○ Wenn **statisch-muskuläre** Blockaden vorliegen, ist es vielen Menschen nicht möglich, in einen erholsamen Nachtschlaf zu kommen. Häufig meinen sie, die Schuld an der mangelnden Entspannung liege beim zu harten oder auch zu weichen Bett. Es sind jedoch viel mehr ihre eigenen Verspannungen, die sie stören. Zusätzlich zur gezielten RZF haben sich abendliche spannungsausgleichende Übungen aus den Bereichen Eutonie, Feldenkrais, Alexander-Technik oder autogenem Training bewährt.

○ Auch **hormonelle Dysfunktionen** können die Schlafqualität und -quantität verändern. Abgesehen von den Zonen der Drüsen mit innerer Sekretion, sind die Lymphzonen als Ausdruck eines wichtigen Fließsystems zu berücksichtigen. Da eine Übersäuerung des Darmmilieus auch die hormonelle Regulation beeinflussen kann, ist eine zusätzliche intensive Behandlung der Verdauungsorgane oft notwendig.

○ **Wechseljahrbeschwerden,** auch die oft störenden Hitzewallungen und depressiven bzw. aggressiven Schübe bei Frauen im Klimakterium bilden eine der besten Indikationen für die RZF. Die Zone Solarplexus ist als wesentliche Zone in jede Behandlung öfters mit dem Verweilgriff einzubeziehen.

○ Bei Patienten mit Schlafschwierigkeiten sind u.U. auch Faktoren zu bedenken, die sich radiästhetisch ermitteln lassen, z.B. Störungen am **Standort des Schlafplatzes.**

> Vorsicht vor **Elektrostreß** in Form von elektrischen Weckern und Radios in direkter Kopfnähe, Fernsehern im Schlafraum und Heizdecken im Bett. Bei Belastungen dieser Art berichten die Patienten, daß ihre Beschwerden vornehmlich morgens auftreten und sie sich durch den Nachtschlaf nicht erholt fühlen. Ein konsequentes Ausschalten und Entfernen dieser Geräte aus dem Schlafraum für etwa 10 bis 14 Nächte überzeugt mehr als theoretische Auseinandersetzungen.

○ Manchmal erzeugt bereits der Gedanke daran, daß man vielleicht wieder eine oder auch mehrere Stunden nachts wachliegen könnte, soviel an zusätzlicher innerer Unruhe und Fehlspannung, daß allein dadurch ein gesunder Schlaf verhindert wird. Die **Änderung in der Einstellung** zu einer nächtlichen Phase des Wachens kann zu völlig neuen Einsichten und Erkenntnissen verhelfen.

○ Bei der üblichen Reizüberflutung und Überbetonung des äußeren Lebens ist es besonders wichtig, den Tag **bewußt** und in **Dankbarkeit** abzuschließen und sich für die Nacht den heilenden und aufbauenden Kräften, die in uns und über uns sind, anzuvertrauen.

22.4 Patientinnen mit Anorexia nervosa (Magersucht) und Bulimia nervosa (Eß-Brechsucht)

Diese Krankheit ist fast ausschließlich ein Leiden junger Mädchen. Das gestörte Eßverhalten

hat seine Ursachen in tiefgreifend belastenden Prozessen der Entwicklung ihrer Persönlichkeit, oft ausgelöst durch Schockerlebnisse.
Die RZF liefert zu den bekannten (auch psycho- und atem-) therapeutischen Ansätzen eine bewährte Ergänzung, vielleicht sogar ein wichtiges Fundament, denn es ist eine anatomisch-funktionelle Tatsache, daß diese Mädchen wirklich ihre Füße brauchen, mit denen sie neue Schritte durch ihr beschwerliches Leben versuchen müssen, um ihren persönlichen Weg zu finden.
Meine eigene Praxiserfahrung hat mir bestätigt, daß Unter-stützung von den Füßen her grund-legende Hilfen zu mehr Lebensvertrauen und Mut verschaffen können, sich dem Erwachsen- und Frau-Werden anders zu stellen.
Die Sprache gibt eine Fülle von Beispielen, aus denen hervorgeht, welchen Stellenwert die Füße allgemein haben, abgesehen davon, daß sich bestimmte Organgruppen und Systeme therapie-spezifisch über die RZF behandeln lassen. Geläufige Redewendungen wie

- wieder Boden unter den Füßen haben
- nicht mehr so in der Luft hängen
- es geht wieder besser
- Fortschritte machen
- selbständig sein

weisen darauf hin.
Magersüchtige Mädchen können durch den Kontakt an den Füßen Zuwendung und Lebenskraft erfahren, ohne daß viel darüber gesprochen werden muß. Zudem sind die Füße zur ganzen Person in einem „sicheren Abstand", aus dem heraus eine Behandlung üblicherweise akzeptiert werden kann.

Praktische Hinweise

○ Zu Beginn sind neutrale Berührungen über Streichungen, Ausgleichsgriffe und differenziert gesetzte, feine Reize passend, um schrittweise das nur noch in Ansätzen vorhandene Körperbewußtsein neu einzuüben. Manchmal bietet bei dieser Art des Einstieges das **Zudekken** der Füße während der ersten Behandlungen eine zusätzliche Hilfe.

○ Das *Arndt-Schulz-Gesetz* als biologische Grundregel gilt auch hier:
Kleine Reize fördern, große hemmen, größte lähmen.
Solche Mädchen können, unter besonders guter Beobachtung der Dosierungsgrenze, auch eine Woche lang täglich etwa zwanzig bis dreißig Minuten behandelt werden, besonders dann, wenn eine ausreichend lange Nachruhezeit gewährleistet ist.

○ Nach einigen Behandlungen werden, dem Kräftezustand angepaßt, gezieltere Behandlungsreize in den Zonen des Magen-Darm-Traktes, des hormonellen Systems und der Wirbelsäule angeboten. Sobald kräftiger gearbeitet werden kann, ist allerdings ein Abstand von ein bis zwei Tagen zwischen den einzelnen Behandlungen notwendig.

○ Die Praxisbegegnungen mit magersüchtigen Mädchen haben mir gezeigt, daß Gespräche über die anstehenden Probleme allein für eine wirkliche Veränderung meist nicht ausreichen, sondern daß das konkrete Erlebnis der **Wahrnehmung des eigenen Körpers** hinzukommen muß.
Nur die lebendige Erfahrung des Berührtwerdens und Berührtseins kann eine neue, gesündere Lebensqualität erschließen, die nicht im kopflastigen Denken und Diskutieren bleibt, sondern fühlbar und erlebbar wird.

22.5 Allergische Patienten

Hinter einer Reihe von üblichen Krankheitsbezeichnungen unserer Patienten kann sich eine allergische Komponente verstecken, z.B. bei Patienten mit

- Migräne,
- Rheuma,
- Hypo- und Hypertonie,
- Depressionen,
- Verdauungsproblemen verschiedenster Art,
- Infektneigung u.a.m.

Die Frage: „Auf wen oder was reagieren Sie allergisch?“ hat ihre Berechtigung, denn, abgesehen von allergisierenden Auslösern und Verursachern in Nahrung, Umwelt und Medikamenten, sind manche Patienten auf andere Menschen und deren Verhalten allergisch. Auch dies belegt die Sprache als Ausdruck tiefer menschlicher Erfahrungen, z.B.

- „Den kann ich nicht riechen,“ steht bei manchen Heuschnupfen-Patienten, neben anderen Komponenten, im Vordergrund.
- „Da bleibt mir die Luft weg,“ sagen Asthmatiker, die im persönlichen Umfeld große Schwierigkeiten haben.
- „Ich habe nicht das dicke Fell, das ich bräuchte,“ wissen viele feinfühlige Menschen zu berichten, die dem Berufs- oder Familienstreß nicht gewachsen sind und wegen Hautbelastungen verschiedenster Art und Genese in die Praxis kommen.
- „Ich kann das Thema nicht ansprechen“ formulieren chronisch heisere Patienten oder solche mit „belegter“ Stimme.
- „Dies oder jenes juckt mich nicht“ sagen manche beiläufig und erzählen ein paar Sätze weiter: „Ausschlag-gebend war . . . “

Es ist oft nicht möglich, schwierige Lebenssituationen unserer Patienten von außen zu beeinflussen, denn sie sind häufig mit Themen verbunden, die ganz persönlicher Natur sind und vom Patienten selbst bearbeitet werden müssen. Die Allergie ist nur das störende Agens, das sehr aufdringlich und eindringlich auf die Chance und Notwendigkeit zur Veränderung hinweist.
Wir können jedoch therapeutische Hilfen anbieten, durch die die Patienten stabilisiert werden und ihre ausgeprägte Über-Empfind**lich**keit sich in eine gesunde Empfind**sam**keit verändern läßt.
Als eine Disziplin der ganzheitsorientierten Medizin bietet die RZF gute Chancen, die Selbstheilkräfte des Menschen zu aktivieren und seine Anfälligkeit gegenüber störenden und krankheitsauslösenden Faktoren zu verringern. Als Begleittherapie von Bio-Resonanz-Verfahren, z.B. Mora-Therapie, hat sie sich sehr bewährt.

Allergische Patienten verlangen von Seiten der Therapierenden viel Einfühlungsvermögen und innere Stabilität. Der Weg der geduldigen kleinen Schritte kommt dem Therapieanspruch oft gut entgegen.

◙ Praktische Hinweise

○ Bei der Behandlung von Allergikern wird, wie bei anderen Patientengruppen auch, zu Beginn ein Erstbefund erstellt.
Die Erfahrung hat gezeigt, daß häufig bestimmte Organe und Systeme als RZ **belastet** sind:

○ **Verdauungstrakt,** mit Schwerpunkt Magen, Pankreas, Leber, Gallenblase, Dünndarm, Rektum, Anus:
Zu Beginn der Behandlungsserie weiches, sanftes Tonisieren, das bei zunehmender Stabilisierung gesteigert werden kann.
Ausnahmen bilden Patienten mit chronisch entzündlichen Darmleiden; hier wird **nur** mit dem Verweilgriff in der Symptomzone gearbeitet.
Auf die Bedeutung des Verdauungstraktes sei mit einer Formulierung *Pischingers* hingewiesen, der ihn als „das ausgedehnteste Störfeld“ bezeichnet (*25*).

○ **Vegetativum:** Zonen von Solarplexus und Sphinkter, vor allem Kardia, Pylorus und Anus werden mit dem Verweilgriff behandelt. Die Sphinktermuskulatur steht in direkter Verbindung mit dem Vegetativum und befindet sich bei Allergikern sehr häufig unter starker Fehlspannung. Auch die Ausgleichsgriffe wirken hier vegetativ harmonisierend.

○ **Lymphsystem:** Vor allem Zonen der Tonsillen mit den seitlichen Lymphsträngen am Hals, des Beckens mit Leistenbeuge werden mit alternierenden Streichungen behandelt. Thymus, Appendix und Milz werden tonisiert.
Die Behandlung des Lymphsystems hat sich als **Regulator** zur Aufarbeitung von Schadstoffen und Toxinen bei allen Allergikern besonders gut bewährt.

○ **Hormonelles System,** bevorzugt die Zonen Nebenniere und Schilddrüse, aber auch die der Hypophyse und des Genitale:
Die Nebennieren vertragen meist kräftiges Tonisieren, bei den anderen Zonen ist aufmerksam auf die vegetative Reaktionslage zu achten.

○ Wenn allergische Patienten im **akuten Schub** in die Praxis kommen, wird die Akutbehandlung angeboten *(vgl. S. 165)*. Dabei sollten außer den Symptomzonen primär die Hintergrundzonen der Nebennieren und des Dünndarmes tonisierend behandelt und Ausgleichsgriffe eingesetzt werden. Die Hintergrundzonen sind oft wichtiger als die Symptomzonen, denn über sie kann das belastete Milieu verbessert und damit regulierend auf die akuten Beschwerden eingewirkt werden.
Die **Nachruhe** sollte besonders ausgiebig sein.

23 Narbenbehandlung

23.1 Allgemeines *(Abb. 79)*

Fast jeder Mensch hat Narben. Viele Verletzungen und Wunden verheilen jedoch in einem natürlichen Gesundungsprozeß und hinterlassen weder auf der körperlichen noch in der Gefühlsebene besonders belastende Eindrücke. Immer wieder erleben wir allerdings, daß Narben früher oder später zu Störfeldern verschiedener Funktionsabläufe im Menschen werden können. In diesem Falle sind sie oft mit dem umliegenden Gewebe so stark verklebt, daß sie Stauungen mit lokalen Durchblutungsstörungen und Bewegungseinschränkungen verursachen.
Aus der Akupunkturlehre ist z.B. auch bekannt, daß entsprechend lokalisierte Narben den Energiefluß in den Meridianen hemmen. Da in der heutigen Zeit mehr Menschen für Zusammenhänge dieser Art offen sind und selbst spüren, daß Narben den Gesundheitszustand beeinträchtigen können, haben sich eine Reihe wirkungsvoller Methoden entwickelt, so beispielsweise

- Bindegewebs- und klassische Narbenmassage,
- Neuraltherapie,
- manuelle Lymphdrainage,
- Akupunktmassage und andere Meridiantherapien *(24)*,
- Iontophorese,
- Licht- und Farbtherapien.

Welche Methode jeweils zur Anwendung kommt, hängt von der Ausbildung des Therapeuten und der speziellen Disposition des Patienten ab. Wir sollten die Möglichkeit des **„Störfeldes Narbe"** jedoch beim Erstbefund in Betracht ziehen und unsere Patienten darauf ansprechen.
Diese erinnern sich auf Befragung nicht immer spontan an ihre Narben. Deshalb ist es ratsam, die häufigsten Ereignisse, die zur Entstehung von Narben führen, kurz abzufragen: Operationen, Hundebiß, Fahrradsturz, Stacheldraht, Küchenmesser, Glasscherben, Kriegsverletzungen, Steinwurf, Dammnähte bei der Geburt, Pockenimpfnarben, Arbeits- oder Sportunfälle, Furunkelschnitt, Gartenspaten oder Rasenmäher, Brandnarben, Verkehrsunfälle u.s.w.

> Jede Narbe kann früher oder später zum Störfeld (Fokus) werden, gleich ob sie frisch oder alt, groß oder klein, schmerzhaft oder stumm ist.

Das Störfeld Narbe läßt sich erkennen

○ an zuvor nicht vorhandenen Beschwerden, die zeitlich nach dem Entstehen einer Narbe auftraten, sei es an entfernter Stelle oder in ihrer Nähe,

○ durch apparative Messungen der Gewebespannung der Narbe,

○ an der Schilderung unangenehmer oder schmerzhafter Empfindungen im Bereich der Narben,

○ durch auffällige Gefühlsreaktionen der Patienten, wenn sie auf die Narbe angesprochen werden oder diese berührt wird,

○ über die Reaktion in der Reflexzone, die der Narbe zugeordnet ist. Dies kann sich äußern

- durch Schmerz in der Zone,
- durch Zeichen der vegetativen Irritation während der Behandlung der Zone oder
- durch unerwartete Regungen aus der Gefühlsebene, ausgelöst durch die Behandlung der Zone, die der Narbe in situ entspricht.

Wenn die Behandlung der Narbenzone keinerlei physische oder emotionale Reaktionen auslöst bzw. bis zur nächsten Behandlung ausgelöst hat, kann meist davon ausgegangen werden, daß sie kein Störfeld darstellt.

Beispiele für Reflexzonen der Narben

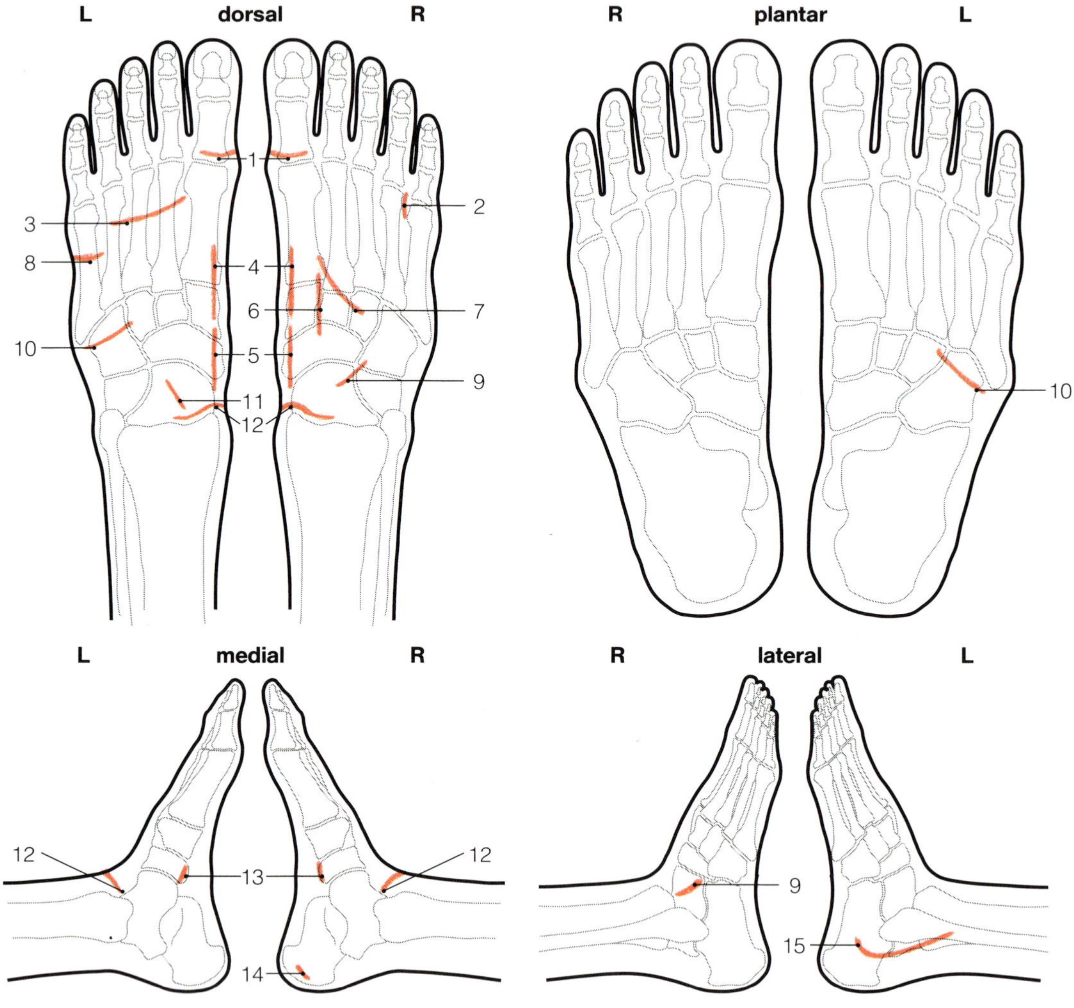

1 Hals (Thyreoidektomie)
2 Schulter (habituelle Schulterluxation)
3 Thorax (Mamma-Amputation)
4 epigastrischer Winkel (Gastrektomie)
5 Mitte der Bauchdecke (Darm- oder Prostataoperation)
6 rechtsseitige Bauchmitte (Cholezystektomie)
7 unterer rechter Rippenrand (Cholezystektomie, früher gebräuchlichere Lage der Operationsnarbe)
8 Oberarm (Amputationslinie)
9 rechter Unterbauch (Appendektomie)
10 unterer Rippenrand links (Splenektomie)
11 linke Leistenbeuge (Herniotomie inguinalis)
12 Schamhaargrenze (Kaiserschnitt-Entbindung)
13 Lumbalgebiet 4 und 5 (Herniotomie lumbalis)
14 Beckenboden (Dammnaht)
15 Gesäß, Oberschenkel lateral (Endoprothese der linken Hüfte)

Abb. **79**

23.2 Durchführung

23.2.1 Überblick *(Abb. 80)*

Die Behandlung der Narbenzonen wird üblicherweise in eine Behandlungsserie von RZF eingefügt. Da hinter Narben oft tiefgreifende, schmerzhafte Erfahrungen stehen, sollte der Behandlungstermin so gelegt werden, daß evtl. auftretende Reaktionen ohne zeitliche Einengung abklingen können.
Die Patienten werden darauf hingewiesen, daß sich dabei vorhandene körperliche und gefühlsmäßige Blockaden lösen können und daß sie ihre zutage tretenden Gedanken und Gefühle äußern und mitteilen dürfen und sollen.

Bei **Frischoperierten** sollte mit einer gezielten Narbenbehandlung solange gewartet werden, bis die Operationswunde gut verheilt ist und der Operationsschock und die Narkosebelastung vom Patienten bestmöglich verarbeitet wurden. Das kann schon nach zehn Tagen, genauso gut aber erst nach drei bis vier Wochen der Fall sein. Eine sanfte, freundliche Berührung der Narbenzone ist jedoch schon direkt nach der Operation möglich.

23.2.2 Auswahl der Narben für die RZF

Zur Zonenbehandlung eignen sich vor allem **größere** Narben am Kopf, Hals und Rumpf.
Narben an den Extremitäten können bis zum Bereich Ellenbogen und Knie noch als RZ erfaßt werden. An den Extremitäten bietet sich jedoch auch die kollaterale bzw. kontralaterale Therapie an *(vgl. S. 172 ff)*, vor allem an Unterschenkeln mit Füßen und Unterarmen mit Händen, da bei ihnen bislang die RZF nicht möglich ist.
Kleine Narben werden effektiver mit anderen Methoden erfaßt, z.B. mit Neuraltherapie.

Patienten, die eine deutliche **Abwehr gegen Spritzen** haben, auch Kinder, können die Narben selbst und, sofern diese groß genug sind, um sie als RZ zu erfassen, auch deren Zonen am Fuß mit ihrem Fingernagel skarifizieren (kratzen), um das Gewebe besser zu durchbluten.

23.2.3 Lokalisieren der Reflexzone der Narbe

Bei frischen Narben sind meist Haut, Unterhautzell- und Bindegewebe, Nerven- und Gefäßversorgung, Muskulatur und Knochen betroffen. Je älter Narben werden, desto mehr verändert sich das anfängliche Granulationsgewebe in gefäßarmes, faserreiches und z.T. derbes oder strangförmiges Bindegewebe.
Die Erfahrung zeigt, daß Reflexzonen von Narben bevorzugt im **dorsalen** Fußbereich zu finden sind, denn die meisten Operationsschnitte erfolgen ventral im Brustkorb- und Bauchgebiet und das Fußgewebe reagiert dorsal üblicherweise rascher auf den Therapiereiz als auf der derberen plantaren Fläche.
Das Auffinden der Reflexzone der Narbe entspricht dem Leitbild der Methode: Sitzender Mensch in der Formenähnlichkeit seiner Füße.

Es finden sich Narbenzonen

- des Kopfes und Halses im Bereich der Zehen,
- des Brustkorbes und Oberbauchs im Mittelfußraum,
- des Bauchraumes und Beckens im Fußwurzelgebiet,
- der Oberschenkel und Knie im distalen Teil der Unterschenkel.

Narben in der **ventralen** Körpermitte, z.B. senkrechte Schnitte vom Brustbein zum Bauchnabel oder von dort zur Schamhaargrenze, projizieren sich in der **dorsalen** Fußpaarmitte, d.h. gleichzeitig am rechten *und* linken Fuß.
Narben in der dorsalen Körpermitte, z.B. auf den Dornfortsätzen der Lendenwirbelsäule projizieren sich am medialen Periostanteil des Längsgewölbes beidseits.
Narben in der rechten Körperhälfte haben ihre RZ generell am rechten Fußrücken, die der linken Körperhälfte am linken Fußrücken.

Technik der Reflexzonen-Narbenbehandlung

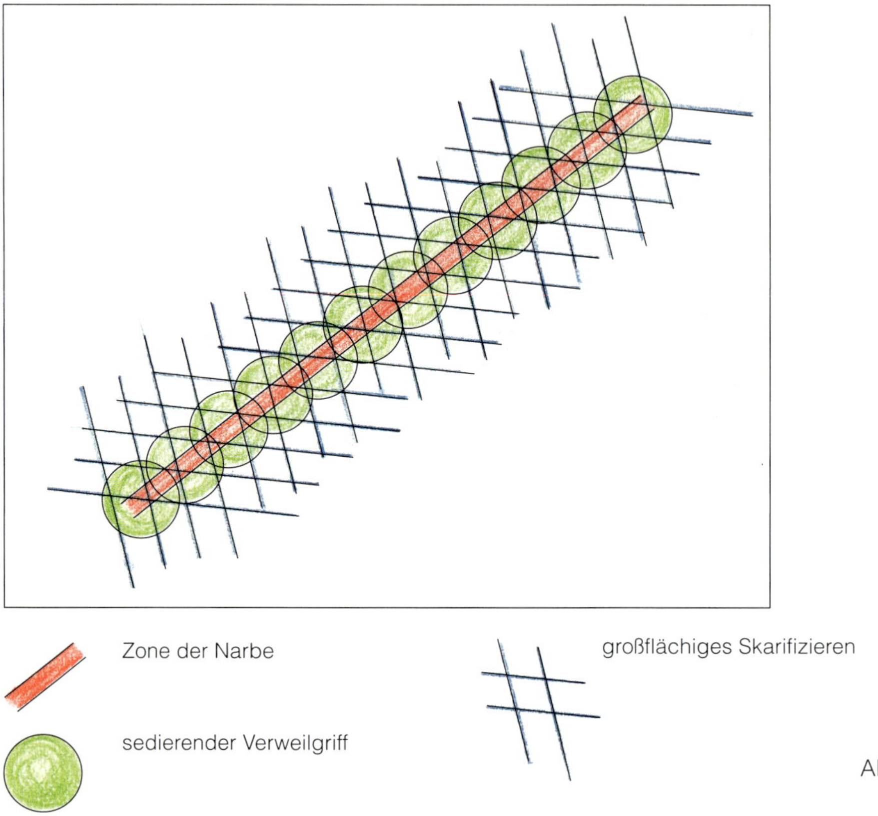

Abb. **80**

Praktischer Hinweis

Bei allen Narbenzonen ist zusätzlich immer auch die entsprechende Stelle am anderen Fuß auf belastete Punkte zu überprüfen, da gerade bei der Narbenbehandlung die Rechts-Links-Austauschbarkeit öfters beobachtet wird *(vgl. S. 26 f)*.

Meist erweisen sich nur Teilstrecken innerhalb der Narbenzone empfindlich, selten ist sie in ihrer ganzen Länge bzw. Breite behandlungsbedürftig.

Die in *Abbildung 79* erfolgte Aufzählung möglicher Narbenzonen ist nicht vollständig, sondern soll lediglich den Schlüssel aufzeigen, mit dem das Prinzip der Übertragung der Narbe in situ in ihre Reflexzone erschlossen wird.

Wo die Zone zu finden ist, ist wichtiger als der Name der Operation; manche Narben entstehen auch ohne Operation, z.B. durch Unfälle. Die Narbenzone liegt oft etwas entfernt von der Organzone, so wie auch die Narbe am Körper oft nicht mit der Lage des operierten Organes identisch ist.

23.2.4 Technik der Behandlung der Narbenzonen

1. Die Zone der Narbe wird punktuell in millimetergroßen Schritten mit dem sedierenden **Verweilgriff** durchgearbeitet:

Kräftig ohne die beim Grundgriff übliche Auf-Ab-Bewegung des Daumens bzw. Fingers in die Tiefe des Gewebes fassen und so lange an der Stelle bleiben, bis der Patient das deutliche Nachlassen des lokal ausgelösten Schmerzes angibt. Dieser punktuelle Griff wird in der ganzen Länge der Narbenzone durchgeführt, um festzustellen, welche Bereiche besonders belastet sind.

2. Da wir die Patienten durch den therapeutischen Griff sowohl mit dem körperlichen als auch möglicherweise mit ihrem seelischen Schmerz konfrontieren, muß die spontane Reaktion gut beobachtet werden, um Ausgleichsgriffe einzufügen, sobald sie notwendig und sinnvoll erscheinen.

3. Die Haut an der Zone der Narbe wird großflächig **skarifiziert**, d.h. mit dem Fingernagel gekratzt, um dort eine gute Gewebehyperämisierung zu erreichen. Das Nagelkratzen auf der Haut erfolgt am wirksamsten gitterförmig im Jägerzaun- oder Fischgrät-Prinzip *(s. Abb. 80).*

4. An den besonders schmerzempfindlichen Stellen der Narbenzone wird der Verweilgriff wiederholt. Oft löst er beim zweiten Durchgang einen wesentlich geringeren Schmerz aus, da das Gewebe durch den vorangegangenen Therapiereiz an dieser Stelle bereits besser durchblutet ist.

5. Bei Narben, die durch die operative Entfernung eines Organs entstanden sind, wird die Zone dieses Organs plantar tonisierend mit dem normalen Grundgriff mitbehandelt.
Ausnahmen: Bei Patienten mit Splenektomie und linksseitiger Nephrektomie (operative Entfernung der Milz bzw. der Niere *(s. Abb. 37, 48, 49)*, wird die Organzone nicht tonisierend behandelt, da die Entfernung zwischen dem partiellen Anteil der plantaren Narbenzone und der Organzone sehr gering ist.
Auch die Zone der Brustdrüse *(s. Abb. 48, 49)* wird bei Frauen mit Mastektomie nach der Narbenbehandlung nicht tonisiert. Ähnlich wie bei Patienten mit Phantomschmerzen, können diese Stellen auch postoperativ sehr empfindlich sein.

6. Sowohl an der Zone am Fuß als auch an der Narbe selbst empfiehlt sich zum Abschluß der Behandlung die Anwendung von **Narbensalben** (z.B. APM-Creme nach *W. Penzel,* Ionensalbe nach Dr. *Helmboldt* , Keloidsalbe der Firma *Wala* u.a.m.). Das Auftragen der Salbe sollten die Patienten einige Wochen lang täglich ein- bis zweimal beibehalten

- wegen des physikalischen Effektes der Überbrückung getrennter Energiebahnen (meist Segmente, Meridiane oder Reflexzonen verschiedener Art),
- sowie wegen der psychologischen Wirkung, denn eine freundliche Berührung wirkt heilsam.

Überraschend viele Patienten haben ein **gestörtes Verhältnis** zu ihren Narben. Über die sanfte Berührung mit der Salbe können die inneren und äußeren Verletzungen, die mit dem Entstehen der Narbe zusammenhängen, gemildert und aufgearbeitet werden.

Nach Abschluß der Griffe zur Narbenbehandlung lassen wir unsere Hände noch kurz auf den Patientenfüßen ruhen. Jetzt, zu Beginn der Nachruhe, kann es sich zeigen, ob die Wirkung der Narbenbehandlung in die Gefühlsebene übergreift.
Manchmal geschieht dies auch bereits wenige Minuten nach Behandlungsbeginn, so daß die Technik der Narbenbehandlung dann nicht mehr im Vordergrund steht, sondern die mitmenschliche Betreuung des Patienten. Der „innere Arzt“ (*Paracelsus*) hat jetzt die Führung übernommen und entscheidet, ob sich Spannungen lösen über Sprechen, Weinen, Lachen oder dergleichen. Die gleichzeitige Veränderung des Atems zeigt den tiefgreifenden Umstimmungsvorgang an.

> Wir können aus solchen Erfahrungen erkennen, daß Narben immer „einschneidende“ Erlebnisse sind, oft auf verschiedenen Ebenen gleichzeitig. Sie hinterlassen Spuren äußerer und innerer Art und verändern, wenn nicht den ganzen Menschen, so doch oft seine Beziehung zu sich und zur Umwelt.

In den Narben kann das gesamte Potential der Erlebnisse festgehalten sein, die zu ihrer Entstehung geführt haben. Manchmal verbirgt sich an diesen Stellen dramatischer emotionaler Zündstoff, der bei seiner Aufarbeitung unsere einfühlsame Begleitung und ruhige Anwesenheit erfordert.
Es können sich dort vorwiegend **belastende Gefühle** gestaut haben, so beispielsweise Schmerz, Zorn, Entsetzen, Ausgeliefertsein, Enttäuschung, Isolation, Ohnmacht, Angst vor Verstümmelung oder Beeinträchtigung der körperlichen Ebenmäßigkeit, Sorge vor gestörten Partnerbeziehungen und neuen sozialen oder beruflichen Veränderungen.

23.3 Hinweise zur persönlichen Betreuung

Bei der Begleitung von **Gefühlsreaktionen** sind verschiedene Aspekte von Bedeutung:

○ Wir dürfen uns lösen von dem Bedenken, etwas falsch gemacht zu haben, wenn unser Patient intensiv reagiert. Wären keine Spannungen vorhanden gewesen, würde sich auch kein Lösungsbedürfnis zeigen. Je mehr und je länger etwas unter Druck steht - wissentlich oder unwissentlich -, desto stärker kann das oft unbewußte Bestreben sein, sich von dieser Belastung zu befreien.
Es kann nur das „hochkommen", was „unten" gehalten wurde.

○ Vielen Menschen ist es peinlich, in derartige unerwartete Reaktionsphasen zu geraten, und sie entschuldigen sich: „Jetzt nehme ich Ihnen auch noch Ihre Zeit weg", „Es geht schon gleich wieder", „Daß ausgerechnet mir das passieren muß", oder „Ich nehme mich schon wieder zusammen". Diesen Patienten geben wir zu verstehen, daß sich soeben tiefgreifende wesentliche Dinge ereignen, die sie zeigen dürfen und die dringend Beachtung brauchen.

○ Das Geschehen sollte nicht in eine Richtung gedrängt werden, die wir uns konstruieren; wir können uns von der Spontaneität des augenblicklichen Verhaltens des Patienten leiten lassen. Er/sie möchte vielleicht sprechen, sich bewegen, weinen, lachen, andere Stellungen auf der Massagebank einnehmen, und darf dem nachgeben. Vorsicht vor eigenmächtigem oder kopflastigem Eingreifen in den inneren Prozeß eines Menschen! Meist reguliert die „innere Weisheit", wieviel von seiner Thematik im jetzigen Augenblick gut zu „verdauen" ist.

○ Es ist wichtig, daß wir als Begleitperson unser inneres und äußeres Gleichgewicht behalten, indem wir unseren Atem und unsere Haltung ordnen.

○ Unser Patient sollte zwar mitfühlend beobachtet werden, wir haben jedoch dafür Sorge zu tragen, daß wir nicht mit **unseren** Gefühlen in **seinem** Erlebnis „mit-schwimmen".

○ Tröstende Hinweise aus einem falsch verstandenen Mitleid wie: „Es wird gleich wieder besser", „Denken Sie einfach an etwas anderes" oder „Morgen ist alles vergessen" sind keine echte Hilfe. Es handelt sich bei solchen Ereignissen nicht darum, daß die hochkommenden Gefühle wieder verdrängt, sondern daß sie endlich akzeptiert und geäußert werden dürfen.

○ Wir haben darauf zu achten, daß wir die Patienten nicht von ihrem Prozeß ablenken durch Schilderung eigener Erlebnisse oder zu vieles Reden. Der andere wird dankbar sein, wenn wir einfach bei ihm sind, ohne zu stören.

○ Wenn wir sehr unsicher sind, so gibt es keinen besseren Partner als den Patienten selbst, den wir fragen können, was er jetzt braucht, z.B. unsere Hand an einer bestimmten Körperstelle, mehr Wärme durch Decken, etwas zu trinken. Auch Ausgleichsgriffe werden fast immer als sehr wohltuend und hilfreich empfunden.

○ Wir können über die Erlebnisse mit dem Patienten sprechen, wenn er uns ein Zeichen gibt, vor allem lassen wir ihn jedoch selbst berichten. Dabei können Hinweise gegeben werden, daß er das Geschehene nicht intellektuell zu zerpflücken braucht, sondern sich ganz seinen Empfindungen und Erkenntnissen hingeben darf. Mit der Frage nach dem „Warum" zur Entstehung dieses Zustandes sollte sehr behutsam umgegangen werden; sie wird, wenn überhaupt, meist erst später aktuell.

○ Unsere Patienten sollten spüren, daß sie bei uns in einem geschützten Vertrauensraum sind und die Begleitung eines bewegenden Geschehens auch für uns etwas Besonderes und Wertvolles darstellt. Vor allem muß der andere, der sich uns - oft für ihn selbst unvermutet - geoffenbart hat, sicher sein, daß wir mit niemandem über seine Erlebnisse sprechen werden, außer wenn er es speziell wünscht.

23.4 Häufigkeit der Behandlung der Narbenzonen

Ob und wann Narbenzonen häufiger behandelt werden sollten hängt ab

○ vom Zustand der Narbe in situ und von ihrer Reflexzone,

○ von der subjektiv empfundenen Verbesserung der Beschwerden nach der Behandlung,

○ von der Dauer der Verbesserung.

Die Zwischenräume zwischen den Narbenbehandlungen können unterschiedlich lang sein und von Tagen bis zu Wochen und Monaten reichen. Üblicherweise wird nach zwei bis drei „normalen" RZF der Zustand der Narbenzone erneut überprüft, um dann zu entscheiden, ob deren Behandlung zu wiederholen ist. Manchmal löst *eine* Narbenbehandlung so viel an Verspannungen und (meist unbewußten) festgehaltenen Gefühlsbelastungen, daß eine zweite unnötig, vielleicht sogar zu viel wäre.

Behandlungen dieser Art erfordern **Ruhe** und **Zeit.** Da es sich erst in deren Verlauf zeigt, ob die Patientin bzw. der Patient über die übliche Zeit hinaus unserer Begleitung bedarf, ist es günstig, ihnen etwas mehr Zeit einzuräumen oder sie als letzte abends einzuteilen.

Durch gute Beobachtung der Reaktionen auf eine Behandlung der Narbenzonen und durch das Gespräch wird sich herausstellen, ob wir dem Patienten zu einer nachfolgenden Weiterbearbeitung seiner Lebensthemen raten sollen, z.B. Atemarbeit, Malen oder Beschäftigung mit anderen kreativen Möglichkeiten, Psychotherapie.
Die jahrelange Erfahrung in der Begleitung solcher Lösungsprozesse beim Patienten hat mir gezeigt, daß eine solche Weiterbearbeitung jedoch nicht immer notwendig ist. Vielmehr läßt sich beobachten, daß ein großes Potential an Vitalität, Dankbarkeit und Lebensfreude durch die Reflexzonenbehandlung der Narben freigesetzt werden kann, sowohl in der seelischen als auch in der körperlichen Ebene.

Gefühlsreaktionen der geschilderten Art können auch bei der üblichen RZF auftreten und erfordern die gleiche Betreuung.

Aus meiner Praxis

Es war mir zu Beginn meiner Unterrichtstätigkeit in RZF, wohl aus Mangel an Erfahrung, nicht bekannt, daß Narben auch noch nach Jahrzehnten zum akuten Störfeld werden können. Der Verlauf einer Behandlung hat mich eines Besseren belehrt.
Eine Frau, etwa 45 Jahre alt, war im Wald ausgerutscht und wurde mit starken Schmerzen im rechten unteren Kreuz und fast völliger Bewegungsunfähigkeit in meine Praxis gebracht. Die Akutbehandlung in der Symptomzone der unteren WS brachte keine Veränderung ihres desolaten Zustandes und die Zone war zu meinem Erstaunen auch kaum empfindlich.
Beim Durchtasten der Zonen der statisch-muskulären Funktionskette erwies sich die der seitlichen Bauchmuskulatur rechts als stechend und aggressiv schmerzhaft. Dies veranlaßte mich - ich wußte nicht einmal genau warum - zur Frage, ob sie ihren Blinddarm noch habe. Sie erklärte mir überzeugt, daß dieser sicher nicht mit ihren jetzigen Schmerzen zusammenhängen könne, da er bereits vor vierzig Jahren operativ entfernt worden sei.
Nachdem ich die langgezogene und etwas wulstige Blinddarmnarbe angeschaut hatte, behandelte ich deren Reflexzone, allerdings viel weniger professionell, als dies heute mögich ist.

Die Zone der Narbe war nach etwa zehn Minuten im Tonus normalisiert, leicht gerötet und kaum noch berührungsempfindlich. Ich beobachtete, wie sich die muskulären Blockaden der Frau lösten und ihr Atem tief bis in den Bauchraum ging. Sie konnte sich zur Nachruhe fast ohne Schmerzen auf den Rücken legen und war nach dem vorsichtig prüfenden Aufstehen im Rücken so beweglich wie zuvor.

Mir verhalf, abgesehen von der Freude über das unerwartete Resultat, diese Erfahrung zur Einsicht, daß Narben unter ungünstigen Bedingungen auch nach vielen Jahren **plötzlich** zum **akuten Störfeld** werden können.

24 Rund um die Geburt

Hebammen können viele praktische und auch Hintergrundinformationen aus der RZF in ihre Arbeit integrieren: in die Betreuung der Frauen direkt von der ersten Zeit nach der Konzeption bis zur Betreuung von Mutter und Kind im Wochenbett. Obwohl Schwangerschaft ein normaler biologischer Vorgang ist, gibt es mehr und mehr Frauen, die in der Zeit der „anderen Umstände" viele Beschwerden aufweisen.
Grundsätzlich gilt für die Betreuung in der Schwangerschaft und die Begleitung während und nach der Geburt, daß dieser physiologische Prozeß nur dann zusätzlich therapeutisch zu unterstützen ist, wenn eine Indikation hierfür vorhanden ist.
Häufig sind allerdings die natürlichen Lebensabläufe durch vielfältige Irritationen und zunehmende Belastungen des Lebens erschwert, und die werdenden Mütter brauchen Hilfe.
Üblicherweise wird bei der normalen Betreuung von schwangeren Frauen ein Erstbefund erstellt, vor allem dann, wenn sie in einem Stadium der Schwangerschaft mit der Hebamme Kontakt aufnehmen, das noch eine Serie von Behandlungen zuläßt.
Ist die verbleibende Zeit bis zur Geburt jedoch sehr kurz, treten öfter Situationen ein, die den Charakter einer Kurz- und Akutbehandlung haben.

> Unter normalen Umständen leisten Mutter und Kind während der Geburt eine sehr fein aufeinander abgestimmte symbiotische Gemeinschaftsarbeit, die zwar aufmerksam und fachkundig begleitet, in die jedoch nicht voreilig und mit störender Eigenaktivität eingegriffen werden sollte.

24.1 Behandlung in der Schwangerschaft

24.1.1 Basisbehandlung

Um den Frauen die Zeit der Schwangerschaft zu erleichtern, vor allem vom sechsten bis siebten Schwangerschaftsmonat an, wenn das zunehmende Gewicht des Kindes veränderte statisch-muskuläre Bedingungen schafft, hat sich folgendes **„Grundrezept"** bewährt:

○ Ausgleichsgriffe vor, während und nach der Behandlung, gut abgestimmt auf das Befinden der Frau.

○ Sanft tonisieren in den Zonen der unteren Wirbelsäule, der Gesäß- und Bauchmuskulatur, des Darmes, der Nieren und Blase, des Lymphsystems (alternierende Streichungen) und des Zwerchfells. Die Uteruszone kann - muß jedoch nicht - in den ersten Behandlungen ausgespart bleiben, bis die allgemeine Reaktionslage der Frau gut eingeschätzt wird.

Die spontane Reaktion des Kindes, z.B. in Form stark vermehrter unruhiger Bewegungen, und das Verhalten der werdenden Mutter geben brauchbare Hinweise, ob die Dosierungsgrenze richtig eingeschätzt wurde. (Bei Überdosierung Ausgleichsgriffe!)
Durch diese Behandlung wird sich der knöchern-muskuläre Bereich des Beckens allmählich und gleichmäßig dehnen und weiten und das Kind bekommt seinen natürlichen Raum, den es zur Entfaltung und Bewegung braucht. Das Zwerchfell kann frei in seiner Auf-Ab-Bewegung schwingen und entlastet somit Herz, Kreislauf und Atmung.
Die vorgeschlagenen Zonen können entweder in einen normalen Behandlungsablauf eingegliedert werden oder als kurze, in sich abgeschlossene Behandlung angeboten werden.
Die **Nachruhe** ist bei allen Schwangeren von besonderer Wichtigkeit und sollte konsequent eingehalten werden, mindestens 20 Minuten, je nach Bedürfnis und Notwendigkeit auch länger.

Praktische Hinweise

Sehr irritierte und überängstliche Frauen weisen häufig als Zeichen ihrer geringen Belastbarkeit an der Innenseite der beiden Fersenbeine, den Zonen der Kleinbeckenorgane, feine flächig verteilte Wassertropfen schon **vor** der Behandlung auf. Dann sind die ersten Behandlungen mit vielen ruhig ausgeführten Ausgleichsgriffen zu gestalten, und die gezielte Behandlung der Zonen wird erst allmählich im Lauf einer Serie entsprechend der zunehmenden vegetativen Stabilisierung aufgebaut.

Regelmäßig wiederholte Verweilgriffe in der Zone Solarplexus werden bei jeder Behandlung dazwischengeschaltet.

Bei diesen sehr wenig belastbaren Frauen arbeite ich zu Beginn gern über das Tuch, das die Füße bedeckt, damit sie sich nicht direkt „angegriffen" fühlen.

24.1.2 Häufige Beschwerden

Die Betreuung mit der RZF während der Schwangerschaft wird von den meisten Frauen geschätzt, da sie sowohl von ihren körperlichen Belastungen her als auch in ihrem Gemütszustand erleben, wie gut ihnen die „Wurzelpflege" an den Füßen tut.
Die im folgenden angegebenen Zonen lassen sich, je nach persönlichem Belastungshintergrund der einzelnen Frauen, ergänzen oder reduzieren.

Therapiehinweis

Bei den meisten der genannten Indikationen sollte der proximale untere Fersenrand medial und lateral, sowie der äußere Malleolus punktuell mit dem Verweilgriff behandelt werden, weil dort die Zonen der Beckenbänder unspezifisch miterfaßt werden können *(11)*. Auch hier weist der Schmerz in den Zonen den Weg der Therapie.
Weiche alternierende Streichungen, vor allem der Oberschenkelzonen, werden von fast allen Frauen als generelle „Entstauungshilfe" geschätzt.

Schwangerschaftserbrechen und Übelkeit (Hyperemesis gravidarum)
Im Vordergrund stehen Ausgleichsgriffe. Verweilgriff in der Zone Magen mit Kardia und Pylorus, Bauhin-Klappe, Solarplexus, mittlere Brustwirbelsäule, Diaphragma.
Das tonisierende Arbeiten in den Zonen des Dünndarmes und Rektal-/Analgebietes mit Beckenboden bringt oft spontan Erleichterung.

Rückenbeschwerden

Je weiter die Schwangerschaft fortschreitet, desto häufiger klagen Frauen über Rückenschmerzen. Bei akuten Beschwerden gelten die Regeln der Akutbehandlung, wie sie für Patienten mit Lumbalbeschwerden *(vgl. S. 124 ff, 165)* angegeben sind.
Schwangere mit Rückenschmerzen können die Lagerung auf der Behandlungsbank so einrichten, wie es ihrem Zustand entspricht, z.B. auf der Seite liegend oder fast sitzend. Bei evtl. beginnendem Vena-cava-Syndrom (Rückenlage-Schock-Syndrom durch Kompression der Vena cava inf. durch das größer werdende Kind) wird die Frau auf die linke Seite gelegt. In dieser Lage kann auch nach erfolgten Ausgleichsgriffen weitergearbeitet werden.
Die Zonen der seitlichen Bauchmuskulatur (Antagonisten zur LWS) sind besonders wichtig, da mit der Ausdehnung des Leibesumfanges dort vermehrt Fehlspannungen auftreten können. Behandlung wie bei den Zonen untere Wirbelsäule und ISG, mit dem Verweilgriff.

Schwangere sollten ihre Sitz-, Steh- und Gehhaltung entsprechend der zunehmenden ventralen Gewichtsverlagerung durch das wachsende Kind überprüfen und ggfs. ändern (*16*).
Durch die Verlagerung der Organe und Vergrößerung des Uterus ergibt sich oft ein Zwerchfellhochstand. Da das Diaphragma in seinem kaudal-dorsalen Anteil mit der oberen LWS verbunden ist, werden diese Stellen mit dem Verweilgriff, die der Gesäßmuskulatur und des Darmes leicht tonisierend mitbehandelt.
Eine kleine lokale Massage des Okzipitalgebietes und Nackens wirkt sehr entspannend auf

die Rücken- und Beckenorgane (Formenähnlichkeit zwischen Hinterhauptsschale und Becken).

Venöse und lymphatische Stauungen des Beckens und der Beine

Da es sich hierbei um keine Akutsituation handelt, ist eine normale Erstbefundung angezeigt. Oft ergibt sich daraus die Auswahl der Zonen: Untere WS mit Bauchmuskulatur mit dem Verweilgriff erfassen (häufig Fehlspannungen); Nieren, Leber, Milz, Verdauungstrakt, gut dosiert tonisieren. Lymphbereich von Kopf/Hals, Leistenbeuge und Oberschenkel mit alternierenden Streichungen behandeln.
Die Frauen beobachten häufig bereits nach der ersten Behandlung eine vermehrte Diurese und subjektive Erleichterung in den Beinen und im Becken.

Vorzeitig eintretende Wehen

Hier sind viele Ausgleichsgriffe anzuwenden. Verweilgriff in den Zonen Hypophyse, Uterus, Ovarien, Solarplexus, Schilddrüse, Nebennieren, untere Wirbelsäule, ISG, Symphyse, Beckenbänder.
Die Behandlung kann täglich etwa zehn bis 15 Minuten lang durchgeführt werden, bis die vorzeitigen Wehen nachgelassen haben.

Zystitis

Solange kein Fieber als Hinweis auf eine aufsteigende Harnwegsinfektion vorhanden ist, kann die RZF eingesetzt werden:
Weiche alternierende Streichungen in den Zonen der seitlichen Lymphstränge am Hals, der Oberschenkel und des Beckens als das den harnableitenden Wegen vorgeschaltete Fließsystem der Lymphe.
Tonisieren der Zonen des Nasen-Rachen-Raumes als polar zugeordnetem Schleimhautbereich, sowie der Milz (Stabilisierung der vegetativen Irritation und Anregung der Lymphfunktion).
Verweilgriff in den Zonen der Blase und des unteren Kreuzbeines (segmentale Beziehung zur Blase) und des ISG. Wahlweise kann die Blasenzone auch als erste behandelt werden.
Viele Ausgleichsgriffe!

24.2 Beschwerden vor, während und nach der Geburt

Wehenschwäche, ungenügende Öffnung des Muttermundes

Tonisieren der Zonen Uterus in Richtung Vagina, Symphyse, Hypophyse, Nebennieren, Schilddrüse, untere Wirbelsäule, ISG.
Muttermund: Verweilgriff.

Zu starke Eröffnungs- bzw. Austreibungswehen

Dieselben Zonen, die bei Wehenschwäche genannt sind, werden bei zu starken Wehen mit dem Verweilgriff behandelt.
Ausgleichsgriffe werden am besten zu Beginn der Wehenpause eingesetzt. Der Verweilgriff eignet sich am Ende der Wehenpause, wenn die nächste Schmerzphase beginnt.

Unvollständige Lösung der Plazenta

Kräftig tonisierend in den Zonen Uterus, Ovarien, Hypophyse, Kreuzbein, ISG, Blase und Beckenboden arbeiten.
Bereits nach wenigen Minuten wird, begleitet von einigen schwächeren Wehen, der Rest der Plazenta meist vollständig ausgeschieden. Die Behandlung sollte jedoch solange weitergeführt werden (meist sechs bis zehn Tage), bis das uterine Wundsekret (Wochenfluß) sich in Farbe, Geruch und Konsistenz normalisiert hat; allerdings muß nicht mehr in gleichem Maße kräftig tonisiert werden und es können auch andere Zonen einbezogen werden.
Ausgleichsgriffe so oft wie nötig einfügen!

Zu starke Nachwehen

Bei Mehrfachgebärenden sind die Nachwehen zur Rückbildung der Organe oft ähnlich schmerzhaft wie die Geburtswehen. Üblicherweise wirkt die RZF innerhalb von zehn bis 15 Minuten in der Weise, daß die Nachwehen wesentlich weniger aggressiv sind, ohne die physiologisch wichtige Kontraktion des Uterus zu beeinträchtigen.
Der Verweilgriff wird in den Zonen Uterus, Ovarien, Hypophyse, manchmal auch der unteren Wirbelsäule, ISG und Symphyse, eingesetzt. Dazwischengeschaltete Ausgleichsgriffe sind sehr wichtig!

Blasenspasmus nach der Geburt

Vor, während und nach der Behandlung werden Ausgleichsgriffe angeboten.
Verweilgriff erfolgt in den Zonen der Blase, Kreuzbein, Anus, Beckenboden, ISG, Solarplexus.
Alternierende Streichungen werden im Lymphgebiet der Leistenbeuge, Becken und Oberschenkel eingesetzt.
Wichtig ist das Tonisieren der Zonen des Nasen-Rachen-Raumes als dem Urogenitalbereich polar zugeordnetes Gebiet. Praktische Erfahrungen vieler Hebammen bestätigen die Wechselbeziehung zwischen Schleimhäuten von Kopf/Hals und Becken.
Den Frauen kann damit vielfach das **Katheterisieren** erspart werden.

Inkontinenz der Blase

Tonisieren aller Zonen des Beckens: Blasenschließmuskel, Uterus, untere WS, Anus, ISG, Symphyse, Gesäßmuskulatur.
Zu Beginn wird das anregende (= tonisierende) Behandeln im Sinne der *Arndt-Schulz*-Regel angeboten: Schwache Reize fördern, starke hemmen, stärkste lähmen.
Zu aktiven Übungen für die Stabilisierung der Beckenbodenmuskulatur anleiten!
Ausgleichsgriffe dazwischenschalten, so oft dies nötig erscheint. Solarplexus wird mit dem Verweilgriff immer wieder dazwischengeschaltet.

Frauen mit Laktationsschwierigkeiten

Bei **zu wenig Milchfluß:**
Viel mit Ausgleichsgriffen arbeiten, da Fließsysteme, auch das der Muttermilch, bei einem ausgeglichenen Vegetativum ihrer Aufgabe gemäß wesentlich besser funktionieren können.
Tonisieren der Zonen Hypophyse, Nacken, obere und mittlere Brustwirbelsäule, sowie aller anderen Zonen mit innerer Sekretion.
In der Zone der Brustdrüse von medial nach lateral weich tonisieren mit dem „Samtpfötchengriff" (feines Arbeiten von medial nach lateral mit je zwei gegenüberstehenden Fingerbeeren).
In den Zonen der seitlichen Lymphstränge an Hals, Axilla und Oberschenkeln wird mit alternierenden Streichungen behandelt.

Bei **zu viel** Milcheinschuß, Stauungsmastitis:
Verweilgriff in der Zone der Brust, auch von Hypophyse, Genitale, Sternum, Solarplexus.
Tonisieren in den Zonen der Milz und des Darmes (Klärung des Darmmilieus, das die Qualität der Muttermilch beeinflußt).
Nach der akuten Phase wird in den Zonen der Brustdrüse, der seitlichen Lymphstränge am Hals und der Axilla weich mit alternierenden Streichungen gearbeitet, um die Stauungen abzuleiten.
Kohlblatt- oder Quarkauflagen bringen zusätzliche Erleichterung der Beschwerden.

Hilfe zur Rückbildung der Organe im Wochenbett

Tonisieren der Zonen Uterus, Hypophyse, Blase, Darm, ISG, untere WS, Bauchdecke, Beckenbänder, entsprechend der Reaktionslage der Frau sanfter oder kräftiger.
Unterstützend zu aktiven Übungen für Bauch- und Beckenbodenmuskulatur anleiten.

Schmerzhafte Dammnaht (Episiotomie)

Zu Beginn: Verweilgriff für die Zonen Beckenboden und After, am rechten oder linken Fuß oder beidseits, je nach Lage des Dammschnittes. Später kann weich tonisiert werden.
Weich tonisieren in den Zonen Uterus, Blase. Lymphgebiet Becken und Oberschenkel alternierend streichen.
Zusätzlich zum Beckenboden-Diaphragma wird Zwerchfell und Mundboden (ebenfalls ein Diaphragma) tonisierend mitbehandelt.

24.3 Behandlung von Neugeborenen

Vermutlich wird jede Mutter als selbstverständliche Gebärde nach der Geburt auch die Füße des Neugeborenen berühren und halten, wenn es bei ihr liegt. Evtl. vorhandene oder auftretende Störungen beim Neugeborenen können direkt nach der Geburt mit der RZF therapeutisch erfaßt werden, denn sie regt die Selbstregulationskraft des Kindes sanft an und unterstützt geschwächte Organe und Systeme auf eine natürliche Weise.

Neugeborenen-Ikterus

Neugeborene mit Ikterus, entweder durch starke Gelbfärbung der Haut oder durch Blutuntersuchung nachgewiesen, sollten täglich, evtl. auch zweimal täglich behandelt werden: Kurzes weiches Tonisieren der Zonen Leber, Dünndarm, Milz, Pankeras und Herz sind meist ausreichend.
Öfters dazugeschaltetes ruhiges Halten der beiden kleinen Füße bekommt dem Kind als Ausgleich zu den tonisierenden Reizen gut. Es ist besonders darauf zu achten, daß die Füße gut durchblutet und warm sind und bleiben.

„Schlaffe Babies"

Durch veschiedene erschwerende Umstände können manche Neugeborenen den Wechsel vom geschützten, intra-uterinen Element des Wäßrigen ins luftige Element nicht ohne deutliche Anpassungsschwierigkeiten vollziehen. Durch eine kurze RZF ist meist innerhalb von wenigen Minuten eine Steigerung der Vitalität in Form der Verbesserung von Atmung, Pulsfrequenz und aktiven Bewegungen zu erreichen:
Weiches Tonisieren der Zonen Zwerchfell und Solarplexus. Es können die Lungen-, Verdauungs- und Kopfzonen hinzugenommen werden.
Das Ziel dieser wenige Minuten dauernden Behandlung ist die verbesserte Durchblutung der beiden Füßchen. Dem Neugeborenen wird damit eine wesentliche Hilfe vermittelt, ganz von seinem geschwächten Körper Besitz zu ergreifen.
Diese Behandlung kann in den ersten Lebensstunden und -tagen mehrere Male angeboten werden. In den Zwischenzeiten ist auch hier von besonderer Wichtigkeit, daß das Kind warme Füße behält bzw. bekommt. Die natürliche Wärme der menschlichen Hand übermittelt außer der physikalischen Wärme auch das Gefühl der Geborgenheit und des Schutzes.

Belastete Atemwege

Die Atemwege der Neugeborenen werden meist sofort nach der Geburt mit einem Tubus abgesaugt, um zu vermeiden, daß zu viel Fruchtwasser in die Lunge gelangt bzw. sich dort festsetzt. Dieser für das Kind unerwartete und krasse Eingriff als Reizung der oberen Atemwege kann durch die Behandlung der Füße ausgeglichen werden:
Feines Streichen der plantaren und dorsalen Luftröhren- und Bronchialzonen von distal nach proximal, kurzes weiches Tonisieren der Zonen Lunge und Zwerchfell.
Verweilgriff in der Zone Solarplexus.
Ruhiges Halten der Füße mit warmen Händen reguliert darüberhinaus die Gesamt-Tonuslage des Kindes.

◙ Aus der Praxis

Die Möglichkeit des Einsatzes der RZF bei Neugeborenen mit den genannten Beschwerden wurde von Müttern, Hebammen und Therapeutinnen bestätigt:
Sie bemerkten, daß viele Neugeborene und Säuglinge auf Berührung um die Großzehengrundgelenke, d.h. um die durch den Tubus belasteten Zonen des Halses und der oberen Luftwege, mit aufgeschrecktem Zucken und stärkerer Atemhemmung reagierten. Versuche, diese Stellen sanft zu berühren und zu behandeln, zeigten, daß sich die Symptome zugehends verringerten. Bei Neugeborenen, deren Nabelschnur sich um den Hals gelegt hatte, wirkt diese Behandlung gleich gut.
Ähnliche Reaktionen wurden festgestellt bei Zangen- oder Saugglockengeburten. Die Neugeborenen beantworteten eine feine Berührung und ganz weiche Behandlung der Großzehen in den seitlichen bzw. distalen Anteilen (Zonen des Seitenhauptes und des Schädeldaches) ebenfalls mit geringerer Schreckhaftigkeit und ausgeglichenem Atem.
Geburtstraumen dieser und anderer Art begleiten manche Menschen unerkannt bis ins Erwachsenenalter. Sie können in jedem Lebensalter als Reaktion auf eine Reflexzonenbehandlung aus dem Unbewußten in die faßbare Ebene der Gefühle und der Erkenntnis auftau-

chen und bieten dort die Chance, verarbeitet werden.

24.3.1 Zusammenfassung

Abgesehen von den therapeutischen Möglichkeiten, sollten jede Mutter und jeder Vater über den Wert der ganz natürlichen Berührung von Kinderfüßen informiert werden. Manche Kinder müssen bereits extreme Traumatisierungen aus der Schwangerschaft und Geburt verarbeiten und haben den „Boden unter den Füßen" innerlich schon verloren, bevor sie ihn tatsächlich erfahren. Mit Neugeborenen und deren Belastungen auf diese Weise zu arbeiten, ist eine der bewegendsten und lohnendsten Erfahrungen, die unser Beruf bietet!
So wie das Kind, hat auch die Mutter außergewöhnliche Anstrengungen hinter sich. Den Hebammen, die unsere Kurse besucht haben, ist es bereits selbstverständlich, sich nach der Entbindung für ein paar Minuten an die Füße der Mutter zu setzen oder, wenn möglich, den Partner einzuweisen.
Bei der Behandlung von Schwangeren, jungen Müttern und Neugeborenen sollte, soweit es irgend geht, mit viel Gelassenheit und Ruhe gearbeitet werden.

25 Säuglings- und Kinderbehandlung

25.1 Allgemeines

Der durch den therapeutischen Griff in einer belasteten Zone ausgelöste Schmerz ist ein deutliches Merkmal der RZF. Hieraus könnte die Vorstellung entstehen, daß die Behandlung mit RZF für Säuglinge und Kleinkinder ungeeignet sei. Die Erfahrung bestätigt jedoch meist das Gegenteil.
Kinder haben generell eine unbefangenere Beziehung zum Schmerz als Erwachsene und können ihn besser ertragen, als ihre überbesorgten Eltern das manchmal meinen. Vielleicht wissen sie in ihrem Inneren noch, daß ein Schmerz dieser Art in seinem Sinn und seiner Bedeutung nichts Negatives darstellt.
Die Regenerationskraft läßt sich bei Kindern spontan ansprechen und ist noch nicht in gleichem Maße blockiert und geschwächt wie im späteren Alter.
Bei der Säuglings- und Kinderbehandlung spielt die zwischenmenschliche Beziehung eine wichtige Rolle. Deswegen ist ein guter persönlicher Kontakt entscheidend für die Wirksamkeit der Behandlung. Wenn das Kind den Therapeuten mag, wird es mit Freude zu jeder neuen Behandlung kommen, selbst wenn es manchmal dem Schmerz recht eindeutig ausgesetzt ist.
Bei der Behandlung von Kinderfüßen werden wir oft in rührender Weise mit Zuwendung, Vertrauen und Fröhlichkeit bedacht. Das sollte uns in der Einsicht bestätigen, daß es sich lohnt, eine natürliche und unbefangene Einstellung zur Behandlung der Füße schon früh einzuüben, damit die Selbstverständlichkeit der Fußberührung auch im Erwachsenenalter erhalten bleibt.
Bei Säuglingen und Kleinkindern läßt sich ein ausführlicher Erstbefund meist nicht erstellen, da sie nach einiger Zeit unruhig werden. Sie möchten, je nach Alter, manchmal lieber sitzen und „mitbehandeln" oder sich auf den Bauch drehen und sollten diesen Freiraum zugestanden bekommen.
Säuglinge fühlen sich am wohlsten, wenn sie von der Mutter oder einer bekannten Bezugsperson getragen oder gehalten werden. Bei größeren Kindern ist es für die Neutralität und Ernsthaftigkeit des Behandlungsablaufes jedoch meist sinnvoller, wenn die Angehörigen im Nebenraum warten.

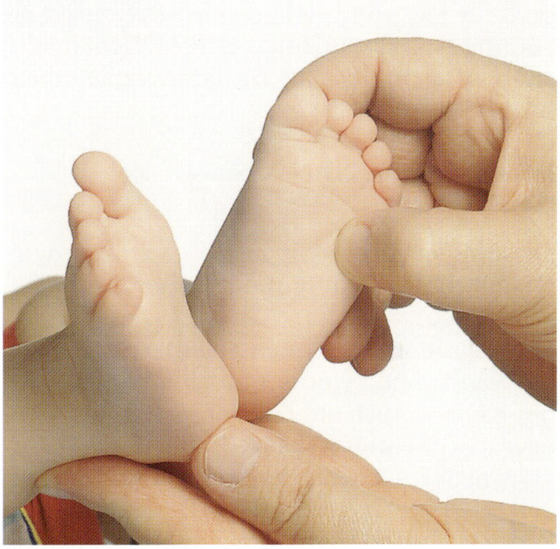

Abb. **81**

Da die Kleinkinder- und Säuglingsbehandlung oft nur ein paar Minuten bis zu einer Viertelstunde dauert, kann sie in den meisten Fällen täglich oder in akuten Situationen sogar mehrmals täglich durchgeführt werden.

25.2 Dosierungshinweise

Bei der Kinderbehandlung sollten die schmerzhaften Phasen mit spielerischen und ausgleichenden abwechseln. Mehr als sonst üblich können Ausgleichsgriffe eingeführt werden.
Sobald sich das Kind mit Worten äußern kann, etwa mit zwei, drei Jahren, hat es bei der Dosierungsgrenze „Mitspracherecht".
Bei **Säuglingen** sind vor allem die vegetativen Zeichen (feuchte Hände, deutliche innere Unruhe und Unbehagen) die Indikatoren für die Grenze der Griff-Intensität. Selbst wenn ein Säugling einmal etwas schreit, wird er sich nach einem kurzen Ausgleichsgriff, ohne die Belastung übelzunehmen, meist wieder weiterbehandeln lassen.

25.3 Bewährte Indikationen

Die im folgenden aufgeführten Krankheiten im Säuglings- und Kindesalter lassen sich erfahrungsgemäß gut mit der RZF behandeln, die teils allein, teils als Begleittherapie eingesetzt wird.

Pylorusspasmus, „Drei-Monats-" oder Nabelkoliken

Diese vegetativ stark irritierten Kinder reagieren auf ruhige und freundliche Berührung besonders gut.
Verweilgriff in den Zonen Solarplexus, Magen mit Kardia und Pylorus, untere BWS und Bauhin-Klappe. Auch die Zone des Afters als wichtigem Schließmuskel am Ende des Verdauungstraktes wird mit dem Verweilgriff behandelt.
Weiches Tonisieren in den Zonen Zwerchfell, Dünndarm und Leber.

Obstipation, Meteorismus

Weich tonisieren in den Zonen Magen, Darm, besonders Rektum/After, Pankreas. Verweilgriff im Solarplexus.
Da die Mundhöhe den Beginn des Verdauungstraktes darstellt, sollte auch diese Zone tonisierend einbezogen werden, ebenso die Zahnzonen an den einzelnen Zehen. Bei Säuglings- und Kinderfüßen genügt es, die Zehen von allen Seiten kräftig zu reiben und zu streichen.

Erschwertes Zahnen

Dies geht meist einher mit akuten Verdauungsbeschwerden, Schmerzen, Fieber und gestörtem Schlaf für das Kind und die ganze Familie. Da sich der kleinen Zehen wegen die Zahnzonen nicht so gut voneinander unterscheiden lassen, werden alle Zehen in ihrer Gesamtheit tonisierend, wie oben beschrieben, behandelt. Es zeigt sich nach kurzer Zeit eine gleichmäßige zarte Rötung der Zehen als Hinweis der verbesserten Durchblutung.
Die Schwimmhäute werden zur Entlastung des Lymphsystems von Kopf und Hals gedehnt.
Verweilgriff in den Zonen des Magen-Darm-Traktes bis zum Rektum und After und zum Solarplexus.
Es ist keine Seltenheit, daß die einseitig stark gerötete Wange (in der Homöopathie als „Chamomilla-Bäckchen" bekannt, um damit auf das passende Heilmittel hinzuweisen) durch die Fußbehandlung innerhalb von fünf bis acht Minuten die gleiche normale Färbung annimmt wie die gegenüberliegende und das Kind einige Stunden lang tief schläft und ohne Schmerzen aufwacht.

Lymphatisch belastete Kinder

Bei diesen Kindern regeneriert sich das Lymphsystem im allgemeinen besonders gut. Die Symptomzonen des Kopfes und des Halses werden bei **chronischen** Belastungen leicht tonisiert, der Belastbarkeit des Kindes angepaßt. Im akuten Zustand wird im Nasen-Rachen-Raum der Verweilgriff eingesetzt.
Sowohl im **akuten** als auch im chronischen Zustand werden die seitlichen Lymphstränge am Hals mit alternierenden Streichungen behandelt.
Eine der wichtigsten Hintergrundzonen ist der Magen-Darm-Trakt, daneben oft auch andere Lymphzonen wie Appendix und Milz, ebenso Solarplexus und die Kleinbeckenorgane. Sie können sämtlich tonisiert werden.
Die **Verbesserung** im Lymphsystem der Kinder ist erkennbar

- am Abschwellen der Tonsillen und seitlichen Lymphstränge,
- an der Rückbildung von Polypen und der ungehinderteren Nasenatmung, vor allem auch im Schlaf,
- am klaren Blick der Augen und am Nachlassen der Bindehautreizungen,
- am Abklingen von Entzündungen im Mittel- und Außenohr, verbunden mit Normalisierung des Halsgewebes und verbessertem Gehör.

Auffällig oft verbessert sich die Stimmungslage der Kinder deutlich, denn das Fließsystem der Lymphe bildet mit dem Vegetativum und dem Hormonsystem eine zusammengehörende Trias, deren Harmonisierung sich auf die Gefühlsebene auswirkt.

Manchmal wird die Verbesserung mit einer vorübergehenden Reaktivierung der Beschwerden (stärkere Schleimausscheidung über die Nase, verquollene Augen, größere Quengeligkeit) eingeleitet und sollte nicht als „Verschlechterung" verstanden werden.

Pseudo-Krupp

Wenn möglich, sollten die Kinder, die an dieser meist allergisch bedingten Einengung der Atemwege und des Kehlkopfes leiden, im anfallsfreien Stadium zur Behandlung kommen. Viele Ausgleichsgriffe anwenden. Kräftiges Tonisieren der Nebennieren und der Magen-Darm-Zonen, um das zentrale Schleimhautmilieu der Stoffwechselorgane zu verbessern.
Zusätzlich Tonisieren der Zonen Milz und Zwerchfell bis zur Sehnenverbindung des Zwerchfells an der LWS.
Zonen des Nasen-Rachen-Raumes, des Kehlkopfes, der Luftröhren und des Bronchialgebietes dorsal und plantar sowie die des Solarplexus mit dem Verweilgriff behandeln.
Alternierene Streichungen im Gebiet der seitlichen Lymphstränge am Hals und Dehnen der Schwimmhäute zur Anregung des Lymphflusses von Kopf und Hals.

Es kann für Eltern von Pseudo-Krupp-Kindern eine große Beruhigung darstellen, wenn sie in die Behandlung der wesentlichen Zonen eingewiesen werden, damit sie das Kind bei einem nachts auftretenden Anfall im Sinne einer Erstversorgung betreuen können, bis ärztliche Hilfe zur Verfügung steht.
Die angegebenen Behandlungsvorschläge für Säuglinge und Kinder können ergänzt werden durch passende Begleitmaßnahmen, die eine Behandlung abrunden, z.B. Änderung in den Ernährungsgewohnheiten und radiästhetische Gesichtspunkte *(vgl. S. 174 ff)*.

● Praktische Hinweise

Ich rate sehr dazu, daß Eltern oder nahestehende Personen abends die Füße der Kinder in die Hände nehmen, denn die liebevolle Berührung wirkt entspannend und ausgleichend. Die Kinder empfinden, daß sie auf diese Weise gut und sicher in den Nachtschlaf begleitet werden.
Jedes Kind, das eine gewisse Scheu oder Angst vor Berührung im allgemeinen und speziell am Fuß zeigt, hat bereits Erlebnisse hinter sich, die sein Urvertrauen stark belastet haben (Geburtstrauma, frühkindliche Blutentnahmen, Operationen, Isolation von der Mutter, Schockwirkungen während der Schwangerschaft u.a.m.).
Bei Kindern mit ausgeprägter Abneigung vor Berührung kann die Bezugsperson, meist die Mutter, anfänglich die Füße der Kinder im Schlaf, vielleicht sogar durch die Decke hindurch, berühren. Im Wachzustand sind Strampelhosen oder Socken ein anfänglicher Schutz, um die persönliche Nähe bei der Berührung dieses „intimen Systems Fuß" besser ertragen zu können. Auch beim Baden lassen die Kinder ihre Füße im Wasser eher berühren.

● Aus meiner Praxis

Bereits zu Beginn meiner Arbeit an den Füßen habe ich, mehr zufällig als absichtlich, interessante Beobachtungen gemacht:
Auch relativ gesunde und beschwerdefreie Kinder wiesen belastete Fußzonen auf, wo ich sie gar nicht vermutet hätte. Erst ein Vergleich mit dem Fußbefund der Mutter und des Vaters gab Hinweise: Die schmerzhaften Zonen von Eltern und Kindern zeigten eine staunenswerte Übereinstimmung, mit dem Unterschied, daß sie sich bei den Kindern innerhalb von drei oder vier Behandlungen normalisierten, während die Eltern erst nach längerer Behandlungszeit beschwerdefreiere Zonen aufwiesen.
Der Rückschluß liegt nahe, daß in Kinderfüßen eine latente konstitutionelle Anlage ablesbar ist, die sich bei den Eltern durch das Hinzukommen einer entsprechenden Disposition in faßbaren Symptomen und Krankheiten zeigt.
Unter Konstitution verstehen wir die Summe aller körperlichen und psychischen Eigenschaften, die wir ererbt haben; der Begriff Disposition steht für Empfindlichkeit und Empfänglichkeit für Krankheiten, die sich durch innerlich vorhandene und äußerlich erworbene Faktoren gebildet haben.
Konstitution **und** Disposition bilden den aktuellen Ausgangspunkt für die jetzige Krankheit des Patienten.

26 Weitere Entwicklungen und Neuerungen

Dieses Buch bschränkt sich auf detaillierte Praxis- und Hintergrundinformationen für Anfänger. In aufbauenden Kursen werden die gesammelten Praxiserfahrungen der Teilnehmerinnen und Teilnehmer vertieft und neue Therapieansätze erarbeitet. Es liegt in der Natur der Sache, daß weiterführende Themen hier nur allgemein beschrieben werden können. Gemeint sind Informationen für Aufbaukurse und Kurse für die Behandlung der Reflexzonen des Lymphsystems.

26.1 Informationen zum Aufbaukurs

Seiner Bezeichnung gemäß baut der Aufbaukurs auf den Praxiserfahrungen einiger Monate nach dem Grundkurs auf und befaßt sich mit folgenden Themen:

- Neue Griffkombinationen, die Hilfen zum ökonomischen Behandeln geben,
- Erarbeiten von Funktionszusammenhängen innerhalb bestimmter Patientengruppen und Organsysteme,
- Detaillierte Zonen des Gesichtes mit vielfältigen therapeutisch nutzbaren Körperverbindungen,
- RZ der Zähne im Zusammenhang mit Meridianen und ihrer Zugehörigkeit zu Organen und Systemen *(20, 25)*,
- Überblick über RZ der Hand, die als Zusatztherapeutikum vor allem dann eingesetzt werden kann, wenn sich die Behandlung an den Füßen verbietet,
- Lösung von allgemeinen Spannungen durch einige Griffe und Lagerungen aus der Eutonie *(5, 22)*. Die eutonischen Griffe eignen sich vor allem bei Patienten, die psychisch und physisch wenig belastbar sind,
- Akupunkturpunkte am Fuß und deren Bedeutung innerhalb der RZF,
- Zusammenfassen aller erarbeiteten Themen anhand gängiger Krankheitsbilder der Patienten,
- Erfahrungsaustausch in der Gruppe und Besprechen von Problemsituationen in der Praxis,
- Arbeit am gegebenen Beispiel aus der Gruppe mit praktischen Demonstrationen.

26.2 Behandlung der Reflexzonen des Lymphsystems

Je mehr ich durch praktische Beobachtungen und Eigenversuche überzeugt wurde, daß über die Füße ein umfassender therapeutischer Zugang zum Menschen möglich ist, desto zielstrebiger ging ich im Lauf der Jahre der Frage nach, welche Systeme sich besonders zur Übertragung in die Reflexzonen am Fuß eignen könnten.

Da seit Jahren bereits eine Reihe von Zonen aus dem Lymphsytem in der üblichen RZF bekannt war, lag es nahe, sich mit diesem Gebiet eingehender zu befassen. Hieraus entstand nach gründlicher Prüfung eine „therapeutische Spezialität", die Behandlung der Reflexzonen des Lymphsystems.

Diesen Zonen kommt in heutiger Zeit eine größere Bedeutung zu als noch vor wenigen Jahrzehnten, denn das Lymphsystem als wichtiges „Entsorgungssystem" gehört inzwischen zu den meist belasteten Bereichen des Menschen. Da die Behandlungsresultate überzeugend waren, übernahm ich die Reflexzonen des Lymphsytems vor einigen Jahren als eigenständiges Gebiet in unser Ausbildungsprogramm.

Für die Behandlung wurde ein geeigneter, spezieller Griff entwickelt, der der Qualität der Reflexzonen des Lymphsystems entspricht.

Bewährte Indikationen:

- lymphatische Belastungen, auch postoperativ,
- Allergien,
- chronische Nasen-Nebenhöhlen-Infekte, vor allem bei Kindern,
- Hyperkinesien (pathologische Steigerung der Motorik, z. T. mit willkürlich ablaufenden Bewegungen)

- Abwehrschwäche,
- Kreislaufstörungen,
- chronisch-rheumatische Erkrankungen außer im akuten Stadium,
- psychovegetative Störungen,
- besonders große Schmerzempfindlichkeit,
- Insuffizienzen im Transport der verschiedenen Körperflüssigkeiten, z.B. gestaute Venen, zu wenig Harnausscheidung, Stauungen vor der Menstruation.

Einsatz der Lymphbehandlung:

Sie kann sowohl als eigenständige Behandlungsserie, als auch im Wechsel mit der RZF eingesetzt werden, wahlweise innerhalb einer einzelnen Behandlung oder innerhalb einer Serie. Sie hat sich auch als Langzeitbehandlung bei chronisch Kranken bewährt und läßt sich gut mit anderen Methoden kombinieren.

Die sanftere Behandlungsart spricht vor allem auch diejenigen Patienten an, die diese feinere Berührungsqualität der Konfrontation mit den punktuellen, oft schmerzhaften Reizen der üblichen RZF vorziehen. Dadurch ist die Lymphbehandlung besonders zeitgemäß.

Zusammenfassung der Methode

1. Die RZF ist in ihrer praktischen Anwendung, vom theoretischen Hintergrund her und durch die Formenähnlichkeit „Mensch – Fuß“ gut überschaubar und leicht erlernbar.

2. Sie ist mehr als eine lokale Fußmassage, denn die Füße sind als Mikrosystem in ständiger Wechselbeziehung zum ganzen Menschen.

3. Sie ermöglicht über die Hände persönlichen Zugang zum Patienten und vermittelt dadurch die wichtige „Arzeney“ der Berührung.

4. Sie läßt sich mit allen anderen Methoden aus dem medizinisch-therapeutischen Sektor kombinieren und schult speziell den Blick für die Wirksamkeit des Einfachen.

5. Sie ist überzeugend im Ergebnis, da die Wirkungen und Veränderungen sowohl spontan während der Behandlung als auch im Resultat einer Behandlungsserie erlebt werden können.

6. Sie spricht die Regenerations- und Lebenskraft der Patienten ohne Umweg an, denn sie vermeidet technische Hilfsmittel und Substitute.

7. Sie ist kostensparend und ökonomisch im Einsatz, da sie nicht das Symptom verdrängt, sondern Hintergründe, die zu seiner Entstehung geführt haben, mit erfaßt.

8. Sie vermittelt die reale Erfahrung, daß Schmerz nicht als Feind bekämpft werden muß, sondern die Chance zur Veränderung bietet.

9. Sie läßt sich je nach Berufsbild als Therapie und/oder als Hilfsdiagnostikum einsetzen.

10. Sie kann in allen Altersgruppen bei vielen akuten und chronischen Erkrankungen als Solitär- oder als Begleittherapie angeboten werden.

11. Sie ordnet sich wichtigen Lebensgesetzen unter, denn sie setzt mit dem therapeutischen Griff die Prinzipien von Rhythmus und Dynamik ein.

12. Sie schafft zufriedene Therapeuten und Patienten, da sie durch das gemeinsame Erlebnis der Behandlung unmittelbar auf Sinn und Aufgabe des Lebens hinweist.

Literaturverzeichnis

Adler, E.: Allgemein-Erkrankungen durch Störfelder (Trigeminusbereich). 3. Aufl. E. Fischer, Heidelberg 1983

Alexander, G.: Eutonie. 6. Aufl. Kösel, München 1986

Bossy, J., Prat-Pradal, D., Taillandier, J.: Les microsystèmes de l'acupuncture. Masson, Paris 1984

Brodeur, P.: Mikrowellen, die verheimlichte Gefahr. Augustus, Augsburg, o. J.

Brügger, A.: Das sternale Syndrom. Huber, Bern 1971

Calatin, A.: Die Rotationsdiät. Heyne, München 1987

Chancellor, P. M.: Handbook of the Bach-Flower-Remedies. C. W. Daniel, Ashingdon, Rochford, Essex, o. J.

Dosch, J. P.: Lehrbuch der Neuraltherapie nach Huneke. 12. Aufl. Haug, Heidelberg 1986

Eder, M., Tilscher, H.: Chirotherapie. 2. Aufl. Hippokrates, Stuttgart 1990

Feldenkrais, M.: Bewußtheit durch Bewegung. Suhrkamp, Frankfurt 1978

Froneberg, W.: Schautafeln. Selbstverlag, o. J.

Glaser, V.: Eutonie. 2. Aufl. Haug, Heidelberg 1981

Gleditsch, J.: Reflexzonen und Somatotopien. WBV Biol. Med. V.-G., Schorndorf 1983

Haase, H., Ehrenberg, H., Schweizer, M.: Die Lösungstherapie in der Krankengymnastik. Pflaum, München 1985

Huneke, F.: Das Sekundenphänomen. 5. Aufl. Haug, Heidelberg 1983

Klein-Vogelbach, S.: Funktionelle Bewegungslehre. Rehabilitation und Prävention Bd. 1, 3. Aufl. Springer, Berlin - Heidelberg 1984

Kübler-Ross, E.: Verstehen, was Sterbende sagen wollen. Kreuz, Stuttgart 1982

Laabs, W. A.: Atlas der Bewegungstherapie, Chirogymnastik – CGI. 5. Aufl. Haug, Heidelberg 1991

Laabs, W. A.: Atlas der Bewegungstherapie, Chirogymnastik – CGII. 2. Aufl. Haug, Heidelberg 1987

Lange, G.: Akupunktur der Ohrmuschel. WBV Biol. Med. V.-G., Schorndorf 1985

Mees, L. F.: Das menschliche Skelett. Form und Metamorphose. Urachhaus, Stuttgart 1981

Middendorf, I.: Der erfahrbare Atem. 2. Aufl. Junfermann, Paderborn 1985

Mozer, H.: Brennpunkte der Krankheiten. 6. Aufl. Haug, Heidelberg 1980

Nogier, P.: Praktische Einführung in die Aurikolotherapie. Maisonneuve, o. J.

Penzel, W.: Energielehre. Eigenverlag, o. J.

Pischinger, A.: Das System der Grundregulation. 7. Aufl. Haug, Heidelberg 1989

Rauch, E.: Natur-Heilbehandlung der Erkältungs- und Infektionskrankheiten. 15. Aufl. Haug, Heidelberg 1991

Rauch, E.: Die Darm-Reinigung. Nach Dr. med. F. X. Mayr. 37. Aufl. Haug, Heidelberg 1989

Reckeweg, H. H.: Homotoxinlehre. Aurelia, Baden-Baden, o. J.

Riemkasten, F.: Die Alexander-Methode. Bedeutung, Folgen und Abstellung der Haltungsschäden. 8. Aufl. Haug, Heidelberg 1987

Schaub, M.: Fundamente des Gesundbleibens. Pro Salute, Zürich, o. J.

Schöttl, W.: Die cranio-mandibuläre Regulation. Hüthig, Heidelberg 1991

Stiefvater, E.: Die Organuhr. 9. Aufl. Haug, Heidelberg 1988

Voll, R.: Topographische Lage der Meßpunkte der Elektroakupunktur. In 3 Bänden. ML-Verlag, Uelzen 1976–1989

Walb, L., Walb, I.: Die Haysche Trennkost. 40. Aufl. Haug, Heidelberg 1988

Abkürzungen und Fachbegriffe

alternierend	-	abwechselnd
Analogie	-	Ähnlichkeit
Außenrotation	-	Drehung nach außen
bilateral	-	beidseits
BWS	-	Brustwirbelsäule
distal	-	körperfern
dorsal	-	rückseitig
Dorsalflexion	-	rückwärtige Beugung
fiktiv	-	nur angenommen, erdacht
Fokus/Foci	-	Störfeld(er)
HWS	-	Halswirbelsäule
Hyperämisierung	-	Steigerung der Durchblutung
Iliosakralgelenk (ISG)	-	Kreuzdarmbeinfuge
in situ	-	in der natürlichen Lage im Körper
Innenrotation	-	Drehung nach innen
Interdigitalraum	-	Zehenzwischenraum
kaudal	-	steißwärts
Kyphose	-	dorsal konvexe Krümmung der (oberen Brust)wirbelsäule
kranial	-	kopfwärts
lateral	-	seitlich der Mitte nach außen
LWS	-	Lendenwirbelsäule
Malleolus	-	Knöchel
medial	-	der Mitte zugeordnet
palliativ	-	symptomatisch lindernd
palpieren	-	tasten
Phalanx	-	einzelnes Finger- oder Zehenglied
plantar	-	fußsohlenseitig
Plantarflexion	-	fußsohlenwärtige Beugung
Pronation	-	Einwärtsdrehung
proximal	-	körpernah
Rotation	-	Drehung
RZ	-	Reflexzonen
RZF	-	Reflexzonentherapie am Fuß
Sphinkter	-	Schließmuskel
Supination	-	Auswärtsdrehung (z. B. der Hand)
unilateral	-	einseitig

Sachregister